Å være

operasjonssykepleier

Den komplette guiden

Nora NILSEN

Innholdsfortegnelse

Kapittel 1: Introduksjon til operasjonssykepleierens rolle på operasjonsstuen   11

Operasjonssykepleierens tilblivelse   12

Operasjonssykepleieren: et avgjørende bindeledd   14

Grunnlaget for utdanning og opplæring   17

Arbeidsmiljø og yrkeskultur   20

Utfordringer og muligheter i rollen som operasjonssykepleier   23

Yrkesetikk og verdier   26

Kapittel 2: Forberedelser før operasjonen   33

Planlegging og koordinering av operasjonsdagen   34

Klargjøring av anlegg og miljø   37

Forberedelse av pasienten til operasjonen   39

Anestesi og sedasjonsprosedyrer   42

Verifisering av dokumenter og informert samtykke   45

Nød- og beredskapsstyring   48

Følge og støtte pasienter   50

Tverrfaglig kommunikasjon	53
Personlig forberedelse og velvære	56
Kapittel 3: Sterilisering og aseptiske teknikker	**61**
Betydningen av sterilisering og aseptikk på operasjonsstuen	62
Grunnleggende prinsipper for sterilisering	66
Klargjøring og pakking av sterile materialer	69
Sterilisering av kirurgiske instrumenter	72
Aseptiske teknikker for operasjonsstuen	75
Opprettholde asepsis under operasjonen	78
Håndtering av forurensningshendelser	81
Opplæring og oppdatering om beste praksis	83
Overvåking og evaluering av effektiviteten av aseptiske tiltak	87
Kapittel 4: Risikohåndtering og sikkerhet på operasjonsstuen	**91**
Forståelse av risikoer på operasjonsstuen	92
Protokoller for forebygging av nosokomiale infeksjoner	95
Beredskap for nødsituasjoner	98
Håndtering av pasientsikkerhet	101
Sikkerhetsstyring av personalet	104
Kvalitetskontroll og resultatvurdering	107

Kommunikasjon og koordinering i tilfelle komplikasjoner	111
Integrering av teknologier for sikkerhet	114
Opplæring og utvikling av sikkerhetskompetanse	117
Kapittel 5: Kommunikasjon og koordinering på operasjonsstuen	**121**
Betydningen av effektiv kommunikasjon på operasjonsstuen	122
Roller og ansvarsområder i det kirurgiske teamet	125
Protokoller for preoperativ orientering	128
Kommunikasjon under operasjonen	131
Samarbeid ved overganger i pleie og omsorg	134
Konflikthåndtering og problemløsning	138
Kommunikasjon med pasienter og pårørende	141
Bruk av kommunikasjonsteknologi	143
Tverrfaglig kommunikasjonstrening	146
Kapittel 6: Operasjonstyper og spesifikke funksjoner	**151**
Generell kirurgi	152
Ortopedisk kirurgi	155
Hjertekirurgi	158
Nevrologisk kirurgi	161
Gynekologisk og obstetrisk kirurgi	164

Urologisk kirurgi	167
Plastisk og rekonstruktiv kirurgi	170
Barnekirurgi	173
Poliklinisk kirurgi	176
Kapittel 7: Håndtering av instrumenter og utstyr	**181**
Betydningen av effektiv forvaltning av instrumenter og utstyr	182
Identifisering og organisering av kirurgiske instrumenter	185
Instrumentklargjøring og kvalitetskontroll	188
Håndtering av implantater og medisinsk utstyr	191
Klargjøring av spesifikt kirurgisk utstyr	194
Forebyggende vedlikehold og feilsøking på utstyr	197
Bruk av avansert medisinsk teknologi	200
Bærekraftig forvaltning av instrumenter og utstyr	204
Overvåking og dokumentasjon av instrumenter og utstyr	207
Kapittel 8: Etter operasjonen og postoperativ behandling	**211**
Overføring av pasienten til oppvåkningsrommet	212
Overvåking av pasientens vitale tegn og tilstand	215
Postoperativ smertebehandling	218
Pleie av snitt og bandasjer	221

Forebygging av postoperative komplikasjoner	224
Håndtering av bivirkninger av anestesi	228
Opplæring av pasienter og pårørende	231
Overføring av pasienten til pleieenheten	235
Postoperativ oppfølging og oppfølgingsavtaler	238
Kapittel 9: Faglig utvikling og etikk	**243**
Engasjement for etter- og videreutdanning	244
Videreutdanne seg til sertifiseringer og spesialiseringer	246
Utvikling av lederegenskaper	250
Håndtering av stress og utbrenthet	253
Overholdelse av etiske og faglige standarder	256
Konfidensialitet og databeskyttelse	258
Påvirkningsarbeid for pasienter og kvalitetsbehandling	261
Faglig integritet og etisk atferd	264
Karrieremuligheter og -utsikter	267
Kapittel 10: Uttalelser fra erfarne sykepleiere	**273**
Variert yrkeskarriere og erfaring fra operasjonssalen	274
Utfordringer og erfaringer fra operasjonsstuen	277
Samarbeid i det kirurgiske teamet	279

Minneverdige øyeblikk og innvirkning på pasientene — 282

Tilpasning til den teknologiske utviklingen — 285

Balanse mellom karriere og privatliv — 288

Karriereutvikling og fremtidige ambisjoner — 291

Råd til nyutdannede operasjonssykepleiere — 293

De varige konsekvensene av en karriere på operasjonsstuen — 297

Kapittel 11: Operasjonssykepleierens fremtid — 299

Utviklingen innen medisinsk teknologi — 300

Integrering av virtuell og utvidet virkelighet — 303

Automatisering og robotteknologi innen kirurgi — 306

Forberedelse på epidemier og pandemier — 309

Trender innen persontilpasset omsorg — 313

Utvidelse av praksis og ferdigheter — 316

Fremme sikkerheten og kvaliteten på behandlingen — 319

Opplæring og etterutdanning — 322

Inspirere og veilede neste generasjon — 326

Generell konklusjon — 331

Kapittel 1

Introduksjon til operasjonssykepleierens rolle på operasjonsstuen

Operasjonssykepleierens tilblivelse

La oss se nærmere på den historiske utviklingen av yrket som operasjonssykepleier. Fra de tidligste kirurgiske inngrepene til moderne teknologiske fremskritt har dette yrket gjennomgått en betydelig forvandling.
Operasjonssykepleieryrkets historiske utvikling

Operasjonssykepleierens historie går flere hundre år tilbake i tid, da de første kirurgiske inngrepene ble utført under helt andre forhold enn i dag. Tidlig kirurgisk behandling ble ofte utført i rudimentære omgivelser og manglet de renhets- og sikkerhetsstandardene som i dag anses som essensielle.

- **Antikken og middelalderen**: I disse periodene ble kirurgiske inngrep ofte utført av barberere, helbredere og religiøse utøvere. Postoperativ pleie og hygiene var begrenset, noe som førte til høy forekomst av infeksjoner og komplikasjoner. Sykepleiere fantes ikke som en egen yrkesgruppe på operasjonsstuen på denne tiden.

- **1800-tallet**: Med medisinske fremskritt og fremveksten av asepsis og antisepsis begynte operasjonssykepleierens rolle å utvikle seg. Florence Nightingale spilte en nøkkelrolle i forbedringen av hygienepraksis og organiseringen av sykepleie, og la grunnlaget for det moderne sykepleieryrket.

- **Tidlig på 1900-tallet**: Etter hvert som kirurgien ble mer avansert, begynte sykepleierne å spille en mer aktiv rolle på operasjonsstuen. De var ansvarlige for å forberede pasientene, sterilisere instrumenter og assistere kirurgene under inngrepene.

- **Midten av 1900-tallet**: Utviklingen av moderne anestesi og avanserte kirurgiske teknikker førte til en økende etterspørsel etter spesialiserte operasjonssykepleiere. Spesifikke opplæringsprogrammer ble opprettet for å forberede sykepleiere til å jobbe i dette høyspesialiserte feltet.

- **Slutten av 1900-tallet og begynnelsen av 2000-tallet**: Teknologiske fremskritt som laparoskopi, kirurgiske roboter og avansert medisinsk bildebehandling har endret måten kirurgiske inngrep utføres på. Operasjonssykepleiere må nå beherske bruken av disse teknologiene og samtidig ivareta pasientsikkerheten.

- **I dag og fremover**: Yrket som operasjonssykepleier fortsetter å utvikle seg i takt med den medisinske og teknologiske utviklingen. Sykepleiere spiller en viktig rolle når det gjelder å forberede operasjoner, koordinere operasjonsteamet, håndtere utstyr og ivareta pasientsikkerheten. De er også involvert i forskning, opplæring og etterutdanning.

Oppsummert kan man si at den historiske utviklingen av yrket som operasjonssykepleier gjenspeiler fremskrittene innen kirurgi, hygienestandarder og medisinsk teknologi. Fra å være enkle assistenter har operasjonssykepleiere blitt høyt spesialiserte fagpersoner som er avgjørende for sikkerheten og suksessen til moderne kirurgiske inngrep.

Utviklingen av operasjonssykepleierens rolle har vært nært knyttet til medisinske oppdagelser som har endret kirurgiske metoder og pasientbehandling over tid. Medisinske fremskritt har ikke bare forbedret sikkerheten ved kirurgiske inngrep, men har også skapt nye ansvarsområder og muligheter for operasjonssykepleiere. Her kan du lese om hvordan medisinske oppdagelser har påvirket operasjonssykepleierens rolle:

Antisepsis og asepsis: Oppdagelsen av antisepsis og asepsis av pionerer som Joseph Lister har hatt stor innvirkning på kirurgisk behandling. Innføringen av metoder for å redusere postoperative infeksjoner krevde aktiv deltakelse fra sykepleiere for å forberede og opprettholde et sterilt miljø på operasjonsstuen. Sykepleierne ble ansvarlige for sterilisering av instrumenter, klargjøring av operasjonsforheng og gjennomføring av strenge hygienetiltak.

Moderne anestesi: Innføringen av generell og lokal anestesi har muliggjort mer komplekse og langvarige inngrep. Operasjonssykepleiere har måttet tilpasse seg for å overvåke pasienter under anestesi nøye, håndtere potensielle bivirkninger og samarbeide med anestesileger for å opprettholde pasientens stabilitet gjennom hele operasjonen.

Avansert medisinsk teknologi: Oppdagelser innen medisinsk teknologi, som avansert medisinsk bildebehandling, kirurgiske roboter og miniatyrisert utstyr, har revolusjonert måten kirurgiske inngrep utføres på. Operasjonssykepleiere har vært nødt til å utvikle ferdigheter for å håndtere og overvåke disse teknologiene og raskt kunne løse eventuelle tekniske problemer.

Minimalinvasiv kirurgi: Utviklingen av minimalinvasive kirurgiske teknikker, som laparoskopi, har redusert størrelsen på snittene som kreves for visse inngrep, noe som gjør at pasientene kommer seg raskere. Sykepleierne har måttet lære seg å håndtere disse prosedyrene, blant annet ved å assistere kirurgene med spesialinstrumenter og overvåke pasientene med tanke på mulige komplikasjoner.

Persontilpasset medisin og genomikk: Fremveksten av persontilpasset medisin og genomikk har ført til mer målrettede tiltak basert på pasientenes genetiske egenskaper. Operasjonssykepleiere spiller en avgjørende rolle når det gjelder å samle inn og håndtere relevant informasjon for å skreddersy behandlingen til hver enkelt pasients spesifikke behov.

Kort sagt har medisinske oppdagelser hatt stor innvirkning på operasjonssykepleierens rolle, og han eller hun har gått fra å være en enkel assistent til å bli en svært spesialisert og allsidig yrkesutøver. Sykepleiere må hele tiden tilpasse seg og tilegne seg nye ferdigheter for å møte de skiftende kravene i moderne kirurgi og sørge for pasientenes sikkerhet og velvære gjennom hele operasjonsprosessen.

Operasjonssykepleieren: et avgjørende bindeledd

Operasjonssykepleiere spiller en viktig rolle i det kirurgiske teamet, med spesifikke funksjoner og bidrag som bidrar direkte til pasientsikkerhet, effektiv koordinering og et vellykket kirurgisk inngrep. Operasjonssykepleiernes tilstedeværelse og ekspertise er avgjørende i alle faser av den kirurgiske prosessen. Slik bidrar operasjonssykepleierne til det kirurgiske teamet:

1. Klargjøring av operasjonsstuen: Operasjonssykepleiere er ansvarlige for grundig klargjøring av operasjonsstuen før hver operasjon. Dette omfatter kontroll og sterilisering av instrumenter og utstyr, klargjøring av det sterile operasjonsfeltet og klargjøring av alt nødvendig utstyr.

2. Ta imot og forberede pasientene : Sykepleierne tar imot pasientene på operasjonsstuen, kontrollerer deres identitet og medisinske opplysninger og forbereder dem på operasjonen. De forsikrer seg om at pasienten forstår det forestående inngrepet, svarer på spørsmål og fjerner eventuelle bekymringer.

3. Assistanse under operasjonen: Under operasjonen er operasjonssykepleierne i frontlinjen når det gjelder å assistere kirurgene. De sørger for nødvendige instrumenter og forsyninger, koordinerer teammedlemmene og forutser kirurgens eventuelle behov. De overvåker også kontinuerlig pasientens vitale tegn og anestesitilstanden.

4. Håndtering av instrumenter og utstyr : Sykepleiere er ansvarlige for å håndtere sterile instrumenter under operasjonen. De overleverer instrumenter til kirurgen i henhold til hans eller hennes behov, overvåker bruken av dem og overleverer dem på en sikker måte for å unngå risiko for kontaminering.

5. Dokumentasjon og journalføring: Operasjonssykepleiere dokumenterer nøye alle stadier av operasjonen, inkludert detaljer om instrumenter som brukes, handlinger som utføres og væskemengder som administreres. Denne dokumentasjonen er avgjørende for å sikre sporbarhet og kontinuitet i behandlingen.

6. Forebygging av infeksjoner : Operasjonssykepleierne følger nøye aseptiske og antiseptiske rutiner for å minimere risikoen for nosokomiale infeksjoner. De overvåker at miljøet og instrumentene er sterile, og sørger for at alle teammedlemmene følger de beste hygienerutinene.

7. Kommunikasjon og koordinering: Operasjonssykepleiere spiller en nøkkelrolle i kommunikasjonen i det kirurgiske teamet. De legger til rette for overføring av informasjon mellom kirurger, anestesileger og andre teammedlemmer for å sikre et smidig samarbeid.

8. Umiddelbar postoperativ pleie: Etter operasjonen overvåker sykepleierne pasienten nøye i rekonvalesensfasen, vurderer vitale tegn, håndterer smerte og forutser eventuelle bivirkninger av bedøvelsen. De forbereder også pasienten for overføring til riktig pleieenhet.

Kort sagt bidrar operasjonssykepleiere med spesialkompetanse og kritiske ferdigheter til det kirurgiske teamet, noe som sikrer høy kvalitet og en trygg opplevelse for pasientene. Deres engasjement, flid og koordinering er avgjørende for at alle kirurgiske inngrep skal lykkes.
Operasjonssykepleiernes innvirkning på operasjonsresultatene og pasientenes rekonvalesens er betydelig og mangesidig. Operasjonssykepleiernes tilstedeværelse og viktige rolle i det kirurgiske teamet har en positiv innvirkning på pasientsikkerheten, koordineringen av pleien og det samlede kirurgiske resultatet. Her kan du lese om hvordan operasjonssykepleiere påvirker operasjonsresultatene og pasientenes rekonvalesens:

1. Pasientsikkerhet : Operasjonssykepleiere spiller en avgjørende rolle i forebygging av infeksjoner, risikohåndtering og kontinuerlig overvåking av pasientens vitale tegn under operasjonen. Sykepleiernes årvåkenhet bidrar til å redusere intraoperative komplikasjoner, minimere feil og ivareta pasientsikkerheten.

2. Tilstrekkelig forberedelse: Operasjonssykepleiere sørger for grundig forberedelse av rommet, instrumenter og utstyr før hver operasjon. Riktig forberedelse bidrar til å redusere forsinkelser, feil og avbrudd under operasjonen, noe som optimaliserer arbeidsflyten og forbedrer resultatene.

3. Teamkoordinering: Operasjonssykepleiere er en viktig del av det kirurgiske teamet ved å legge til rette for kommunikasjon og koordinering mellom kirurger, anestesileger, teknikere og annet helsepersonell. Effektiv koordinering muliggjør en bedre fordeling av oppgaver, raske beslutninger og en smidigere gjennomføring av operasjonen.

4. Forebygging av komplikasjoner: Takket være nøye overvåking og ekspertise er operasjonssykepleierne i stand til å oppdage tegn på potensielle komplikasjoner under operasjonen på et tidlig stadium. Dette gjør det mulig å gripe inn tidlig og iverksette tiltak for å unngå eller minimere postoperative komplikasjoner.

5. Smerte- og komfortbehandling: Operasjonssykepleiere er involvert i å håndtere pasientens smerter helt fra de første postoperative øyeblikkene. De administrerer passende smertestillende midler og bruker ikke-farmakologiske teknikker for å sikre pasientens komfort, noe som kan bidra til en raskere og mindre smertefull rekonvalesens.

6. Postoperativ overvåking: Etter operasjonen fortsetter sykepleierne å overvåke pasientens vitale tegn, smertenivå og reaksjoner på bedøvelsen. Deres årvåkenhet gjør det mulig å oppdage eventuelle endringer i pasientens tilstand raskt og iverksette nødvendige tiltak.

7. Pasientopplæring: Operasjonssykepleiere gir viktig informasjon til pasienter og pårørende om postoperativ behandling, restriksjoner, medisiner og tegn på komplikasjoner. Riktig opplæring fremmer vellykket rekonvalesens ved å oppmuntre til etterlevelse og proaktiv helsehåndtering.

Oppsummert kan vi si at operasjonssykepleiere spiller en viktig rolle når det gjelder sikkerhet, koordinering og kvalitet under kirurgiske inngrep. Sykepleiernes bidrag har en direkte innvirkning på operasjonsresultatene og pasientenes rekonvalesens ved å minimere risiko, forbedre håndteringen av komplikasjoner og fremme optimal rekonvalesens.

Grunnlaget for utdanning og opplæring

Å bli operasjonssykepleier krever en grundig akademisk utdanning og etterutdanning for å tilegne seg de spesialiserte ferdighetene og kunnskapene som trengs for å jobbe effektivt som en del av det kirurgiske teamet. Denne utdannelsen forbereder sykepleierne til å påta seg viktige oppgaver på operasjonsstuen og yte pasientbehandling av høy kvalitet under kirurgiske inngrep. Her er en detaljert gjennomgang av utdanningen som kreves for å bli operasjonssykepleier:
Akademisk utdanning :

- **Diploma in Nursing (ASN) eller Bachelor of Science in Nursing (BSN):** Det første trinnet er å fullføre en sykepleierutdanning, vanligvis enten en ASN som tar rundt to til tre år å fullføre, eller en BSN som tar rundt fire år å fullføre. Disse utdanningene gir grunnlaget for sykepleiepraksis, inkludert grunnleggende kliniske ferdigheter og kunnskap om medisinske fag.

- **Autorisasjon som sykepleier:** Etter fullført sykepleierutdanning må studentene avlegge en nasjonal eksamen for å få autorisasjon som sykepleier. Denne autorisasjonen er et grunnleggende krav for å kunne praktisere som sykepleier.

Spesialisert opplæring på operasjonsstuen :
- **Opplæringsprogram for operasjonsstuen: Etter** endt sykepleierutdanning kan sykepleiere som er interessert i å jobbe på operasjonsstuen, følge et spesialisert opplæringsprogram for operasjonsstuen. Disse programmene, som kan variere i lengde og intensitet, dekker emner som aseptikk, sterilisering, operasjonsteknikker, instrumenthåndtering og etikk på operasjonsstuen.

- **Klinisk praksis på operasjonsstuen:** Opplæring på operasjonsstuen omfatter vanligvis veiledet klinisk praksis der sykepleierne får mulighet til å bruke ferdighetene sine i et ekte operasjonsstuemiljø. De lærer å samarbeide med operasjonsteamet, håndtere instrumenter, delta i kirurgiske inngrep og gi postoperativ pleie.

Etter- og videreutdanning :
- **Spesialsertifiseringer:** Mange operasjonssykepleiere velger å ta spesialsertifiseringer for å forbedre ferdighetene sine. Sertifiseringen Certified Operating Room Nurse (CNOR), for eksempel, er allment anerkjent og vitner om ekspertise på dette feltet.

- **Etterutdanningsprogrammer:** Operasjonssykepleiere må delta i regelmessige etterutdanningsprogrammer for å holde seg oppdatert på medisinske fremskritt, nye kirurgiske teknikker og sikkerhetsprotokoller. Dette kan omfatte nettbaserte kurs, konferanser, workshops og seminarer.

- **Videreutdanning:** Noen sykepleiere velger å ta en videreutdanning, for eksempel en Master of Science in

Nursing (MSN) med spesialisering i operasjonsstuen. Denne utdanningen kan gi muligheter for lederskap, forskning eller undervisning innen fagfeltet.

For å oppsummere: Å bli operasjonssykepleier innebærer en solid akademisk bakgrunn i sykepleie, etterfulgt av spesialistutdanning på operasjonsstuen og videreutdanning for å opprettholde de ferdighetene og kunnskapene som er nødvendige for å yte god pleie under kirurgiske inngrep. Kombinasjonen av disse elementene skaper en svært dyktig og kompetent fagperson i det kirurgiske teamet.

Operasjonssykepleiere har mulighet til å ta ulike spesialiseringer og sertifiseringer for å utdype ferdighetene sine, styrke kompetansen og utvide karrieremulighetene. Disse spesialiseringene og sertifiseringene gjør det mulig for dem å skille seg ut som eksperter på spesifikke områder på operasjonsstuen. Her er en oversikt over noen av spesialiseringene og sertifiseringene som er tilgjengelige for operasjonssykepleiere:

1. Sertifisering som sertifisert operasjonssykepleier (CNOR): CNOR er en av de mest anerkjente sertifiseringene for operasjonssykepleiere. Den attesterer ferdigheter og kunnskaper innen operasjonssykepleie, asepsis, pasientsikkerhet og risikostyring. CNOR-sertifiseringen tildeles av Association of periOperative Registered Nurses (AORN).

2. Sertifisering som sertifisert kirurgisk tekniker (CST): Selv om denne sertifiseringen vanligvis er beregnet på operasjonsteknikere, velger også noen operasjonssykepleiere å ta den. CST-sertifiseringen anerkjenner ekspertise innen klargjøring og håndtering av kirurgiske instrumenter, assistanse til kirurgen og opprettholdelse av asepsis.

3. Certificate in Anaesthetic Nursing (CRNA): Selv om de skiller seg fra operasjonssykepleiere, er anestesisykepleiere ofte til stede på operasjonsstuen for å administrere og overvåke anestesi. De er høyt spesialiserte og gir anestesibehandling før, under og etter kirurgiske inngrep.

4. Spesialisering i hjerte- og karkirurgi: Operasjonssykepleiere kan velge å spesialisere seg i hjerte- og karkirurgi, noe som innebærer deltakelse i komplekse hjerte- og karoperasjoner. Denne spesialiseringen krever avanserte ferdigheter innen hemodynamikk, ekstrakorporal sirkulasjon og behandling av hjertefeil.

5. Spesialisering i nevrokirurgi: Operasjonssykepleiere med spesialisering i nevrokirurgi arbeider sammen med nevrokirurger ved operasjoner i det sentrale og perifere nervesystemet. Denne spesialiseringen krever inngående kunnskap om nevrokirurgisk anatomi og prosedyrer.

6. Spesialisering i ortopedisk kirurgi: Sykepleiere med spesialisering i ortopedisk kirurgi arbeider med ben-, ledd- og bløtvevskirurgi. De må ha en grundig forståelse av ortopedisk fiksering, manipulering av lemmer og implantatbehandling.

7. Spesialisering i plastikk- og rekonstruktiv kirurgi: Operasjonssykepleiere med spesialisering i plastikk- og rekonstruktiv kirurgi bistår ved inngrep for å gjenopprette form og funksjon i kroppens vev. Denne spesialiseringen krever spesielle ferdigheter for å kunne arbeide med hudtransplantasjoner, implantater og komplekse suturer.

8. Spesialisering i fedmekirurgi: Sykepleiere med spesialisering i fedmekirurgi bistår med vekttapsprosedyrer som gastric bypass eller gastric banding. Denne spesialiseringen krever en grundig forståelse av behandlingen av overvektige pasienter og de tilhørende komplikasjonene.

Disse spesialiseringene og sertifiseringene er utviklet for å møte operasjonssykepleiernes spesifikke behov og gir muligheter for karriereutvikling, økt anerkjennelse og muligheten til å bidra til spesialiserte områder innen kirurgi. Operasjonssykepleiere kan velge den spesialiseringen som passer best til deres interesser og karrieremål.

Arbeidsmiljø og yrkeskultur

Dynamikken i teamarbeidet på operasjonsstuen er avgjørende for å sikre trygge, effektive og vellykkede operasjoner. Operasjonsstuen er et komplekst sted der flere helsearbeidere jobber sammen for å yte pasientbehandling, og det krever god koordinering, tydelig kommunikasjon og gjensidig tillit. Slik fungerer teamdynamikken på operasjonsstuen:

Tverrprofesjonelt samarbeid: Operasjonsstuen samler et tverrfaglig team bestående av kirurger, sykepleiere, anestesileger, operasjonsteknikere og annet spesialisert helsepersonell. Hvert medlem av teamet har unike ferdigheter og ekspertise, og tverrprofesjonelt samarbeid er avgjørende for den samlede pasientbehandlingen.

Definerte roller og ansvarsområder: Hvert medlem av teamet har spesifikke, klart definerte roller og ansvarsområder. Kirurgene leder inngrepet, operasjonssykepleierne assisterer, overvåker og administrerer det sterile miljøet, anestesilegen er ansvarlig for å bedøve pasienten, og operasjonsteknikerne gir teknisk støtte. En solid forståelse av hverandres roller bidrar til effektiv koordinering.

Åpen og transparent kommunikasjon: Kommunikasjon er nøkkelen til en vellykket teamdynamikk på operasjonsstuen. Teammedlemmene må utveksle informasjon på en åpen og transparent måte. Dette omfatter preoperativ kommunikasjon om kirurgisk strategi, spesifikke pasientbehov og viktige hensyn, samt løpende kommunikasjon under operasjonen for å dele oppdateringer og løse problemer.

Felles beslutningstaking: Beslutninger på operasjonsstuen tas ofte i sanntid og kan kreve bidrag fra flere teammedlemmer. Samarbeidsbasert beslutningstaking gjør det mulig å vurdere alternativer raskt, løse problemer og tilpasse seg skiftende situasjoner for å sikre det beste utfallet for pasienten.

Håndtering av nødsituasjoner og komplikasjoner: Hvis det oppstår en nødsituasjon eller komplikasjon under operasjonen, må teamet handle raskt og koordinert for å stabilisere pasienten. Hvert medlem av teamet har en spesifikk rolle i håndteringen av slike situasjoner, noe som krever god opplæring og kontinuerlig forberedelse.

Sikkerhetskultur: En sikkerhetskultur er grunnleggende på operasjonsstuen. Teammedlemmene må føle seg trygge på å rapportere potensielle feil, stille spørsmål og uttrykke bekymringer uten frykt for represalier. Denne sikkerhetskulturen oppmuntrer til kontinuerlig læring og forbedrede rutiner.

Kontinuerlig trening og simulering: Kontinuerlige trenings- og simuleringsøkter er avgjørende for å styrke teamdynamikken. Teammedlemmene kan øve sammen i simulerte scenarier for å utvikle sine ferdigheter innen kommunikasjon, beslutningstaking og krisehåndtering.

Kort sagt er dynamikken i teamarbeidet på operasjonsstuen basert på samarbeid, kommunikasjon og koordinering mellom ulike typer helsepersonell. Et harmonisk og respektfullt samspill mellom teammedlemmene er avgjørende for pasientsikkerheten, kvaliteten på pleien og for at de kirurgiske inngrepene skal lykkes.

Å tilpasse seg rutinene og standardene i det kirurgiske miljøet er en viktig ferdighet for operasjonssykepleiere. Å jobbe på en operasjonsstue krever en grundig forståelse av protokollene, prosedyrene og standardene som er spesifikke for dette høyt spesialiserte miljøet. Slik tilpasser operasjonssykepleiere seg rutinene og standardene i dette unike miljøet:

1. Kunnskap om protokoller: Operasjonssykepleiere må være kjent med strenge hygiene-, asepsis- og pasientsikkerhetsprotokoller. De må følge spesifikke trinn i klargjøring av rommet, sterilisering av instrumenter, plassering av operasjonsdeksler og andre prosesser for å sikre et trygt og sterilt miljø.

2. Overholdelse av aseptiske standarder: Asepsis er avgjørende på operasjonsstuen for å minimere risikoen for nosokomiale infeksjoner. Sykepleiere må følge strenge standarder for asepsis, noe som kan innebære bruk av sterile plagg, grundig håndvask og bruk av hansker og munnbind.

3. Samarbeid i teamrutiner: Hver operasjonsstue har sine egne teamrutiner og prosesser. Operasjonssykepleiere må samarbeide effektivt med kirurger, anestesileger, teknikere og andre teammedlemmer for å sikre god koordinering og nøyaktig gjennomføring av de kirurgiske trinnene.

4. Tilpasning til spesifikke prosedyrer: Hver type operasjon kan ha spesifikke krav til forberedelser, instrumenter og teknikker. Operasjonssykepleiere må raskt tilpasse seg kravene til hvert enkelt inngrep, forutse kirurgens behov og sørge for egnede instrumenter og utstyr.

5. Håndtering av nødsituasjoner: Det kan oppstå nødsituasjoner på operasjonsstuen som krever rask tilpasning og koordinert respons. Sykepleierne må være forberedt på å håndtere situasjoner som blødning, allergisk reaksjon eller plutselig forverring av pasientens tilstand.

6. Overvåking av retningslinjer og forskrifter : Operasjonsstuene må overholde strenge regler for sikkerhet, sterilisering og dokumentasjon. Operasjonssykepleiere må følge disse retningslinjene og sørge for at alle prosedyrer utføres i samsvar med etablerte standarder.

7. Stress- og presshåndtering: Det kirurgiske miljøet kan være stressende og krevende. Sykepleiere må være i stand til å håndtere stress, ta raske beslutninger og opprettholde konsentrasjonen over lengre perioder.

8. Etterutdanning: For å kunne tilpasse seg de stadige endringene i moderne kirurgi kreves det etterutdanning. Operasjonssykepleiere må holde seg oppdatert på nye teknikker, teknologier og beste praksis for å sikre behandling av høy kvalitet.

Kort sagt er det viktig for operasjonssykepleiere å tilpasse seg rutinene og standardene i det kirurgiske miljøet. De må beherske aseptiske protokoller, samarbeide effektivt med operasjonsteamet, tilpasse seg de spesifikke behovene ved hvert enkelt inngrep og opprettholde høye standarder for sikkerhet og pleiekvalitet.

Utfordringer og muligheter i rollen som operasjonssykepleier

Håndtering av stress og følelser i forbindelse med kirurgiske situasjoner er en avgjørende ferdighet for operasjonssykepleiere. Å jobbe i et miljø der komplekse medisinske prosedyrer utføres, krever at man er rolig, fokusert og følelsesmessig robust. Her kan du lese om hvordan operasjonssykepleiere håndterer stress og følelser i forbindelse med arbeidet:

1. Mental forberedelse: Før sykepleierne går inn på operasjonsstuen, forbereder de seg mentalt ved å konsentrere seg om oppgavene som skal utføres, minne seg selv på ferdighetene sine og fokusere på den viktige rollen de har i operasjonsteamet. Riktig mental forberedelse kan redusere angst og styrke selvtilliten.

2. Avspenningsteknikker: Avspenningsteknikker som dyp pusting, meditasjon og visualisering kan hjelpe sykepleiere med å redusere stress og bevare roen i stressende operasjonssituasjoner.

3. Tidsstyring: Effektiv tidsstyring kan redusere stresset på operasjonsstuen. Sykepleiere må være organiserte og ha en klar forståelse av tidsplaner og prosedyrer for å unngå unødvendige forsinkelser og nødsituasjoner.

4. Åpen kommunikasjon: Å snakke åpent om følelser med kolleger kan bidra til å redusere stress og gi følelsesmessig støtte. Operasjonssykepleiere knytter ofte sterke bånd til teammedlemmene, noe som skaper et gjensidig støttende miljø.

5. Kontroll over omgivelsene: Sykepleiere kan kontrollere visse aspekter ved omgivelsene for å redusere stress, for eksempel ved å sette på beroligende bakgrunnsmusikk eller holde en behagelig temperatur på operasjonsstuen.

6. Egenomsorg: Å ta vare på sin egen fysiske og emosjonelle helse er viktig for å håndtere stress. Et balansert kosthold, regelmessig mosjon og nok søvn kan bidra til å bygge emosjonell motstandskraft.

7. Akseptere ufullkommenhet: Situasjoner på operasjonsstuen kan være uforutsigbare, og noen ganger går ikke alt som planlagt. Sykepleiere må lære seg å akseptere ufullkommenhet og håndtere utfordringer med fleksibilitet og tilpasningsevne.

8. Profesjonell støtte: Sykepleiere kan søke profesjonell støtte, for eksempel rådgivning eller terapi, for å håndtere arbeidsrelatert stress og følelser på en effektiv måte.

9. Postoperativ debriefing: Etter en stressende eller følelsesladet operasjon kan det være nyttig for teamet å avholde

en debriefing for å diskutere følelser og utfordringer. Dette kan bidra til å løse opp i emosjonelle spenninger og fremme en følelse av avslutning.
Å håndtere stress og følelser på operasjonsstuen er en ferdighet som læres med tid og erfaring. Sykepleiere utvikler personlige strategier for å håndtere stress og opprettholde emosjonell balanse samtidig som de yter pasientbehandling av høy kvalitet under operasjonen.

Operasjonssykepleiere har et bredt spekter av karrieremuligheter og faglige utviklingsmuligheter som gir dem mulighet til å utvide ferdighetene sine, ta på seg mer ansvar og utforske nye spesialistområder. Noen av karriere- og utviklingsmulighetene for operasjonssykepleiere er blant annet følgende

1. Teamleder på operasjonsstuen: Erfarne sykepleiere kan avansere til teamlederroller, der de overvåker og koordinerer aktivitetene på operasjonsstuen. De er ansvarlige for å planlegge tidsplaner, administrere ressurser og sikre kvaliteten på pleien.

2. Kirurgisk hjelpepleier: Med videreutdanning kan sykepleiere bli kirurgiske hjelpepleiere (SFAN). I denne rollen jobber de tett sammen med kirurgene for å gi praktisk assistanse under kirurgiske inngrep.

3. Operasjonsstuesjef: Sykepleiere med lang erfaring kan avansere til rollen som operasjonsstuesjef. De er ansvarlige for den overordnede ledelsen av operasjonsstuen, inkludert ressursplanlegging, budsjettering og prosessforbedring.

4. Operasjonsstueinstruktør eller -lærer: Noen sykepleiere velger å dele sin kompetanse ved å bli operasjonsstueinstruktører eller -lærere. De kan lære opp nye sykepleiere, organisere etterutdanningsworkshops og bidra til andres faglige læring.

5. Spesialisering innen anestesi: Sykepleiere kan spesialisere seg ytterligere ved å utdanne seg til anestesisykepleiere. De er ansvarlige for å administrere anestesi og overvåke pasienter under kirurgiske inngrep.

6. Klinisk forskning: Noen sykepleiere velger å engasjere seg i klinisk forskning på operasjonsstuen og bidrar til å utvikle og implementere forskningsprotokoller for å forbedre kirurgisk praksis og pasientresultatene.

7. **Kvalitets- og sikkerhetsstyring:** Sykepleiere kan spille en viktig rolle i arbeidet med å forbedre kvaliteten og sikkerheten på operasjonsstuen. De kan delta i kontinuerlige forbedringsinitiativer, analysere data og implementere beste praksis.

8. **Undervisning og opplæring:** Noen sykepleiere velger å bli lærere i sykepleie eller operasjonssykepleie på skoler. De deler sin ekspertise med neste generasjon operasjonssykepleiere.

9. **Konsulent- eller rådgivningsvirksomhet:** Erfarne sykepleiere kan jobbe som uavhengige konsulenter eller rådgivere for farmasøytiske selskaper, selskaper som produserer medisinsk utstyr eller helseorganisasjoner, og dele sin ekspertise på operasjonsstuen.

10. **Utvikle en spesialistkarriere:** Sykepleiere kan velge å spesialisere seg innen bestemte områder av kirurgien, for eksempel hjerte- og karkirurgi, nevrokirurgi, ortopedisk kirurgi, plastikkirurgi etc. Denne ekspertisen kan gi unike og givende muligheter. Denne kompetansen kan gi unike og givende muligheter.

Operasjonssykepleiere har kort sagt mange muligheter for karriereutvikling og faglig utvikling som gir dem mulighet til å utvikle seg, spesialisere seg og ha en betydelig innvirkning på kirurgisk behandling og pasientsikkerhet. Disse mulighetene gjenspeiler mangfoldet av ferdigheter og interesser innen operasjonssykepleieryrket.

Yrkesetikk og verdier

Etiske grunnprinsipper spiller en viktig rolle i kirurgisk sammenheng, der operasjonssykepleiere står overfor komplekse beslutninger som har direkte innvirkning på pasientenes liv og helse. Å respektere disse etiske prinsippene er avgjørende for å sikre behandling av høy kvalitet, pasientsikkerhet og faglig integritet. Her er noen av de grunnleggende etiske prinsippene som er retningsgivende for operasjonssykepleiere:

1. **Pasientautonomi** : Respekt for pasientens autonomi er et sentralt etisk prinsipp. Sykepleiere må informere pasientene om deres tilstand, behandlingsalternativer og tilhørende risiko, slik at de kan ta informerte beslutninger og samtykke til kirurgiske inngrep. Dette krever åpen og ærlig kommunikasjon.

2. **Omsorg:** Operasjonssykepleiere har et etisk ansvar for å ivareta pasientens velvære og komfort til enhver tid. Dette innebærer å iverksette tiltak for å lindre smerte, redusere angst og respektere pasientens verdighet under kirurgiske inngrep.

3. **Non-maleficence:** Prinsippet om non-maleficence krever at operasjonssykepleiere iverksetter tiltak for å unngå å påføre pasienter unødvendig eller unngåelig skade. Dette omfatter implementering av sikkerhetsrutiner, forebygging av infeksjoner og proaktiv håndtering av potensielle komplikasjoner.

4. **Pasientens beste:** Sykepleiere må handle til pasientens beste og sørge for at beslutninger som tas og tiltak som iverksettes, har pasientens velferd som hovedmål. Dette kan innebære å sette spørsmålstegn ved beslutninger som ikke er til pasientens beste.

5. **Rettferdighet:** Rettferdighet krever at operasjonssykepleiere behandler alle pasienter likt, uten diskriminering eller fordommer. Dette omfatter rettferdig tilgang til kirurgisk behandling og rettferdig fordeling av ressurser.

6. **Konfidensialitet:** Sykepleiere må respektere konfidensialiteten til pasientenes medisinske opplysninger, inkludert detaljer om deres helsetilstand og sykehistorie. Dette bidrar til å skape tillit mellom pasienten og pleieteamet.

7. **Faglig integritet:** Operasjonssykepleiere må opprettholde en høy standard for faglig integritet. Dette omfatter ærlighet, åpenhet, overholdelse av regler og forskrifter samt identifisering og håndtering av potensielle interessekonflikter.

8. **Respekt for** personvernet**:** I tillegg til taushetsplikt må sykepleierne respektere pasientenes personvern ved å gi respektfull omsorg og bevare deres verdighet under kirurgiske inngrep.

9. Ansvarlighet: Operasjonssykepleiere er ansvarlige for sine handlinger og beslutninger. De må være forberedt på å stå til ansvar for valgene sine og ta ansvar for konsekvensene av handlingene sine.

10. Etterutdanning og faglig utvikling: Operasjonssykepleiere har en etisk forpliktelse til å fortsette sin etterutdanning og faglige utvikling for å holde sine ferdigheter oppdatert og sikre høy kvalitet på pleien.

Kort sagt, grunnleggende etiske prinsipper veileder operasjonssykepleiere når de skal ta komplekse og vanskelige beslutninger. Ved å respektere disse prinsippene bidrar sykepleierne til å forbedre den kirurgiske behandlingen, ivareta pasientsikkerheten og opprettholde allmennhetens tillit til sykepleieryrket.

Respekt for konfidensialitet, informert samtykke og pasientrettigheter er et viktig aspekt ved operasjonssykepleie. Disse etiske og juridiske prinsippene har som mål å beskytte pasientens verdighet, personvern og valgmuligheter gjennom hele operasjonsprosessen. Her kan du lese om hvordan operasjonssykepleiere bestreber seg på å respektere disse viktige elementene:

1. Taushetsplikt: Operasjonssykepleiere er pålagt å behandle pasientenes medisinske opplysninger konfidensielt. Det betyr at de ikke må avsløre detaljer om pasientens medisinske tilstand, sykehistorie eller annen personlig informasjon til uautoriserte tredjeparter. Konfidensialitet er viktig for å skape tillit mellom pasienten og helsepersonellet og for å overholde juridiske og etiske standarder.

2. Informert samtykke: Operasjonssykepleiere spiller en avgjørende rolle i prosessen med informert samtykke. De må sikre at pasienten fullt ut forstår detaljene i det kirurgiske inngrepet, inkludert risiko, fordeler og mulige alternativer. Sykepleierne kan bidra til å klargjøre informasjon, svare på pasientens spørsmål og lette kommunikasjonen mellom pasienten og kirurgen. Informert samtykke sikrer at pasienten tar en informert og frivillig beslutning om behandlingen.

3. **Respekt for pasientenes rettigheter :** Operasjonssykepleiere må respektere pasientenes grunnleggende rettigheter, som retten til verdighet, privatliv, autonomi og respekt. Dette innebærer å behandle hver enkelt pasient med medfølelse, respektere deres kulturelle og religiøse preferanser og ta hensyn til deres individuelle behov under det kirurgiske inngrepet.

4. **Empatisk kommunikasjon:** Operasjonssykepleiere må kommunisere empatisk med pasienter og pårørende. De kan være til stede for å berolige og støtte pasientene følelsesmessig før operasjonen, ta opp deres bekymringer og gi dem et trygt rom der de kan uttrykke sine følelser.

5. **Personvern:** På operasjonsstuen bør sykepleierne iverksette tiltak for å beskytte pasientens privatliv under forberedelser og prosedyrer. Dette kan omfatte å drapere pasienten på riktig måte og minimere irrelevante personlige samtaler.

6. **Inkorporering av forhåndsdirektiver :** Sykepleiere bør sørge for at pasientens forhåndsdirektiver, for eksempel ønsker om livsslutt eller medisinske preferanser, respekteres under det kirurgiske inngrepet. Dette kan innebære å samarbeide med operasjonsteamet for å sikre at pasientens valg respekteres.

7. **Beskyttelse av** medisinsk **informasjon:** Sykepleiere må sørge for at pasientjournaler og sensitiv informasjon oppbevares sikkert og kun er tilgjengelig for autoriserte personer. Dette bidrar til å forhindre brudd på taushetsplikten og krenkelser av personvernet.

Kort sagt er respekt for konfidensialitet, informert samtykke og pasientrettigheter kjernen i operasjonssykepleiernes etiske praksis. Disse prinsippene sikrer at pasientene behandles med verdighet, respekt og integritet gjennom hele operasjonsforløpet, og styrker tilliten mellom pasienter, pårørende og pleieteamet.

Forventningene til fremtidens operasjonssykepleiere når det gjelder kunnskap og ferdigheter er høye på grunn av fagfeltets komplekse og spesialiserte natur. Operasjonssykepleiere spiller en avgjørende rolle når det gjelder å levere sikker kirurgisk behandling av høy kvalitet til pasientene. I det følgende beskrives de viktigste kunnskapene og ferdighetene som forventes av fremtidige operasjonssykepleiere:

1. **Dybdekunnskap om anatomi og fysiologi:** Fremtidige operasjonssykepleiere må ha en solid forståelse av menneskekroppens anatomi og fysiologi. Dette gjør dem i stand til å forstå anatomiske strukturer, fysiologiske funksjoner og implikasjonene for kirurgiske inngrep.

2. Beherske **steriliserings- og asepsisteknikker:** Operasjonssykepleiere må **beherske** steriliserings-, desinfeksjons- og asepsisteknikker for å opprettholde et sterilt miljø og forebygge nosokomiale infeksjoner.

3. **Tekniske og instrumentelle ferdigheter:** Sykepleiere må ha kompetanse i håndtering og vedlikehold av kirurgiske instrumenter, utstyr og teknologi som brukes på operasjonsstuen.

4. **Kunnskap om kirurgiske prosedyrer:** De må ha en grundig forståelse av de ulike kirurgiske prosedyrene, hvilke trinn som inngår, hvilke instrumenter som kreves og hvilke roller de ulike medlemmene i det kirurgiske teamet har.

5. **Kommunikasjons- og koordineringsevner:** Fremtidige operasjonssykepleiere må være gode til å kommunisere og koordinere. De må kunne samarbeide effektivt med teammedlemmer, videreformidle informasjon tydelig og nøyaktig og opprettholde en åpen kommunikasjon under inngrepet.

6. **Håndtering av nødsituasjoner:** Operasjonssykepleiere må være forberedt på å håndtere nødsituasjoner og komplikasjoner som kan oppstå under operasjonen.

7. **Etikk og respekt for pasientrettigheter :** Fremtidige sykepleiere må kjenne til de etiske prinsippene knyttet til konfidensialitet, informert samtykke, pasientens verdighet og respekt for pasientens rettigheter.

8. **Tilpasningsevne og robusthet:** Å jobbe på en operasjonsstue kan være uforutsigbart og krevende. Sykepleiere må være i stand til å tilpasse seg endringer, håndtere stress og bevare roen under press.

9. Etterutdanning og oppdatering av ferdigheter:
Forventningene til operasjonssykepleiere endrer seg i takt med den medisinske og teknologiske utviklingen. Fremtidens operasjonssykepleiere må engasjere seg i videreutdanning og være forberedt på å tilegne seg nye ferdigheter for å holde seg oppdatert.

Fremtidens operasjonssykepleiere må kort sagt ha et solid grunnlag av medisinsk kunnskap, avanserte tekniske ferdigheter og de menneskelige egenskapene som er avgjørende for å kunne gi omsorg av høy kvalitet i et kirurgisk miljø. Kombinasjonen av disse kunnskapene og ferdighetene vil gjøre dem i stand til å lykkes i dette krevende og givende yrket.

Kapittel 2

Forberedelser før operasjonen

Planlegging og koordinering av operasjonsdagen

Planlegging av operasjoner og administrasjon av operasjonskalenderen er viktige ansvarsområder for operasjonssykepleiere. Disse oppgavene krever nøye planlegging, effektiv koordinering og åpen kommunikasjon for å sikre at de kirurgiske inngrepene går knirkefritt og at ressursene utnyttes best mulig. Slik håndterer sykepleierne disse kritiske aspektene:

Fastsettelse av operasjonsrekkefølgen :
- **Koordinering med det medisinske teamet:** Operasjonssykepleiere samarbeider med kirurger, anestesileger, turnusleger og andre medlemmer av det medisinske teamet for å fastsette rekkefølgen på operasjonene. Denne koordineringen sikrer at hver operasjon planlegges i henhold til teamets tilgjengelighet og de nødvendige ressursene.

- **Prioritering av tilfeller: Avhengig av hvor** komplisert inngrepet er, pasientens tilstand og andre faktorer, vurderer sykepleierne hvordan de kirurgiske tilfellene skal prioriteres. Akutte tilfeller og høyrisikopasienter kan bli planlagt først.

- **Optimalisering av ressursene:** Rekkefølgen på operasjonene fastsettes også under hensyntagen til den anslåtte varigheten av hver operasjon, tilgjengeligheten av operasjonsstuer, nødvendig personale og spesialutstyr.

- **Planlegging av personalskifter:** Sykepleierne må ta hensyn til personalskifter og pauser når de legger opp arbeidsrekkefølgen. Dette sikrer at teamet holder seg energisk og fokusert gjennom hele dagen.

Håndtering av operasjonsplaner :
- **Langtidsplanlegging:** Operasjonssykepleiere deltar i langtidsplanleggingen av operasjonskalenderen og tar hensyn til forespørsler om elektiv kirurgi, tilgjengelige ressurser og pasientenes behov.

- **Booking av operasjonsstuer:** De koordinerer med lederne for operasjonsstuene for å booke operasjonsstuene i henhold til operasjonsrekkefølgen og tilgjengelige tidsluker.

- **Kommunikasjon med pasientene:** Operasjonssykepleiere kan spille en rolle i kommunikasjonen med pasientene for å avtale operasjonsdatoer, forklare preoperative forberedelser og svare på spørsmål.

- **Tilpasning i sanntid:** I løpet av dagen overvåker sykepleierne fremdriften i operasjonene, reagerer på nødsituasjoner og uforutsette endringer i timeplanen og sørger for smidig styring av operasjonskalenderen.

- **Redusere forsinkelser:** Effektiv styring av operasjonskalenderen bidrar til å minimere forsinkelser, noe som er avgjørende for å optimalisere tidsbruken på operasjonsstuen og redusere konsekvensene for pasienter og personale.

- **Nøyaktig dokumentasjon:** Operasjonssykepleiere fører detaljerte journaler over utførte prosedyrer, start- og sluttider, involverte team og eventuelle viktige hendelser.

Planlegging av operasjoner og styring av operasjonskalenderen krever strategisk planlegging, åpen kommunikasjon og evne til å tilpasse seg endringer i sanntid. Operasjonssykepleiere spiller en sentral rolle i disse kritiske aspektene for å sikre effektiv arbeidsflyt, optimal ressursutnyttelse og pasientbehandling av høy kvalitet.

Kommunikasjon med det medisinske teamet er av avgjørende betydning for operasjonssykepleiere, da det sikrer en smidig overgang mellom de ulike fasene i en kirurgisk operasjon. Tydelig, åpen og effektiv kommunikasjon bidrar til å sikre pasientsikkerheten, koordineringen av oppgaver og en smidig gjennomføring av inngrepet. Slik håndterer operasjonssykepleiere kommunikasjonen med det medisinske teamet:

1. Preoperativ briefing: Før hver operasjon møtes det medisinske teamet, inkludert kirurger, anestesileger, sykepleiere og teknikere, til en preoperativ briefing. Under dette møtet avklares rollene og ansvarsområdene til hvert enkelt teammedlem, detaljer om inngrepet diskuteres og eventuelle bekymringer eller spørsmål tas opp. Dette sikrer at alle teammedlemmene har en felles forståelse av hva som skal gjøres.

2. Overføring av viktig informasjon: Operasjonssykepleiere er ansvarlige for overføring av viktig informasjon mellom medlemmene i det medisinske teamet. Dette kan omfatte detaljer om pasientens tilstand, sykehistorie, allergier, resultater av preoperative tester og annen relevant informasjon.

3. Statusrapporter: Under operasjonen kan sykepleierne gi regelmessige statusrapporter til det medisinske teamet, med informasjon om hvor langt man er kommet, hva som er planlagt som neste skritt og viktige hendelser som har skjedd under inngrepet. Disse oppdateringene bidrar til å opprettholde en sanntidsforståelse av situasjonen.

4. Ikke-verbal kommunikasjon: I tillegg til verbal kommunikasjon bruker operasjonssykepleiere også kodifiserte signaler og gester for å lette kommunikasjonen i et miljø der det kan være mye støy og steriliteten må opprettholdes.

5. Akutthåndtering: I tilfelle komplikasjoner eller nødsituasjoner under inngrepet samarbeider operasjonssykepleiere tett med medlemmer av det medisinske teamet for å ta raske og effektive beslutninger for å stabilisere pasienten.

6. Kommunikasjon med pasientene : Sykepleiere kan også bidra til å kommunisere med pasientene, svare på spørsmål, berolige dem og forklare trinnene i prosedyren på en forståelig måte.

7. Postoperativ debriefing: Etter operasjonen deltar det medisinske teamet i en postoperativ debriefing for å diskutere hvordan inngrepet gikk, dele observasjoner og erfaringer og identifisere forbedringsmuligheter.

Åpen og samarbeidsorientert kommunikasjon mellom sykepleiere og medlemmer av det medisinske teamet fremmer et trygt arbeidsmiljø, reduserer feil og risiko og bidrar til kirurgisk behandling av høy kvalitet. Det er et viktig aspekt ved operasjonsstuepraksis som styrker koordineringen, den gjensidige tilliten og effektiviteten i det medisinske teamet.

Klargjøring av anlegg og miljø

Forberedelse av operasjonsstuen er et avgjørende trinn i den kirurgiske prosessen, og operasjonssykepleiere spiller en viktig rolle i denne oppgaven. Nøye og metodisk forberedelse av operasjonsstuen sikrer et sterilt, trygt og velorganisert miljø for kirurgiske inngrep. Slik forbereder operasjonssykepleiere operasjonsstuen:

1. Desinfeksjon og aseptikk :
   - Operasjonssykepleiere følger strenge desinfeksjons- og aseptikkrutiner for å forebygge nosokomiale infeksjoner og opprettholde et sterilt miljø. De rengjør og desinfiserer grundig alle overflater på operasjonsstuen, inkludert operasjonsbord, utstyr, instrumenter og traller.

   - Overflater og utstyr som må forbli sterile, dekkes med sterile laken eller kirurgiske draperier, som er nøye utlagt for å unngå kontaminering.

2. Klargjøring av instrumenter og materialer :
   - Operasjonssykepleiere kontrollerer og klargjør alle instrumenter, kirurgiske verktøy og medisinsk utstyr som trengs til inngrepet. De sørger for at alt er sterilt, fungerer som det skal og er tilgjengelig for operasjonsteamet.

   - Sterile instrumenter plasseres på klargjorte instrumentbord i den rekkefølgen som er nødvendig for inngrepet. Hvert instrument kontrolleres mot den preoperative listen for å unngå feil.

3. Fremstilling av løsninger og produkter :
   - Operasjonssykepleiere klargjør antiseptiske løsninger, medisiner og produkter som er nødvendige for inngrepet. De sørger for at legemidlene er korrekt merket og klargjort i henhold til sikkerhetsprotokollene.

4. Kontroll av utstyr :
   - Før inngrepet begynner, kontrollerer operasjonssykepleierne at alt utstyr som monitorer, operasjonslys, aspiratorer, anestesiapparater osv. fungerer som de skal og er klare til bruk.

5. Forberede pasienten :
- Operasjonssykepleiere forbereder pasienten ved å legge sterile forheng over operasjonsområdet og posisjonere pasienten i henhold til kravene til det kirurgiske inngrepet. De sørger også for at pasienten er korrekt identifisert og at all nødvendig medisinsk informasjon er tilgjengelig.

6. Teamsjekk :
- Før pasienten ankommer, gjennomfører operasjonsteamet, som består av sykepleiere, kirurger og anestesileger, en siste kontroll av alt, inkludert sterilitet, plassering av instrumenter og utstyr og detaljer om inngrepet.

Nøye forberedelse av operasjonsstuen sikrer et trygt, sterilt og velorganisert miljø for kirurgiske inngrep. Operasjonssykepleiere sørger for at alle nødvendige elementer er på plass, at sikkerhetsprotokollene følges og at teamet er klart til å gi pasientene kirurgisk behandling av høy kvalitet.

Kontroll av tilgjengeligheten og funksjonaliteten til medisinsk utstyr er en viktig del av forberedelsene på operasjonsstuen og ivaretakelsen av pasientsikkerheten under operasjonen. Operasjonssykepleiere spiller en sentral rolle i denne oppgaven, som har som mål å sikre at alt nødvendig utstyr er operativt og klart til bruk. Slik utfører sykepleierne denne viktige kontrollen:

1. Preoperativ inspeksjon :
- Før pasienten ankommer operasjonsstuen, foretar sykepleierne en fullstendig inspeksjon av operasjonsstuen og utstyret. De kontrollerer at alle apparater, monitorer, kirurgiske instrumenter, operasjonslamper, anestesiapparater og annet utstyr er til stede og riktig installert.

2. Kontroll av kalibreringer og innstillinger :
- Sykepleierne sørger for at nødvendig utstyr er kalibrert og innstilt i henhold til de nødvendige spesifikasjonene. Dette kan omfatte kontroll av nøyaktigheten til monitorer, trykksystemer, temperaturer, strømningshastigheter og andre viktige parametere.

3. Funksjonstesting :
- Alt utstyr testes for å sikre at det fungerer som det skal. Sykepleierne kontrollerer at alle knapper, kontroller og

skjermer fungerer og reagerer på kommandoer. Sikkerhets- og nødstoppanordninger testes også.

4. Klargjøring av forbruksmateriell :
   - Sykepleierne sørger for at alt nødvendig forbruksmateriell som infusjonsmateriell, sprøyter, medisiner, antiseptiske løsninger, sterile laken osv. er tilgjengelig og klart til bruk.

5. Kommunikasjon med teamet :
   - Hvis det oppstår problemer eller bekymringer knyttet til utstyret, informerer sykepleierne umiddelbart de andre medlemmene av operasjonsteamet, inkludert kirurgene og anestesilegen. Dette gjør det mulig å løse eventuelle problemer raskt før inngrepet begynner.

6. Dokumentasjon :
   - Alle stadier av verifiseringen av utstyret dokumenteres nøye. Dette inkluderer testresultater, korrigeringer som er gjort i tilfelle problemer, og all annen relevant informasjon.

7. Videreutdanning :
   - Operasjonssykepleiere deltar i løpende opplæring for å holde seg oppdatert på de nyeste teknologiske fremskrittene, nye prosedyrer for bruk av utstyr og beste praksis for sikkerhet ved bruk av medisinsk utstyr.

Å kontrollere at det medisinske utstyret er tilgjengelig og fungerer som det skal, er avgjørende for pasientsikkerheten og for at kirurgiske inngrep skal kunne gjennomføres uten problemer. Operasjonssykepleiere spiller en viktig rolle i denne oppgaven ved å sørge for at alt nødvendig utstyr er i perfekt stand og klart til bruk for å gi behandling av høy kvalitet.

Forberedelse av pasienten til operasjonen

Den preoperative vurderingen er et viktig trinn i forberedelsene til operasjonen. Operasjonssykepleiere spiller en viktig rolle i denne vurderingen ved å samle inn relevant medisinsk informasjon for å sikre pasientens sikkerhet under inngrepet. Slik gjennomfører sykepleierne en omfattende preoperativ vurdering:

1. Opptak av sykehistorie :
   - Operasjonssykepleierne intervjuer pasienten for å samle inn detaljert informasjon om pasientens sykehistorie. Dette omfatter sykdomshistorikk, eksisterende medisinske tilstander, tidligere kirurgiske inngrep, sykehusinnleggelser, allergier, tidligere medisinske behandlinger og tidligere medisinske testresultater.

2. Allergisjekk :
   - Sykepleierne sørger for at alle pasientens allergier blir kartlagt, enten det dreier seg om legemiddelallergier, matallergier eller andre allergier. Denne informasjonen er viktig for å unngå allergiske reaksjoner under inngrepet og for å sikre at medisinene og produktene som brukes, er trygge for pasienten.

3. Gjennomgang av legemidler :
   - Sykepleiere går nøye gjennom listen over legemidler som pasienten tar regelmessig. Dette inkluderer reseptbelagte legemidler, reseptfrie legemidler, kosttilskudd og naturlegemidler. Denne vurderingen er viktig for å unngå legemiddelinteraksjoner og for å kunne justere medisineringen etter behov under og etter operasjonen.

4. Vurdering av risikofaktorer :
   - Operasjonssykepleierne identifiserer potensielle risikofaktorer hos pasienten, som f.eks. høyt blodtrykk, diabetes, hjerteproblemer, røyking osv. Disse faktorene tas i betraktning for å planlegge hensiktsmessige overvåkings- og behandlingstiltak under og etter inngrepet. Disse faktorene tas i betraktning for å planlegge hensiktsmessige overvåkings- og behandlingstiltak under og etter inngrepet.

5. Vurdering av vitale funksjoner :
   - Sykepleierne overvåker pasientens vitale tegn, inkludert hjertefrekvens, blodtrykk, temperatur og oksygenmetning. Denne vurderingen brukes til å oppdage eventuelle vesentlige endringer i pasientens tilstand.

6. Forberede pasienten :
   - Avhengig av resultatene av den preoperative vurderingen kan sykepleierne iverksette tiltak for å optimalisere pasientens tilstand før operasjonen. Dette kan omfatte

medisinering, korrigering av elektrolyttforstyrrelser, stabilisering av blodtrykket osv.

7. Kommunikasjon med det medisinske teamet :
   - Resultatene av den preoperative vurderingen formidles til operasjonsteamet, inkludert kirurger, anestesileger og annet involvert helsepersonell. Denne informasjonen gjør det lettere å ta informerte beslutninger om gjennomføringen av inngrepet.

Preoperativ vurdering gjør det mulig for operasjonssykepleiere å samle inn viktig informasjon for å ivareta pasientsikkerheten under det kirurgiske inngrepet. En grundig og nøyaktig vurdering bidrar til personlig tilpasset pasientbehandling, forebygger komplikasjoner og optimaliserer det kirurgiske resultatet.

Den fysiske forberedelsen av pasienten før operasjonen er et viktig skritt for å sikre et vellykket inngrep og minimere potensielle risikoer. Operasjonssykepleiere spiller en viktig rolle i denne forberedelsen ved å sørge for at pasienten følger de riktige rutinene for å garantere et sterilt og trygt miljø. Slik håndterer sykepleierne den fysiske forberedelsen av pasienten:

1. Preoperativ faste :
   - Operasjonssykepleierne gir pasienten spesifikke instruksjoner om preoperativ faste, inkludert hvor lenge pasienten må avstå fra å spise og drikke. Faste er viktig for å redusere risikoen for oppstøt og aspirasjon under anestesi.

2. Hudpreparering og kroppshygiene :
   - Sykepleierne forklarer pasienten hvordan huden skal prepareres på riktig måte, vanligvis ved hjelp av antiseptiske produkter. Ren og desinfisert hud reduserer risikoen for postoperative infeksjoner. Pasienten kan bli bedt om å dusje eller rengjøre operasjonsområdet med et bestemt desinfeksjonsmiddel.

3. Påkledning før operasjon :
   - Før pasienten går inn på operasjonsstuen, blir han/hun kledd i sterile operasjonsklær. Sykepleiere hjelper pasienten i denne prosessen for å sikre at alle eksponerte områder er dekket med sterile forheng. Dette bidrar til å opprettholde et sterilt miljø under inngrepet.

4. Fjerning av smykker og personlige gjenstander :
   - Sykepleierne råder pasientene til å fjerne alle smykker, piercinger og personlige gjenstander før operasjonen. På denne måten reduseres risikoen for kontaminering, og man unngår forstyrrelser i det medisinske utstyret.

5. Svar på pasientens spørsmål :
   - Sykepleierne svarer på pasientens spørsmål og bekymringer om fysiske forberedelser og det forestående inngrepet. De sørger for at pasienten forstår instruksjonene og er mentalt klar for inngrepet.

6. Kommunikasjon med anestesilegen og operasjonsteamet:
   - Sykepleierne formidler detaljer om pasientens fysiske forberedelser til anestesilegen og operasjonsteamet. Denne informasjonen tas med i planleggingen av anestesien og inngrepet.

Riktig fysisk forberedelse av pasienten er avgjørende for å sikre et sterilt, trygt og velorganisert miljø på operasjonsstuen. Operasjonssykepleiere veileder pasienten gjennom disse kritiske trinnene og sørger for at protokollene følges, at pasienten føler seg komfortabel og at alle nødvendige tiltak iverksettes for å sikre en trygg og vellykket operasjon.

Anestesi og sedasjonsprosedyrer

Forberedelse av anestesiutstyr og assistanse til anestesilegen er viktige aspekter ved klargjøring av en operasjonsstue. Operasjonssykepleiere spiller en viktig rolle i disse oppgavene og samarbeider tett med anestesilegen for å ivareta pasientens sikkerhet og komfort under inngrepet. Her kan du lese om hvordan operasjonssykepleiere forbereder anestesiutstyret og assisterer anestesilegen:

1. Klargjøring av anestesiutstyr :
   - Operasjonssykepleiere samarbeider med anestesilegen om å klargjøre anestesiutstyret som er nødvendig for inngrepet. Dette inkluderer anestesimidler, endotrakealtuber, intravenøse katetre, monitorer for vitale tegn, munnbind, slanger og annet relatert utstyr.

2. Kontroll og kalibrering av utstyr :
- Sykepleiere sørger for at alt anestesiutstyr er kontrollert, kalibrert og klart til bruk. De kontrollerer nøyaktigheten til monitorer, ventilasjonsapparater, anestesiapparater og infusjonspumper.

3. Assistanse til anestesilegen :
- Under administrering av anestesi bistår sykepleierne anestesilegen ved å overvåke pasienten nøye, hjelpe til med å posisjonere pasienten på riktig måte og sørge for nødvendige instrumenter og utstyr.

4. Klargjøring av injeksjons- og infusjonsstedet :
- Sykepleierne klargjør injeksjonsstedet for anestesimidler og setter inn intravenøse katetre for å sikre tilgang til legemidler og intravenøs væske under inngrepet.

5. Psykologisk støtte til pasienten :
- Sykepleierne gir psykologisk støtte til pasientene ved å forklare anestesiprosessen, svare på spørsmål og hjelpe dem med å slappe av før inngrepet.

6. Kommunikasjon med det kirurgiske teamet :
- Sykepleierne kommuniserer jevnlig med operasjonsteamet, inkludert kirurgene, for å sikre at pasienten er klar til operasjonen og at alle aspekter knyttet til anestesi er ivaretatt.

7. Presis dokumentasjon :
- Operasjonssykepleiere dokumenterer nøyaktig alle detaljer i klargjøringen av anestesiutstyret, medisinene som administreres og overvåkningen av pasienten under inngrepet.

Å assistere anestesilegen og klargjøre anestesiutstyret er avgjørende for pasientsikkerheten under det kirurgiske inngrepet. Operasjonssykepleiere spiller en nøkkelrolle når det gjelder å sikre at alle aspekter ved anestesi er nøye planlagt, utført og overvåket for å gi trygg behandling av høy kvalitet.

Overvåking av vitale tegn under induksjon av anestesi er avgjørende for pasientsikkerheten og for å overvåke responsen på anestesimidlene. Operasjonssykepleiere spiller en viktig rolle i denne kontinuerlige overvåkningen for å oppdage potensielt farlige endringer og handle raskt om nødvendig. Slik overvåker operasjonssykepleiere vitale tegn under induksjon av anestesi:

1. Kontinuerlig overvåking :
   - Sykepleiere overvåker kontinuerlig pasientens vitale tegn under induksjon av anestesi. Dette omfatter hjertefrekvens, blodtrykk, respirasjonsfrekvens, oksygenmetning, kroppstemperatur og andre viktige parametere.

2. Bruk av skjermer :
   - Sykepleiere bruker avanserte medisinske monitorer til å overvåke pasientens vitale tegn i sanntid. Disse monitorene gir nøyaktige, kontinuerlige data som gjør det mulig å oppdage unormale endringer raskt.

3. Reaksjon på anestesi :
   - Sykepleierne overvåker pasientens respons på bedøvelsen, inkludert endringer i hjertefrekvens, blodtrykk og oksygenmetning.

4. Respons på intervensjoner :
   - Hvis pasientens vitale tegn viser betydelige eller uventede endringer, reagerer sykepleierne umiddelbart ved å iverksette tiltak for å stabilisere pasienten. Dette kan omfatte justering av ventilasjon, administrering av medisiner, økt oksygentilførsel eller andre nødvendige tiltak.

5. Kommunikasjon med anestesilegen :
   - Operasjonssykepleierne er i kontinuerlig kontakt med anestesilegen for å utveksle informasjon om overvåking av vitale tegn og for å diskutere eventuelle bekymringer eller behov for tiltak.

6. Presis dokumentasjon :
   - Alle data knyttet til overvåking av vitale tegn dokumenteres nøye. Dette inkluderer utgangsverdier, observerte variasjoner, iverksatte tiltak og pasientens respons.

7. Overvåking etter induksjon :
   - Overvåking av vitale tegn fortsetter etter induksjon av anestesi for å sikre at pasienten er stabil under hele det kirurgiske inngrepet.

Kontinuerlig overvåking av vitale tegn under induksjon av anestesi er avgjørende for å sikre pasientens sikkerhet og velvære under hele det kirurgiske inngrepet. Operasjonssykepleiere spiller en avgjørende rolle når det gjelder å overvåke vitale tegn nøye, identifisere unormale endringer og iverksette egnede tiltak for å opprettholde pasientens stabilitet og sikre behandling av høy kvalitet.

Verifisering av dokumenter og informert samtykke

Kontroll av journaler, informerte samtykker og operasjonsprotokoller er et viktig trinn i forberedelsene til operasjonen. Operasjonssykepleiere spiller en nøkkelrolle i denne kontrollen for å sikre at all nødvendig informasjon er korrekt, at pasienten er godt informert og at sikkerhetsprotokollene følges. Slik gjør de det:

1. Kontroll av medisinske journaler :
   - Operasjonssykepleierne går nøye gjennom pasientens journal for å sikre at all relevant medisinsk informasjon er korrekt og oppdatert. Dette omfatter sykehistorie, prøveresultater, allergier, medisiner, konsultasjonsnotater og annen relevant informasjon.

2. Verifisering av informert samtykke :
   - Sykepleierne bekrefter at pasienten har signert et informert samtykke til det kirurgiske inngrepet. De sikrer at samtykket er fullstendig, datert og signert i samsvar med juridiske og etiske krav.

3. Overholdelse av kirurgiske protokoller :
   - Operasjonssykepleiere sørger for at kirurgiske protokoller som er spesifikke for inngrepet, følges. Dette kan omfatte spesifikke pasientforberedelser, nødvendige preoperative trinn, steriliserings- og aseptikkprotokoller og andre spesifikke retningslinjer.

4. Kommunikasjon med det kirurgiske teamet :
   - Hvis det oppdages uoverensstemmelser eller inkonsekvenser i journaler, informerte samtykker eller operasjonsprotokoller, informerer sykepleierne umiddelbart

operasjonsteamet, inkludert kirurger og anestesileger. Dette gjør det mulig å løse eventuelle problemer før inngrepet starter.

5. Avsluttende teamsjekk :
   - Før operasjonen begynner, foretar operasjonsteamet, inkludert sykepleiere, kirurger og anestesileger, en siste kontroll av alt, inkludert journaler, informert samtykke og operasjonsprotokoller.

6. Presis dokumentasjon :
   - Alle stadier av revisjonen dokumenteres nøye. Dette omfatter kontrollene som utføres, resultatene, tiltakene som iverksettes og kommunikasjonen med det kirurgiske teamet.

Nøye kontroll av journaler, informerte samtykker og operasjonsprotokoller er avgjørende for å sikre pasientsikkerheten, overholdelse av regelverket og en smidig gjennomføring av det kirurgiske inngrepet. Operasjonssykepleiere spiller en avgjørende rolle for å sikre at all informasjon er korrekt, at pasienten er godt informert og at sikkerhetsprotokollene følges til punkt og prikke.

Forebygging av medisinske feil og kommunikasjonsproblemer er av avgjørende betydning på operasjonsstuen for å sikre pasientsikkerheten og kvaliteten på den kirurgiske behandlingen. Operasjonssykepleiere spiller en viktig rolle i implementeringen av protokoller og rutiner for å minimere feil og forbedre kommunikasjonen i operasjonsteamet. Slik bidrar sykepleiere til å forebygge medisinske feil og forbedre kommunikasjonen:

1. Kryssjekking av informasjon :
   - Operasjonssykepleiere utfører grundige krysskontroller for å sikre at pasientinformasjon, planlagte prosedyrer og administrerte legemidler er korrekte. De bekrefter viktige detaljer med operasjonsteamet for å unngå feil.

2. Bruk av sjekklister :
   - Sykepleierne følger spesifikke sjekklister for hvert trinn i det kirurgiske inngrepet, fra forberedelse til avslutning. Disse listene bidrar til å sikre at alle nødvendige oppgaver blir utført og at ingenting blir utelatt.

3. Åpen og transparent kommunikasjon :
   - Sykepleiere oppmuntrer til åpen og transparent kommunikasjon i det kirurgiske teamet. De deler relevant informasjon, stiller spørsmål og uttrykker bekymringer for å unngå misforståelser.

4. Bruk av effektive kommunikasjonsverktøy :
   - Sykepleierne bruker kommunikasjonsverktøy som tavler, e-postsystemer og røntgenbilder for å holde kontakten med medlemmene i operasjonsteamet og utveksle viktig informasjon i sanntid.

5. Avklaring av medisinske ordrer :
   - Hvis noe virker tvetydig eller unøyaktig i de medisinske ordrene, ber sykepleierne anestesilegen eller kirurgen om en avklaring for å unngå forvirring.

6. Bruk av SBAR-metoden :
   - Sykepleiere bruker ofte SBAR-metoden (Situation, Background, Assessment, Recommendation) for å strukturere viktig kommunikasjon med operasjonsteamet og gi tydelig og kortfattet informasjon.

7. Kommunikasjonstrening :
   - Sykepleiere deltar i tverrprofesjonell kommunikasjonstrening for å forbedre kommunikasjonsferdighetene sine og lære å jobbe effektivt i team.

8. Analyse av feil og hendelser :
   - Sykepleiere deltar i analyser av feil og hendelser som oppstår på operasjonsstuen. Dette gjør det mulig å identifisere de bakenforliggende årsakene og iverksette forebyggende tiltak for å unngå gjentakelser.

Forebygging av medisinske feil og kommunikasjonsproblemer er avhengig av en sikkerhetskultur, åpen kommunikasjon og konstant årvåkenhet. Operasjonssykepleiere spiller en nøkkelrolle ved å være talsmenn for pasientsikkerhet, overvåke prosesser, rapportere problemer og bidra til kontinuerlig forbedring av kirurgiske rutiner.

Håndtering av nødsituasjoner og uforutsette hendelser

Å forberede seg på nødsituasjoner er en viktig del av operasjonssykepleierens rolle. Selv om kirurgiske inngrep er nøye planlagt, kan nødsituasjoner oppstå når som helst. Sykepleierne må være forberedt på å reagere raskt og effektivt for å sikre pasientens sikkerhet og best mulig resultat. Slik forbereder sykepleierne seg på nødsituasjoner som hjertestans og kraftig blødning:

1. Opplæring i avansert livsopprettholdelse :
   - Operasjonssykepleiere får opplæring i avansert gjenoppliving, inkludert hjerte-lunge-redning (HLR), bruk av hjertestarter og andre ferdigheter som er nødvendige for å håndtere hjertestans.

2. Etablerte beredskapsprotokoller :
   - Sykepleierne er kjent med nødprotokollene som er utarbeidet for ulike scenarier, for eksempel hjertestans, kraftig blødning, anafylaksi osv. De vet hvilke trinn som skal følges, og hvilke roller de ulike teammedlemmene har. De kjenner trinnene som skal følges, og de spesifikke rollene til hvert enkelt teammedlem.

3. Klargjøring av nødutstyr :
   - Sykepleiere sørger for at akuttutstyr, som gjenopplivningsvogner, intubasjonssett, blødningstamponadeutstyr og akuttmedisiner, er klart til bruk og lett tilgjengelig ved behov.

4. Rask kommunikasjon :
   - I en nødsituasjon kommuniserer sykepleierne raskt med det kirurgiske teamet, inkludert kirurger, anestesileger og annet helsepersonell, for å koordinere tiltak og intervensjoner.

5. Stressmestring :
   - Sykepleiere er opplært til å håndtere stress i nødsituasjoner. De bevarer fatningen, tar informerte beslutninger og jobber som et team for å løse problemet.

6. Simulering av nødsituasjoner:
   - Sykepleiere deltar jevnlig i simuleringsøkter for å øve på å håndtere kritiske scenarier. Dette hjelper dem med å vedlikeholde ferdighetene sine og forbedre reaksjonsevnen i en krisesituasjon.

7. Overvåking og analyse :
   - I etterkant av en krisesituasjon deltar sykepleierne i en detaljert analyse for å vurdere teamets respons, identifisere styrker og forbedringsområder og foreta justeringer i rutinene om nødvendig.

Det er viktig å forberede seg på nødsituasjoner for å sikre rask og effektiv respons i tilfelle uforutsette komplikasjoner under operasjonen. Operasjonssykepleiere er sentrale medlemmer av helseteamet som spiller en viktig rolle i håndteringen av nødsituasjoner og sørger for pasientens sikkerhet og velvære.

Tilgjengeligheten av ressurser og protokoller for å håndtere kritiske situasjoner er et avgjørende aspekt ved forberedelsene på operasjonsstuen. Sykepleierne må sørge for at alt nødvendig materiale, utstyr og protokoller er klare til bruk hvis det skulle oppstå et behov for å garantere pasientens sikkerhet og velvære. Slik sikrer sykepleierne at ressurser og protokoller er tilgjengelige i kritiske situasjoner:

1. Preoperativ kontroll :
   - Sykepleierne utfører en grundig sjekk av alt utstyr, instrumenter og ressurser som kreves før hver operasjon. Dette inkluderer akuttvogner, akuttmedisiner, gjenopplivningsutstyr, intubasjonssett og annet utstyr som er spesifikt for inngrepet.

2. Vedlikehold av lagerbeholdningen :
   - Sykepleiere administrerer lagerbeholdningen av beredskapsressurser og -utstyr for å sikre at de alltid er tilgjengelige, i tilstrekkelige mengder og i samsvar med sikkerhetsstandardene.

3. Etter- og videreutdanning :
   - Sykepleierne får kontinuerlig opplæring i korrekt bruk av nødutstyr og protokoller. Dette sikrer at de er kompetente

og trygge på at de kan reagere raskt og effektivt i kritiske situasjoner.

4. Regelmessig gjennomgang av protokoller:
   - Sykepleierne deltar i regelmessige gjennomganger av akuttprotokollene sammen med det kirurgiske teamet. Disse gjennomgangene gjør det mulig å oppdatere protokollene i tråd med gjeldende beste praksis og nye medisinske oppdagelser.

5. Simulering av kritiske scenarier :
   - Sykepleiere deltar i simuleringer av kritiske scenarier der nødsituasjoner reproduseres på en realistisk måte. Dette gjør det mulig for dem å praktisere akuttprotokoller og identifisere forbedringsområder.

6. Kommunikasjon med leverandører :
   - Sykepleiere opprettholder kommunikasjon med leverandører for å sikre at nødutstyr og ressurser er tilgjengelig i tilstrekkelige mengder og oppfyller kvalitetsstandarder.

7. Presis dokumentasjon :
   - Alle revisjoner, opplæringer og oppdateringer av ressurser og protokoller dokumenteres nøye. Dette gjør det mulig å følge med på fremdriften, føre nøyaktige registre og garantere etterlevelse.

Det er avgjørende for pasientsikkerheten på operasjonsstuen at det finnes ressurser og rutiner for å håndtere kritiske situasjoner. Operasjonssykepleiere spiller en viktig rolle når det gjelder å sikre at nødutstyret er klart til bruk, og at de riktige protokollene er på plass for å kunne reagere effektivt ved behov.

Følge og støtte pasienter

Å trøste pasientene og forklare dem den kirurgiske prosessen er grunnleggende aspekter ved sykepleiernes rolle på operasjonsstuen. Før operasjonen kan pasientene oppleve angst, stress og usikkerhet. Sykepleierne spiller en nøkkelrolle når det gjelder å dempe disse bekymringene og hjelpe pasientene med å forstå hva de kan forvente. Slik trøster sykepleierne pasientene og forklarer den kirurgiske prosessen:

1. Skape et betryggende miljø :
   - Sykepleiere etablerer et tillitsforhold til pasienten ved å skape et varmt og betryggende miljø. De bruker empatiske kommunikasjonsevner for å vise at de er der for å støtte pasienten gjennom hele prosessen.

2. Aktiv lytting :
   - Sykepleierne lytter nøye til pasientens bekymringer, spørsmål og følelser. De skaper et trygt rom der pasienten kan uttrykke sin frykt og sine bekymringer.

3. Forklaring av den kirurgiske prosessen :
   - Sykepleierne forklarer det kirurgiske inngrepet på en enkel og forståelig måte. De beskriver stadiene, rollene til hvert enkelt medlem av det kirurgiske teamet og målet med operasjonen.

4. Svar på spørsmål :
   - Sykepleierne gir utførlige svar på pasientenes spørsmål om kirurgi, anestesi, inngrepets varighet, potensielle risikoer og rekonvalesensprosessen.

5. Bruk av visuelle hjelpemidler :
   - Noen ganger bruker sykepleierne visuelle hjelpemidler som diagrammer, forklaringsvideoer eller brosjyrer for å hjelpe pasientene til å forstå prosedyren bedre.

6. Følelsesmessig forberedelse :
   - Sykepleierne hjelper pasientene med å forberede seg følelsesmessig ved å ta opp de fysiske og følelsesmessige aspektene ved operasjonen. De diskuterer de normale følelsene pasienten kan ha, og tilbyr strategier for å håndtere angst.

7. Støtte :
   - Sykepleierne er ved pasientens side gjennom hele den preoperative prosessen og gir kontinuerlig og oppmuntrende støtte.

8. Koordinering med det kirurgiske teamet :
   - Sykepleierne formidler pasientens bekymringer og behov til operasjonsteamet for å sikre at pasienten får nødvendig støtte og informasjon.

Trygghet og forklaring av den kirurgiske prosessen spiller en viktig rolle i pasientens mentale og emosjonelle forberedelse. Operasjonssykepleiere er uvurderlige støttespillere som hjelper pasientene til å føle seg trygge, informerte og klare for operasjonen.

Emosjonell og mental forberedelse til operasjon er et viktig skritt for pasientene før en operasjon. Operasjonssykepleiere spiller en nøkkelrolle når det gjelder å hjelpe pasientene med å takle angst, håndtere følelsene sine og forberede seg mentalt på inngrepet. Her kan du lese om hvordan operasjonssykepleierne forbereder pasientene følelsesmessig og mentalt på operasjonen:

1. Validering av følelser :
   - Sykepleiere validerer pasientens følelser ved å anerkjenne og normalisere følelser av angst, frykt eller usikkerhet. De viser empati og gir pasienten rom for å uttrykke sine bekymringer.

2. Informasjon og opplæring :
   - Sykepleiere gir presis informasjon om det kirurgiske inngrepet, de ulike trinnene, risikoene og fordelene. De hjelper pasienten med å forstå hva han eller hun kan forvente, noe som kan redusere usikkerhet og angst.

3. Avspenningsteknikker :
   - Sykepleierne lærer pasientene avspenningsteknikker som dyp pusting, positiv visualisering og meditasjon. Disse teknikkene bidrar til å dempe angst og fremme avslapning.

4. Stressmestring :
   - Sykepleiere gir råd om stressmestring, inkludert råd om tidsstyring, avslapningsøvelser og aktiviteter som fremmer velvære.

5. Fysisk forberedelse :
   - Sykepleierne hjelper pasienten med å forberede seg fysisk ved å forklare de preoperative tiltakene, som faste og personlig hygiene, som er avgjørende for sikkerheten under operasjonen.

6. Diskusjon om bekymringer :
   - Sykepleierne lytter til pasientens spesifikke bekymringer om operasjonen, risiko, rekonvalesens osv. De svarer grundig på spørsmål for å dempe eventuelle bekymringer.

7. Emosjonell støtte :
   - Sykepleiere gir kontinuerlig emosjonell støtte ved å oppmuntre pasienten, gi beroligende ord og være til stede for å dekke psykologiske behov.

8. Samarbeid med pleieteamet :
   - Sykepleiere samarbeider med psykologer, sosionomer eller annet helsepersonell for å gi omfattende støtte til pasienter med spesifikke emosjonelle behov.

Emosjonell og mental forberedelse til operasjonen kan bidra til å redusere angst, forbedre smertetoleransen og bidra til raskere rekonvalesens. Operasjonssykepleiere er viktige medlemmer av helseteamet som tilbyr verdifull støtte for å hjelpe pasienter med å nærme seg operasjonen med selvtillit og ro.

Tverrfaglig kommunikasjon

Koordinering med det kirurgiske teamet, som består av kirurger, anestesileger, sykepleiere og operasjonsassistenter, er avgjørende for å sikre at kirurgiske prosedyrer forløper jevnt og sikkert. Operasjonssykepleiere spiller en nøkkelrolle i denne koordineringen ved å legge til rette for kommunikasjon og sørge for at hvert enkelt medlem av teamet jobber på en harmonisk og koordinert måte. Slik koordinerer sykepleierne med de ulike medlemmene av operasjonsteamet:

1. Kirurger :
   - Operasjonssykepleiere samarbeider tett med kirurgene ved å gi logistisk støtte, forberede operasjonssalen med nødvendige instrumenter og utstyr og forutse kirurgens spesifikke behov under inngrepet.

2. Anestesileger :
   - Sykepleiere jobber tett sammen med anestesileger for å forberede pasienten på anestesi, overvåke vitale tegn under induksjon og ivareta pasientsikkerheten under hele inngrepet.

3. Sykepleiere og operasjonsstueassistenter :
   - Operasjonssykepleiere jobber i team med andre sykepleiere og operasjonsassistenter for å forberede operasjonssalen, sikre arbeidsflyten under operasjonen, forsyne kirurgene med nødvendige instrumenter og kontinuerlig overvåke pasientens behov.

4. Løpende kommunikasjon :
   - Sykepleiere legger til rette for løpende kommunikasjon mellom medlemmene i det kirurgiske teamet ved å formidle viktig informasjon, videreformidle bekymringer og dele oppdateringer om pasientens tilstand.

5. Beredskapsledelse :
   - Hvis det oppstår en nødsituasjon eller komplikasjon under operasjonen, koordinerer sykepleierne med operasjonsteamet for å iverksette raske og hensiktsmessige tiltak for å ivareta pasientens sikkerhet.

6. Respekt for roller og ansvar:
   - Operasjonssykepleiere respekterer rollene og ansvarsområdene til hvert enkelt medlem av operasjonsteamet og bidrar til et samarbeidende og harmonisk arbeidsmiljø.

7. Postoperativ revisjon :
   - Etter operasjonen koordinerer sykepleierne med teamet for å sikre at pasienten er stabil og trygt overført, og at de postoperative prosedyrene er på plass.

Effektiv koordinering med det kirurgiske teamet er avgjørende for å sikre kirurgisk behandling av høy kvalitet og pasientsikkerhet. Operasjonssykepleiere spiller en sentral rolle når det gjelder å legge til rette for kommunikasjon, forutse behov og sikre at alle i teamet samarbeider for å oppnå best mulig resultat for pasienten.

Effektiv informasjonsutveksling er en hjørnestein i en sikker og smidig operasjon på operasjonsstuen. Sykepleiere spiller en viktig rolle i den smidige og nøyaktige overføringen av informasjon mellom medlemmene i operasjonsteamet for å sikre optimal koordinering og minimere risiko. Slik legger sykepleierne til rette for informasjonsutveksling for å sikre en trygg og smidig operasjon:

1. Preoperativ briefing :
   - Før operasjonen begynner, organiserer sykepleierne en preoperativ briefing der medlemmene av operasjonsteamet diskuterer detaljene i inngrepet, pasientens allergier, potensielle risikoer og annen relevant informasjon.

2. Bruk av SBAR-metoden :
   - Sykepleiere bruker ofte SBAR-metoden (Situation, Background, Assessment, Recommendation) for å strukturere viktig kommunikasjon. Dette sikrer at informasjonen formidles tydelig og kortfattet.

3. Verbal kommunikasjon :
   - Sykepleiere kommuniserer muntlig med kirurger, anestesileger, sykepleiere og operasjonsassistenter under operasjonen for å dele oppdateringer om pasientens tilstand, fremdriften i inngrepet og spesifikke behov.

4. Bruk av kommunikasjonsverktøy :
   - Sykepleiere bruker kommunikasjonsverktøy som tavler, e-postsystemer og radioer til å overføre viktig informasjon i sanntid.

5. Endringer i pleieplanen :
   - Hvis det må gjøres justeringer i pleieplanen eller det kirurgiske inngrepet, kommuniserer sykepleierne raskt disse endringene til teamet for å sikre at alle er informert og enige.

6. Overføringsforhold :
   - Etter operasjonen utarbeider sykepleierne en detaljert overflyttingsrapport for postoperativ pleie. De videreformidler informasjon om inngrepet, medisinene som er gitt, pasientens reaksjoner og annen relevant informasjon.

7. Postoperativ debriefing :
   - Etter operasjonen organiserer sykepleierne en postoperativ debriefing for å diskutere hendelsene under operasjonen,

identifisere positive punkter og forbedringsområder og dele erfaringer.

8. Overholdelse av protokoller for konfidensialitet :
   - Sykepleierne sørger for at informasjonen som deles, er i samsvar med protokollene for konfidensialitet og beskyttelse av pasientopplysninger.

Tydelig, fullstendig og rettidig utveksling av informasjon er avgjørende for pasientsikkerheten og en vellykket operasjon. Operasjonssykepleiere er kommunikasjonsformidlere som sørger for at alle medlemmer av operasjonsteamet er informert og involvert, noe som bidrar til informert beslutningstaking og effektiv koordinering av behandlingen.

Personlig forberedelse og velvære

Håndtering av stress og angst før en operasjon er en viktig del av operasjonssykepleierens rolle. Pasienter kan oppleve en rekke negative følelser før operasjonen, blant annet angst, frykt og usikkerhet. Sykepleierne spiller en viktig rolle når det gjelder å hjelpe pasientene med å håndtere disse følelsene for å fremme en positiv sinnstilstand og bidra til et optimalt operasjonsresultat. Slik håndterer sykepleierne pasientenes stress og angst før operasjonen:

1. Empatisk kommunikasjon :
   - Sykepleiere lytter aktivt og empatisk til pasientenes bekymringer og frykt. De viser at de forstår pasientens følelser og gir dem rom til å uttrykke seg.

2. Utdanning og informasjon :
   - Sykepleiere gir detaljert informasjon om det kirurgiske inngrepet, stadier, risiko, fordeler og rekonvalesensprosessen. En klar forståelse kan redusere angsten forbundet med det ukjente.

3. Avspenningsteknikker :
   - Sykepleierne lærer pasientene avspenningsteknikker, som dyp pusting, visualisering og meditasjon, for å roe ned sinnet og redusere stress.

4. Forventningsstyring :
   - Sykepleiere diskuterer realistiske forventninger til operasjonen og den postoperative perioden med pasientene, noe som kan bidra til å redusere unødig frykt.

5. Oppmuntring til å stille spørsmål :
   - Sykepleierne oppmuntrer pasientene til å stille spørsmål og uttrykke sine bekymringer. Dette gjør at pasientene føler seg bedre informert og har mer kontroll.

6. Emosjonell støtte :
   - Sykepleiere tilbyr emosjonell støtte ved å oppmuntre, berolige og være der for pasientenes emosjonelle behov.

7. Distraksjon :
   - Sykepleiere kan bruke distraksjonsteknikker, for eksempel beroligende musikk eller lett samtale, for å hjelpe pasientene til å slappe av før operasjonen.

8. Samarbeid med fagpersoner innen psykisk helse :
   - Sykepleiere samarbeider med psykologer eller sosialarbeidere for å tilby ekstra psykologisk støtte til pasienter med høyt stress- eller angstnivå.

Håndtering av stress og angst før operasjonen er en viktig del av den preoperative behandlingen. Operasjonssykepleiere spiller en nøkkelrolle når det gjelder å gi emosjonell støtte, tydelig informasjon og strategier for å hjelpe pasientene til å nærme seg operasjonen med større ro og selvtillit, noe som kan ha en positiv innvirkning på den generelle opplevelsen og rekonvalesensen.

Egenomsorgsteknikker er avgjørende for at operasjonssykepleiere skal kunne opprettholde konsentrasjon, årvåkenhet og velvære under krevende kirurgiske inngrep. Å jobbe i et stressende og krevende miljø kan påvirke prestasjoner og mental helse. Her kan du lese om hvordan sykepleiere bruker egenomsorgsteknikker for å opprettholde konsentrasjon og årvåkenhet:

1. Stressmestring :
   - Sykepleiere bruker stressmestringsteknikker som meditasjon, yoga, dyp pusting og muskelavspenning for å redusere stress og fremme mental klarhet.

2. Pause og restitusjon :
   - Sykepleiere tar jevnlig pauser for å hvile og lade batteriene. En kort pause kan bidra til å opprettholde konsentrasjonen gjennom hele dagen.

3. Et balansert kosthold :
   - Et sunt og balansert kosthold gir sykepleierne den energien de trenger for å holde seg våkne. Å unngå tunge måltider før operasjonen kan også forebygge døsighet.

4. Tilstrekkelig hydrering :
   - Å drikke nok vann i løpet av dagen kan bidra til å forhindre dehydrering, noe som kan påvirke konsentrasjonen og prestasjonene.

5. Kvalitetssøvn :
   - Sykepleiere er opptatt av å få tilstrekkelig kvalitetssøvn for å holde seg våkne i de lange timene de jobber på operasjonsstuen.

6. Fysisk trening :
   - Regelmessig mosjon bidrar til å forbedre blodsirkulasjonen, øke energinivået og stimulere konsentrasjonen.

7. Tidsstyring :
   - Effektiv planlegging og organisering av arbeidsoppgaver kan redusere stress og hjelpe sykepleierne med å holde fokus på oppgavene sine.

8. Bruk av beroligende musikk:
   - Å lytte til beroligende musikk i pausene eller når du slapper av, kan bidra til å redusere stress og fremme konsentrasjonen.

9. Sosial støtte :
   - Støtte og positivt samspill med kolleger kan bidra til å opprettholde moralen og redusere stress.

10. Faglig utvikling :
Deltakelse i løpende opplæring og læring kan bidra til at sykepleierne føler seg mer kompetente og trygge i rollen sin, noe som kan redusere stress og forbedre konsentrasjonen.

Ved å ta i bruk egenomsorgsteknikker er operasjonssykepleiere bedre rustet til å opprettholde konsentrasjon, årvåkenhet og velvære samtidig som de yter pasientbehandling av høy kvalitet. Disse metodene fremmer også robusthet og bidrar til å forebygge utbrenthet.

Kapittel 3

Sterilisering og aseptiske teknikker

Betydningen av sterilisering og aseptikk på operasjonsstuen

Betydningen av sterilisering og asepsis på operasjonsstuen kan ikke overdrives. Disse rutinene er avgjørende for å forebygge nosokomiale infeksjoner, redusere postoperative komplikasjoner og ivareta pasientsikkerheten under og etter operasjonen. Operasjonssykepleiere spiller en viktig rolle i implementeringen og opprettholdelsen av høye standarder for sterilisering og aseptikk. Her er hvorfor disse tiltakene er så viktige:

1. Forebygging av infeksjoner :
   - Sterilisering og asepsis er hjørnesteinene i forebygging av helsetjenesteassosierte infeksjoner (HAI). Ved å minimere forekomsten av sykdomsfremkallende mikroorganismer i operasjonsmiljøet reduseres infeksjonsrisikoen betydelig for pasienter som er sårbare på grunn av kirurgi.

2. Minimering av postoperative komplikasjoner :
   - Postoperative infeksjoner kan føre til alvorlige komplikasjoner, forsinke rekonvalesensen og forlenge sykehusoppholdet. Ved å opprettholde strenge steriliserings- og aseptiske rutiner bidrar sykepleierne til å minimere denne risikoen.

3. Garanti for pasientsikkerhet :
   - Infeksjoner knyttet til dårlig sterilisering eller manglende aseptikk kan være livstruende. Sykepleiere har et ansvar for å skape et trygt operasjonsmiljø ved å følge strenge rutiner.

4. Overholdelse av regulatoriske standarder :
   - Sykehus og klinikker er underlagt strenge smittevernregler. Operasjonssykepleiere må oppfylle disse standardene for å overholde juridiske og etiske krav.

5. Fremme pasientens tillit :
   - Pasientene forventer å få trygg behandling av høy kvalitet. Effektiv implementering av sterilisering og asepsis styrker pasientenes tillit til helsevesenet og det kirurgiske teamet.

6. Forbedrede kirurgiske resultater :
   - Ved å redusere infeksjoner og komplikasjoner bidrar operasjonssykepleiere til å forbedre det generelle resultatet av kirurgiske inngrep, noe som fører til raskere rekonvalesens og kortere sykehusopphold.

7. Bevare effekten av antibiotika :
   - Overdreven bruk av antibiotika kan føre til resistens. Sterilisering og asepsis reduserer behovet for postoperativ antibiotikabehandling og bidrar til å bevare effekten av antibiotika.

Sterilisering og aseptikk er kort sagt grunnpilarene for sikkerhet og kvalitet på operasjonsstuen. Operasjonssykepleiere spiller en viktig rolle i å sikre at disse høye standardene opprettholdes til enhver tid, noe som bidrar direkte til pasientenes sikkerhet, helse og restitusjon.

Operasjonssykepleiere spiller en avgjørende rolle når det gjelder å forebygge sykehusinfeksjoner, også kjent som helsetjenesteassosierte infeksjoner (HAI). Deres forpliktelse til å følge strenge infeksjonsforebyggende rutiner er avgjørende for pasientens sikkerhet og rekonvalesens. Her kan du lese om hvordan sykepleiere spiller en nøkkelrolle i forebyggingen av sykehusinfeksjoner på operasjonsstuen:

1. Bruk av steriliserings- og aseptikkprotokoller :
   - Sykepleiere er ansvarlige for at steriliserings- og asepsisprotokoller følges nøye for å forhindre mikrobiell kontaminering under operasjonen. De sørger for at alle instrumenter, alt utstyr og alle omgivelser steriliseres på riktig måte for å hindre at patogener kommer inn.

2. Overvåking av hygienerutiner :
   - Sykepleierne overvåker kontinuerlig hygienerutinene og sørger for at alle i operasjonsteamet bruker egnede klær, vasker hendene ordentlig og bruker personlig verneutstyr i henhold til gjeldende standarder.

3. Forebygging av krysskontaminering :
   - Sykepleiere sørger for at overflater, instrumenter og utstyr oppbevares i sterile områder og unngår

krysskontaminering mellom pasienter. De fører også tilsyn med at sterile forheng plasseres på riktig måte for å isolere operasjonsområdet.

4. Håndtering av medisinsk utstyr :
   - Sykepleiere håndterer medisinsk utstyr, for eksempel katetre og dren, på riktig måte for å minimere infeksjonsrisikoen. De sørger for at utstyret settes inn og håndteres i henhold til beste praksis.

5. Pasientovervåking :
   - Sykepleierne overvåker kontinuerlig pasientens vitale tegn og allmenntilstand under operasjonen, slik at de kan oppdage eventuelle tegn på potensielle infeksjoner på et tidlig stadium.

6. Forebygging av postoperative komplikasjoner :
   - Sykepleiere overvåker pasientene nøye etter operasjonen, sørger for at bandasjene holdes rene og tørre og holder øye med tegn på infeksjon. Tidlig oppdagelse og rask inngripen kan forebygge postoperative komplikasjoner.

7. Pasientopplæring :
   - Sykepleierne informerer pasientene om postoperative hygienetiltak og hvilke tegn på infeksjon de skal være oppmerksomme på etter utskriving fra sykehuset.

8. Tverrfaglig kommunikasjon :
   - Sykepleiere samarbeider tett med andre medlemmer av pleieteamet, for eksempel kirurger, anestesileger og intensivsykepleiere, for å dele viktig informasjon om pasientens tilstand og infeksjonsbehandling.

Operasjonssykepleiernes rolle når det gjelder å forebygge sykehusinfeksjoner, er avgjørende for sikkerheten og kvaliteten på behandlingen. Sykepleiernes årvåkenhet, ekspertise og engasjement for beste praksis innen infeksjonskontroll er avgjørende for å minimere risikoen og bidra til positive resultater for pasientene.

Postoperative infeksjoner har alvorlige og potensielt dødelige konsekvenser for pasientene. Disse infeksjonene oppstår etter operasjonen og kan være forbundet med komplikasjoner som påvirker pasientens rekonvalesens. Operasjonssykepleiere spiller en avgjørende rolle i forebyggingen av slike infeksjoner for å minimere de skadelige konsekvensene. Her er noen av konsekvensene av postoperative infeksjoner for pasientene:

1. Forlenget sykehusopphold :
   - Infeksjoner etter operasjonen kan føre til lengre sykehusopphold. Pasientene må gjennomgå ytterligere observasjon og behandling, noe som kan forsinke rekonvalesensen og øke helsekostnadene.

2. Økte smerter og ubehag :
   - Infeksjoner kan føre til økt smerte og ubehag for pasienter som allerede er svekket etter operasjonen. Dette kan gå ut over livskvaliteten i rekonvalesensperioden.

3. Forsinket restitusjon :
   - Infeksjoner forsinker ofte helbredelsesprosessen. Pasienter kan trenge mer tid på å komme seg og gjenvinne kreftene etter en postoperativ infeksjon.

4. Ytterligere komplikasjoner :
   - Infeksjoner kan føre til andre medisinske komplikasjoner, som abscesser, septikemi (blodforgiftning) eller infeksjoner i indre organer, noe som kan forverre pasientens tilstand.

5. Økt risiko for rehospitalisering :
   - Det er større sannsynlighet for at pasienter med postoperative infeksjoner blir innlagt på nytt for videre behandling, noe som er en følelsesmessig og økonomisk belastning for dem og deres familier.

6. Innvirkning på livskvaliteten på lang sikt :
   - Alvorlige postoperative infeksjoner kan ha en varig innvirkning på pasientenes livskvalitet og påvirke deres evne til å fungere normalt og gjenoppta sine daglige aktiviteter.

7. Stigende helsekostnader :
   - De ekstra behandlingene som kreves for å behandle postoperative infeksjoner, fører til økte helsekostnader for pasienter og helsevesen.

8. Dødelighetsrisiko :
- I alvorlige tilfeller kan postoperative infeksjoner føre til økt risiko for død, særlig hos pasienter som allerede er svekket etter operasjonen.

Operasjonssykepleiere spiller en viktig rolle i forebyggingen av postoperative infeksjoner ved å sørge for at miljøet er sterilisert, at hygienerutiner følges, at vitale tegn overvåkes kontinuerlig og at forebyggende tiltak iverksettes. Ved å minimere infeksjonsrisikoen bidrar sykepleierne direkte til kirurgiske pasienters sikkerhet, rekonvalesens og kvalitet.

Grunnleggende prinsipper for sterilisering

Det er viktig for operasjonssykepleiere å kjenne til de ulike steriliseringsmetodene for å ivareta pasientsikkerheten og forebygge infeksjoner. Hver steriliseringsmetode har som mål å eliminere eller drepe sykdomsfremkallende mikroorganismer på kirurgiske instrumenter, utstyr og overflater. Her er en oversikt over de ulike steriliseringstypene som sykepleiere bør kjenne til:

1. Dampsterilisering (autoklav) :
- Dampsterilisering er en av de vanligste metodene som brukes på operasjonsstuer. Den bruker fuktig varme i form av mettet damp for å ødelegge mikroorganismer. Sykepleierne må følge nøyaktige rutiner for å laste, kjøre og tømme autoklavene på riktig måte.

2. Gassterilisering (etylenoksid) :
- Etylenoksidgass brukes til å sterilisere materialer som er følsomme for varme og fuktighet, for eksempel elektroniske instrumenter eller plastmaterialer. Sykepleiere bør kjenne til protokollene for håndtering, avgassing og ventilasjon i forbindelse med denne metoden.

3. Sterilisering ved hjelp av stråling (gammastråler, røntgenstråler):
- Ioniserende stråling, som gammastråler og røntgenstråler, brukes til å ødelegge mikroorganismer ved å skade deres DNA. Denne metoden brukes ofte til å sterilisere medisinsk materiale som er følsomt for varme og fuktighet.

4. Kjemisk sterilisering :
   - Enkelte kjemikalier, for eksempel glutaraldehyd, kan brukes til kaldsterilisering av visse instrumenter og utstyr. Sykepleiere må følge spesifikke protokoller for å fortynne kjemikaliene riktig og sikre effektiv sterilisering.

5. Sterilisering ved filtrering :
   - Ved filtreringssterilisering brukes spesielle filtre for å fjerne mikroorganismer fra væsker eller gasser. Dette kan brukes til å sterilisere medisinske løsninger eller respiratoriske gasser.

6. Plasmasterilisering :
   - Plasmasterilisering bruker en ionisert gass til å ødelegge mikroorganismer. Det er en skånsom metode som kan brukes på materialer som er følsomme for varme og fuktighet.

7. Sterilisering med tørr varme :
   - Ved tørrvarmesterilisering brukes varm luft til å ødelegge mikroorganismer. Det er mindre vanlig enn dampsterilisering, men kan brukes til visse typer materiale.

Operasjonssykepleiere må forstå fordelene, begrensningene og protokollene knyttet til de ulike steriliseringsmetodene. De er ansvarlige for å sikre at instrumenter, utstyr og overflater steriliseres korrekt før hvert kirurgisk inngrep for å forebygge nosokomiale infeksjoner og ivareta pasientsikkerheten.

Validering og overvåking av steriliseringssykluser er viktige elementer i operasjonssykepleierens rolle når det gjelder å sikre at steriliseringsprosedyrene er effektive. Målet med disse aktivitetene er å kontrollere at steriliseringsmetodene som brukes, har oppnådd målet om å ødelegge sykdomsfremkallende mikroorganismer og opprettholde en høy standard for pasientsikkerhet. Slik validerer og overvåker sykepleierne steriliseringssyklusene:

1. Kontroll av parametrene :
   - Sykepleierne kontrollerer regelmessig steriliseringsparametrene, som temperatur, trykk, tid og luftfuktighet, for å sikre at de overholder standardene fra utstyrsprodusentene og institusjonens protokoller.

2. Bruk av biologiske indikatorer :
- Sykepleiere bruker biologiske indikatorer, for eksempel bakteriesporer, for å vurdere steriliseringens effektivitet. Disse sporene plasseres i kontrollaster og testes etter steriliseringssyklusen for å bekrefte at mikroorganismene er ødelagt.

3. Kjemiske kontroller :
- Sykepleiere bruker kjemiske indikatorer for å overvåke steriliseringssyklusene. Kjemiske indikatorer endrer farge etter eksponering for spesifikke forhold, noe som bidrar til å bekrefte at syklusene er utført korrekt.

4. Innledende validering :
- Før en ny steriliseringsmetode eller et nytt utstyr tas i bruk, utfører sykepleierne en innledende validering for å sikre at steriliseringsparametrene som er spesifisert av produsenten, oppnås og at effekten er dokumentert.

5. Belastningstester :
- Sykepleiere utfører belastningstester ved å plassere kontrollaster i steriliseringssyklusene. Disse kontrollastene inneholder spesifikke gjenstander og analyseres for å kontrollere steriliseringens effektivitet.

6. Presis dokumentasjon :
- Sykepleierne dokumenterer nøye detaljene i hver steriliseringssyklus, inkludert parametere, indikatorer og testresultater. Nøyaktig dokumentasjon er avgjørende for å overvåke og sikre at steriliseringsstandardene overholdes.

7. Videreutdanning :
- Sykepleierne gjennomgår kontinuerlig opplæring for å holde seg oppdatert på de nyeste steriliseringspraksiser og -teknikker, slik at de kan opprettholde sin kompetanse på dette kritiske området.

Validering og overvåking av steriliseringssykluser er avgjørende for pasientsikkerheten på operasjonsstuen. Operasjonssykepleiere spiller en nøkkelrolle når det gjelder å sikre at instrumenter og utstyr steriliseres korrekt, noe som bidrar direkte til å forebygge nosokomiale infeksjoner og til pasientsikkerheten.

Klargjøring og pakking av sterile materialer

Emballasjeteknikker spiller en avgjørende rolle for å opprettholde steriliteten til kirurgiske instrumenter og utstyr etter sterilisering. Feil håndtering eller bruk av emballasjematerialer kan svekke steriliteten og øke risikoen for postoperative infeksjoner. Operasjonssykepleiere må beherske ulike emballeringsteknikker for å sikre at utstyret forblir sterilt frem til det tas i bruk. Disse omfatter blant annet

1. Bruk av egnet emballasjemateriale :
   - Sykepleiere bør velge egnet emballasjemateriale i henhold til typen instrumenter og utstyr som skal steriliseres. Emballasjen må være varme-, fukt- og punkteringsbestandig for å hindre kontaminering.

2. Dobbel konvolutt-teknikk :
   - Dobbeltpakning innebærer at instrumentene pakkes inn i et første lag med emballasje og deretter legges i et andre lag. Dette skaper en ekstra barriere mot kontaminering.

3. Passende bretteteknikk :
   - Sykepleiere må lære seg riktig foldeteknikk for å unngå bretter eller luftlommer i emballasjen, da disse kan bli tilholdssteder for mikroorganismer.

4. Bruk av kjemiske indikatorer :
   - Sykepleierne kan sette inn kjemiske indikatorer på innsiden av emballasjen for å kontrollere visuelt om steriliseringen er fullført. På denne måten kan de raskt identifisere emballasje som kan ha blitt skadet under prosessen.

5. Bruk av indikatorbånd :
   - De selvklebende indikatorbåndene skifter farge når de nødvendige steriliseringsparametrene er nådd. De gir en visuell bekreftelse på at instrumentene er korrekt sterilisert.

6. Overholdelse av håndteringsprotokoller :
   - Sykepleiere må følge strenge regler når de håndterer emballerte sterile artikler. Dette omfatter regler for hvor varene kan åpnes og hvordan de skal håndteres for å unngå kontaminering.

7. Merking og etikettering :
   - Pakningene skal være tydelig merket og merket med informasjon som steriliseringsdato, innhold og operatørens navn. Dette gjør det lettere å spore og raskt identifisere innholdet.

8. Tilstrekkelig lagring :
   - Pakningene skal oppbevares i rene og tørre omgivelser for å unngå risiko for kontaminering før bruk.

Å beherske emballeringsteknikker er avgjørende for å opprettholde den sterile integriteten til instrumenter og utstyr på operasjonsstuen. Sykepleiere spiller en avgjørende rolle i denne prosessen ved å sørge for at instrumenter pakkes, håndteres og oppbevares korrekt, noe som bidrar direkte til å forebygge nosokomiale infeksjoner og øke pasientsikkerheten.

Bruk av beskyttelsesbarrierer og sikkerhetsutstyr er en viktig praksis på operasjonsstuen for å minimere risikoen for krysskontaminering, eksponering for kroppsvæsker og ulykker med skarpe instrumenter. Operasjonssykepleiere spiller en sentral rolle i implementeringen og bruken av disse beskyttelsestiltakene for å ivareta sikkerheten til pasientene, operasjonsteamet og seg selv. Her er noen eksempler på bruk av beskyttelsesbarrierer og sikkerhetsutstyr:

1. Sterile hansker :
   - Operasjonssykepleiere bruker sterile hansker for å unngå direkte kontakt med overflater, instrumenter og pasienter og dermed redusere risikoen for krysskontaminering. Hanskene må skiftes regelmessig og på riktig måte i henhold til prosedyrens behov.

2. Kapper og masker :
   - Sterile kjortler og masker brukes for å hindre at instrumenter og omgivelser blir kontaminert av hår, hudpartikler og dråper fra luftveiene. Dette bidrar også til å forhindre overføring av patogener fra operasjonsteamet til pasienten.

3. Vernebriller og ansiktsskjerm :
   - For å minimere risikoen for eksponering for sprut av kroppsvæsker kan sykepleierne bruke vernebriller eller ansiktsskjerm under potensielt risikofylte prosedyrer.

4. Bruk av sterile forheng:
   - Sterile tepper er spesielle tepper laget av sterilt stoff som brukes til å isolere operasjonsområdet og skape en barriere mellom pasienten og resten av omgivelsene. Sykepleierne sørger for at teppene er riktig plassert for å opprettholde steriliteten.

5. Sikkerhetsanordninger for skarpe instrumenter :
   - Sykepleiere bruker skarpe instrumenter som er utstyrt med sikkerhetsanordninger, for eksempel sikkerhetsnåler, for å redusere risikoen for stikkskader.

6. Hensiktsmessig håndtering av biomedisinsk avfall :
   - Sykepleierne sørger for at biomedisinsk avfall, for eksempel kontaminerte instrumenter og engangsmaterialer, kastes i henhold til sikkerhetsreglene for å hindre smittespredning.

7. Forebygging av eksponering for stråling :
   - Under radiologiske prosedyrer på operasjonsstuen bruker sykepleierne blyforklær og annet verneutstyr for å minimere eksponeringen for ioniserende stråling.

8. Beskyttelse mot kjemikalier :
   - Ved bruk av kjemikalier bruker sykepleierne egnet personlig verneutstyr for å minimere risikoen for eksponering av hud eller luftveier.

Riktig bruk av beskyttelsesbarrierer og sikkerhetsutstyr er avgjørende for å opprettholde et trygt og sterilt miljø på operasjonsstuen. Operasjonssykepleiere må få opplæring i korrekt bruk av disse beskyttelsestiltakene og være årvåkne i bruken av dem for å forhindre ulykker, minimere risikoen for kontaminering og ivareta sikkerheten til alle medlemmer av operasjonsteamet og pasientene.

Sterilisering av kirurgiske instrumenter

Prosessen med å rengjøre, desinfisere og sterilisere kirurgiske instrumenter er avgjørende for å forebygge nosokomiale infeksjoner og ivareta pasientsikkerheten på operasjonsstuen. Operasjonssykepleiere spiller en sentral rolle i disse prosessene for å sikre at instrumentene som brukes under operasjonen, er rene, desinfiserte og sterile. I det følgende beskrives trinnene i prosessen med å rengjøre, desinfisere og sterilisere instrumenter:

1. Forrengjøring :
   - Umiddelbart etter at det kirurgiske inngrepet er avsluttet, rengjøres instrumentene på forhånd for å fjerne biologisk vev, kroppsvæsker og annet synlig materiale. Dette gjøres vanligvis med varmt vann og et enzymatisk rengjøringsmiddel. Sykepleierne passer på at det ikke tørker inn rester på instrumentene.

2. Visuell inspeksjon :
   - De forhåndsrengjorte instrumentene inspiseres visuelt for å sikre at de er rene og at alt synlig smuss er fjernet. Hvis det gjenstår forurensninger, gjennomgår instrumentene en ny forrengjøringssyklus.

3. Mekanisk eller manuell rengjøring :
   - Instrumentene gjennomgår en grundigere rengjøring ved hjelp av mekaniske (vaskedesinfektor) eller manuelle metoder. Målet er å fjerne alle gjenværende organiske rester. Sykepleierne følger institusjonens protokoller for å sikre grundig rengjøring.

4. Skylling :
   - Etter rengjøring skylles instrumentene grundig for å fjerne rester av rengjøringsmiddel og forurensninger.

5. Desinfeksjon :
   - Selv om noen instrumenter er rengjort, krever de en ekstra desinfeksjon for å drepe eventuelle gjenværende mikroorganismer. Sykepleiere bruker egnede kjemiske desinfeksjonsmidler i henhold til produsentens instruksjoner.

6. Avsluttende skylling :
- Desinfiserte instrumenter skylles nøye igjen for å fjerne eventuelle rester av desinfeksjonsmiddelet.

7. Tørking :
- Instrumentene tørkes forsiktig for å forhindre bakterievekst på grunn av fuktighet.

8. Sluttkontroll :
- Før sterilisering inspiseres instrumentene visuelt for å sikre at de er rene og i god stand.

9. Sterilisering :
- Instrumentene utsettes for en egnet steriliseringsprosess, for eksempel damp, gass, stråling osv., avhengig av instrumenttype og etablerte protokoller.

10. Sterilitetskontroll :
- Etter sterilisering kontrolleres instrumentene ved hjelp av kjemiske eller biologiske indikatorer for å bekrefte at steriliseringsprosessen har vært vellykket.

11. Lagring :
- Sterile instrumenter oppbevares i sterile pakninger frem til de skal brukes på operasjonsstuen.

Operasjonssykepleiere må følge disse trinnene nøye for å sikre at kirurgiske instrumenter er rene, desinfiserte og sterile før hver operasjon. Sykepleiernes ekspertise innen rengjøring, desinfeksjon og sterilisering bidrar direkte til forebygging av nosokomiale infeksjoner og til pasientsikkerheten.

Bruk av autoklaver og annet steriliseringsutstyr i sykehusmiljøer er avgjørende for pasientsikkerheten ved å forhindre overføring av nosokomiale infeksjoner. Operasjonssykepleiere spiller en viktig rolle når det gjelder å betjene og overvåke disse apparatene for å sikre steriliteten til medisinske instrumenter og utstyr. Her kan du lese om hvordan sykepleiere bruker autoklaver og annet steriliseringsutstyr på sykehus:

1. Autoklaver :
- Autoklaver er apparater som bruker fuktig varme i form av mettet damp til å sterilisere instrumenter og utstyr.

Sykepleierne legger instrumentene i spesielle skuffer, følger de riktige innlastingsprotokollene og velger steriliseringsparametere (temperatur, trykk, tid) i henhold til instrumenttype og materiale. De overvåker prosessen for å sikre at parametrene overholdes og at steriliseringen er vellykket.

2. Gasssterilisatorer :
   - Gasssterilisatorer bruker kjemiske gasser, for eksempel etylenoksid, til å sterilisere instrumenter og utstyr som er følsomme for varme og fuktighet. Sykepleierne plasserer gjenstandene som skal steriliseres i spesielle kamre og følger sikkerhetsprotokoller for håndtering av gassen og avgassing av gjenstandene etter sterilisering.

3. Sterilisering med stråling :
   - Strålingssterilisatorer, for eksempel gammasterilisatorer, bruker ioniserende stråling for å ødelegge mikroorganismer. Sykepleierne plasserer gjenstandene i spesielle beholdere og sender dem til et eksternt steriliseringsanlegg.

4. Plasmasterilisering :
   - Plasmasterilisatorer bruker en ionisert gass til å sterilisere instrumenter. Sykepleiere plasserer instrumenter i spesielle kamre og følger protokoller for eksponering av instrumenter for plasma.

5. Overvåking og dokumentasjon :
   - Sykepleierne overvåker steriliseringssyklusene nøye og bruker kjemiske og biologiske indikatorer for å kontrollere at steriliseringen er effektiv. De dokumenterer nøye hver syklus og registrerer parametere, testresultater og detaljer om de steriliserte instrumentene.

6. Vedlikehold av enheten :
   - Sykepleierne utfører regelmessig vedlikehold av autoklaver og annet steriliseringsutstyr for å sikre at de fungerer som de skal. De sørger for at apparatene er riktig kalibrert og at alle deler er i god stand.

7. Videreutdanning :
   - Sykepleierne gjennomgår kontinuerlig opplæring for å holde seg oppdatert på de nyeste steriliseringspraksiser

og -teknikker, slik at de kan opprettholde sin kompetanse på dette viktige området.

Korrekt bruk av autoklaver og annet steriliseringsutstyr er avgjørende for å forebygge nosokomiale infeksjoner og ivareta pasientsikkerheten. Operasjonssykepleiere spiller en nøkkelrolle i denne prosessen ved å sørge for at instrumenter og utstyr steriliseres korrekt, noe som bidrar direkte til kvaliteten på pleien og pasientsikkerheten.

Aseptiske teknikker for operasjonsstuen

Personlige hygienevaner og bruk av egnede klær er viktige aspekter ved yrkesutøvelsen til operasjonssykepleiere. Disse tiltakene bidrar til å opprettholde et sterilt miljø, forhindre spredning av infeksjoner og ivareta pasientenes og operasjonsteamets sikkerhet. Slik håndterer operasjonssykepleiere disse aspektene:

1. Dusj og personlig hygiene :
   - Operasjonssykepleiere følger strenge regler for personlig hygiene. De dusjer før de begynner på skiftet for å fjerne kroppskontaminanter og mikroorganismer. De er spesielt nøye med å holde hår, negler og hud rene.

2. Håndvask :
   - Håndvask er en av de mest grunnleggende hygienevanene. Operasjonssykepleiere vasker hendene grundig med antiseptisk såpe før og etter hver operasjon, samt når som helst når det er fare for kontaminering.

3. Bruk egnede klær:
   - Sykepleiere bruker spesifikke klær på operasjonsstuen for å minimere kontaminering. Dette inkluderer sterile kjortler, bukser, skoovertrekk og luer. Personlige klær oppbevares utenfor operasjonsstuen.

4. Bruk av maske og øyebeskyttelse :
   - Sykepleiere bruker munnbind og vernebriller for å forhindre at dråper fra luftveiene og kroppsvæsker kontaminerer operasjonsområdet.

5. Forberedelse i operasjonsdrakt :
   - Operasjonssykepleierne forbereder seg ved å ta på seg spesielle operasjonsklær, inkludert sterile hansker, før de går inn på operasjonsstuen. De sørger for at alt utstyr er riktig tilpasset.

6. Jevnlig bytte av hansker og overtrekksfrakker:
   - Operasjonssykepleiere skifter hansker og kjortler regelmessig for å forhindre krysskontaminering og opprettholde steriliteten.

7. Unngåelse av risikoatferd :
   - Operasjonssykepleiere unngår å berøre ikke-sterile overflater eller ansiktet under inngrepet. De avstår fra å tygge tyggegummi, drikke, spise eller håndtere mobiltelefonen under operasjonen.

8. Holdning av konstant årvåkenhet :
   - Sykepleiere har en årvåken holdning til personlig hygiene og er bevisste på hva de gjør og hvordan de beveger seg for å unngå kontaminering.

Disse personlige hygienevanene og bruk av egnede klær er avgjørende for å skape og opprettholde et sterilt miljø på operasjonsstuen. Sykepleiere spiller en nøkkelrolle når det gjelder å fremme disse rutinene for å ivareta pasientsikkerheten og forebygge nosokomiale infeksjoner.

Håndvask og bruk av desinfeksjonsmidler er en integrert del av de strenge hygienetiltakene på operasjonsstuen. Operasjonssykepleiere må følge bestemte rutiner for å sikre at hendene er rene og fri for forurensninger før og under kirurgiske inngrep. Her kan du lese om hvordan sykepleiere håndvasker hendene og bruker desinfeksjonsmidler:

1. Vask hendene før operasjonen :
   - Før sykepleierne går inn på operasjonsstuen, vasker de hendene grundig med antiseptisk såpe. De sørger for å vaske alle deler av hendene, inkludert fingerneglene og mellomgulvet.

2. Kirurgisk håndvask :
- Før det sterile operasjonsområdet klargjøres, utfører sykepleierne en grundig kirurgisk håndvask. Denne prosessen omfatter flere trinn med vasking, skylling og tørking for å sikre maksimal renhet.

3. Bruk av alkoholbaserte desinfeksjonsmidler :
- Operasjonssykepleiere bruker regelmessig alkoholbaserte desinfeksjonsmidler for å redusere spredningen av mikroorganismer på hendene. Dette kan gjøres mellom håndvaskene for å opprettholde steriliteten.

4. Håndvask mellom arbeidsoppgavene:
- Sykepleiere vasker hendene systematisk mellom ulike oppgaver, for eksempel håndtering av sterile og ikke-sterile instrumenter, for å unngå krysskontaminering.

5. Bruk av hansker :
- Hansker brukes i tillegg til håndvask for å skape en ekstra beskyttende barriere. Håndvask er imidlertid fortsatt viktig, ettersom hansker ikke garanterer fullstendig beskyttelse.

6. Unngå forurensning under drift :
- Under operasjonen unngår sykepleierne å berøre ikke-sterile overflater eller ansiktene sine. Hvis hanskene er kontaminert, bytter de hansker umiddelbart og vasker hendene.

7. Aseptisk praksis :
- Sykepleiere følger strenge aseptiske rutiner, inkludert håndvaskprotokoller, når de klargjør sterile instrumenter til operasjoner.

8. Videreutdanning :
- Operasjonssykepleiere gjennomgår kontinuerlig opplæring i de nyeste hygienepraksisene og bruk av desinfeksjonsmidler for å holde seg oppdatert og opprettholde en høy hygienestandard.

-

Strenge rutiner for håndvask og bruk av desinfeksjonsmidler er avgjørende for å redusere risikoen for kontaminering og forebygge nosokomiale infeksjoner på operasjonsstuen. Sykepleierne spiller en viktig rolle i gjennomføringen av disse tiltakene for å garantere pasientsikkerheten og opprettholde et sterilt miljø under operasjonen.

Opprettholde asepsis under operasjonen

Bruk av sterile forheng og barrierer på operasjonsstuen er viktig for å forhindre krysskontaminering og opprettholde et sterilt miljø under kirurgiske inngrep. Operasjonssykepleiere spiller en nøkkelrolle når det gjelder å sette opp og vedlikeholde disse barrierene for å ivareta pasientsikkerheten og sikre vellykkede kirurgiske inngrep. Her kan du lese om hvordan sykepleiere bruker sterile avtrekk og barrierer for å forhindre kontaminering:

1. Bruk av sterile forheng:
   - Sterile tepper er spesielle tepper laget av sterilt stoff som brukes til å isolere operasjonsområdet og forhindre forurensning utenfra. Operasjonssykepleierne sørger for at teppene er riktig plassert slik at de dekker området der operasjonen skal foregå. Dette innebærer blant annet å lage en steril åpning på størrelse med det kirurgiske teppet som kirurgene arbeider gjennom.

2. Opprettelse av sterile og ikke-sterile soner :
   - Sykepleiere markerer og avgrenser sterile og ikke-sterile områder tydelig ved hjelp av sterile draperier, laken, teip eller andre metoder. Instrumenter og operasjonsteam forblir i den sterile sonen, mens personalet utenfor den sterile sonen unngår kontakt med sterile gjenstander.

3. Håndtering av sterile forheng:
   - Sykepleierne håndterer de sterile draperiene med forsiktighet for å unngå å kontaminere dem. De bruker sterile hansker og en steril tang for å håndtere draperiene, og unngår kontakt med ikke-sterile overflater.

4. Barrierer for instrumenter og utstyr :
   - Instrumenter og utstyr som kommer i kontakt med operasjonsområdet, er tildekket med sterile avtrekk for å holde dem sterile. Sykepleierne sørger for at instrumentene plasseres på sterile brett og håndteres med sterile tenger for å unngå kontaminering.

5. Barrierer for teammedlemmene :
   - Medlemmene i operasjonsteamet bruker sterile operasjonsfrakker, sterile hansker og masker for å forhindre kontaminering. Operasjonssykepleiere overvåker kontinuerlig at disse barrieretiltakene overholdes.

6. Forebygging av kontaminering av ikke-sterile gjenstander :
   - Operasjonssykepleierne sørger for at ikke-sterile gjenstander som nøkler, penner og mobiltelefoner holdes utenfor det sterile området for å unngå kontaminering.

7. Overvåking og justering :
   - Sykepleierne overvåker kontinuerlig sterile avtrekk og barrierer for å sikre at de ikke kompromitteres. Hvis steriliteten brytes, iverksetter de umiddelbare tiltak for å utbedre situasjonen.

Bruk av sterile avtrekk og barrierer er avgjørende for å opprettholde et sterilt miljø på operasjonsstuen. Sykepleiere spiller en avgjørende rolle når det gjelder å sette opp og vedlikeholde disse barrierene for å forhindre krysskontaminering, redusere infeksjonsrisikoen og ivareta pasientenes og operasjonsteamets sikkerhet.

Teknikker for aseptisk håndtering av instrumenter og utstyr er avgjørende på operasjonsstuen for å unngå krysskontaminering og opprettholde et sterilt miljø. Operasjonssykepleiere følger strenge rutiner for forsiktig håndtering av instrumenter og utstyr under kirurgiske inngrep. Slik opprettholder de asepsis under håndteringen:

1. Bruk av sterile tang og instrumenter :
   - Sykepleiere bruker sterile tenger til å håndtere instrumenter og utstyr. Med sterile tenger kan de gripe og flytte gjenstander uten å berøre overflater direkte, noe som minimerer risikoen for kontaminering.

2. Håndteringsteknikker :
   - Operasjonssykepleiere er opplært i spesifikke teknikker for aseptisk håndtering av instrumenter og utstyr. Dette kan omfatte presise bevegelser for å unngå usteril kontakt.

3. Unngå plutselige bevegelser:
   - Sykepleiere unngår plutselige bevegelser eller raske bevegelser som kan generere potensielt forurensende dråper eller partikler.

4. Bevisst håndtering :
   - Sykepleierne må hele tiden være oppmerksomme på hvor de beveger seg og hvor instrumenter og utstyr befinner seg for å unngå utilsiktet kontaminering.

5. Bruk av sterile draperier som hjelpelinjer:
   - Sterile draperinger brukes som visuelle hjelpelinjer for å avgrense den sterile sonen. Sykepleierne håndterer instrumenter innenfor disse feltene og unngår å overskride de sterile grensene.

6. Nøye klargjøring av instrumentene :
   - Før operasjonen forbereder sykepleierne nøye de nødvendige instrumentene og utstyret, og sørger for at de er riktig plassert og klare til bruk uten at det går på bekostning av aseptikken.

7. Bruke veivisere :
   - Sykepleiere kan samarbeide med andre medlemmer av operasjonsteamet for å overføre instrumenter aseptisk ved hjelp av sterile tenger eller andre godkjente metoder.

8. Unngå overdreven bevegelse:
   - Sykepleierne unngår overdreven bevegelse som kan føre til usteril kontakt med andre teammedlemmer eller usterile gjenstander.

9. Redusere distraksjoner :
   - Under operasjoner konsentrerer sykepleierne seg om oppgavene sine og minimerer distraksjoner for å unngå situasjoner som kan kompromittere aseptikken.

Aseptisk håndtering av instrumenter og utstyr er grunnleggende for å sikre sterilitet på operasjonsstuen. Operasjonssykepleiere er opplært i disse teknikkene og må hele tiden være årvåkne for å unngå krysskontaminering og ivareta pasientenes og operasjonsteamets sikkerhet.

Håndtering av forurensningshendelser

Operasjonssykepleiere må være forberedt på å reagere raskt og effektivt når asepsisen er truet, for å minimere risikoen for kontaminering og ivareta pasientenes og operasjonsteamets sikkerhet. Slik følger de protokollene for å håndtere situasjoner der asepsisen er truet:

1. Rask gjenkjenning :
   - Sykepleiere må være årvåkne og i stand til umiddelbart å gjenkjenne enhver situasjon der aseptikken kan være truet. Dette kan omfatte upassende gester, usteril kontakt eller ukontrollerte bevegelser.

2. Umiddelbar kommunikasjon :
   - Så snart en aseptisk situasjon er identifisert, må sykepleierne umiddelbart informere medlemmer av operasjonsteamet, inkludert kirurger, anestesileger og andre sykepleiere.

3. Isolering og reparasjon :
   - Hvis aseptikken er kompromittert, samarbeider sykepleierne tett med teamet for å isolere det berørte området og iverksette korrigerende tiltak. Dette kan omfatte gjentakelse av aseptiske trinn, utskifting av sterile avtrekk eller rask sterilisering av ekstra instrumenter om nødvendig.

4. Bytte av hansker og kjortler :
   - Hvis asepsisen er kompromittert, skal sykepleierne umiddelbart skifte sterile hansker og kjortler for å minimere risikoen for smittespredning.

5. Ny vurdering av situasjonen :
   - Når korrigerende tiltak er iverksatt, vurderer sykepleierne og operasjonsteamet situasjonen på nytt for å sikre at asepsisen er gjenopprettet før operasjonen fortsetter.

6. Unngå panikk:
   - Sykepleiere er opplært til å bevare roen og unngå panikk hvis aseptikken er i fare. De arbeider metodisk for å løse problemet samtidig som pasientsikkerheten ivaretas.

7. Dokumentasjon :
- Enhver situasjon der asepsisen kompromitteres, må dokumenteres nøyaktig i pasientjournalen. Dette muliggjør senere analyse og kontinuerlig forbedring av praksis.

8. Opplæring og etterutdanning :
- Operasjonssykepleiere gjennomgår jevnlig etterutdanning for å holde seg oppdatert på de nyeste protokollene og for å være i stand til å reagere raskt hvis asepsisen er i fare.

Det er avgjørende at operasjonssykepleierne er godt opplært og forberedt på å håndtere situasjoner der aseptikken er truet. For å minimere kontaminasjonsrisikoen og opprettholde et sterilt miljø under operasjonen er det viktig å følge egnede rutiner, kommunisere effektivt i teamet og iverksette umiddelbare korrigerende tiltak.

Å reagere raskt for å minimere infeksjonsrisikoen på operasjonsstuen er en viktig ferdighet for sykepleiere. Deres evne til å gripe inn raskt og effektivt i risikosituasjoner bidrar til å opprettholde et sterilt miljø og ivareta pasientsikkerheten. Slik reagerer operasjonssykepleiere raskt for å minimere infeksjonsrisikoen:

1. Rask identifisering av risikoer :
- Sykepleierne er opplært til raskt å identifisere potensielle risikosituasjoner, for eksempel kontaminerte instrumenter, upassende oppførsel eller tegn på kontaminering i operasjonsområdet.

2. Umiddelbar kommunikasjon :
- Så snart en infeksjonsrisiko er identifisert, skal sykepleierne umiddelbart kontakte medlemmer av operasjonsteamet for å informere dem om situasjonen. Tydelig og kortfattet kommunikasjon er avgjørende for at korrigerende tiltak skal kunne iverksettes raskt.

3. Isolasjon og inneslutning :
- Hvis det oppdages en potensiell smitterisiko, samarbeider sykepleierne med teamet om å isolere det berørte området og forhindre smittespredning. Dette kan innebære å stenge av ikke-sterile områder eller begrense teamets bevegelser.

4. Konsekvensanalyse :
  - Sykepleierne vurderer raskt situasjonens potensielle innvirkning på pasientsikkerheten og steriliteten i miljøet. Dette hjelper dem med å vurdere hvor alvorlig risikoen er og hvilke tiltak som må iverksettes.

5. Utføre korrigerende tiltak :
  - Sykepleierne iverksetter umiddelbare tiltak for å korrigere risikosituasjonen. Dette kan omfatte utskifting av kontaminerte instrumenter, rengjøring av det berørte området eller gjenoppretting av asepsis.

6. Revurdering og overvåking :
  - Etter å ha iverksatt korrigerende tiltak vurderer sykepleierne situasjonen på nytt for å sikre at infeksjonsrisikoen er minimert. Resten av operasjonen overvåkes nøye med tanke på eventuelle tegn på infeksjon.

7. Presis dokumentasjon :
  - Alle tiltak som iverksettes for å minimere smitterisikoen, må dokumenteres nøye i pasientens journal. Dette muliggjør hensiktsmessig oppfølging og påfølgende analyse av situasjonen.

8. Videreutdanning :
  - Operasjonssykepleiere deltar i kontinuerlige opplæringsprogrammer for å forbedre deres evne til å reagere raskt og effektivt i situasjoner med infeksjonsrisiko. På den måten holder de seg oppdatert på de nyeste rutinene og protokollene.

Operasjonssykepleiernes raske respons er avgjørende for å minimere infeksjonsrisikoen og opprettholde pasientsikkerheten. Deres forberedelser, effektive kommunikasjon i teamet og evne til å iverksette raske korrigerende tiltak bidrar til å opprettholde et sterilt miljø og sikre positive pasientresultater.

Opplæring og oppdatering om beste praksis

Løpende opplæring i nye steriliserings- og aseptiske teknikker er en viktig del av operasjonssykepleiernes praksis. Med stadige fremskritt innen medisin og teknologi må sykepleierne holde seg oppdatert på de nyeste metodene og standardene for å opprettholde sikker og aseptisk praksis. Her kan du lese om hvordan etterutdanning implementeres for nye steriliserings- og aseptiske teknikker:

1. Workshops og spesialisert opplæring :
   - Operasjonssykepleiere har tilgang til workshops, seminarer og spesialiserte opplæringskurs med fokus på nye steriliserings- og aseptiske teknikker. Disse kursene byr på praktiske og interaktive læringsmuligheter, ofte holdt av ledende eksperter på området.

2. Nettbasert opplæring :
   - E-læringsplattformer tilbyr en rekke kurs og moduler om de nyeste steriliserings- og asepsisteknikkene. Sykepleiere kan ta disse kursene i sitt eget tempo, slik at de passer inn i timeplanen.

3. Medisinske konferanser og kongresser :
   - Sykepleiere kan delta på konferanser og medisinske kongresser der de siste fremskrittene innen sterilisering og aseptikk diskuteres. Disse arrangementene gir også muligheter for nettverksbygging med annet helsepersonell.

4. Opplæring på stedet :
   - Leverandører av medisinsk utstyr og steriliseringsprodukter kan tilby opplæring på stedet for å introdusere ny teknologi og forklare hvordan den skal brukes.

5. Protokolloppdateringer :
   - Sykepleiere får jevnlige oppdateringer om steriliserings- og aseptikkprotokoller og retningslinjer fra tilsynsmyndigheter og fagforeninger. Disse oppdateringene gjenspeiler den nyeste forskningen og beste praksis.

6. Læring i fellesskap:
   - Operasjonssykepleiere deler ofte sin kunnskap og erfaring med sterilisering og aseptikk med sine kolleger. Utveksling mellom kolleger oppmuntrer til kontinuerlig læring og forbedring av ferdighetene.

7. Deltakelse i diskusjonsgrupper :
   - Sykepleiere kan delta i diskusjonsgrupper online eller offline, der de kan stille spørsmål, dele erfaringer og få råd om nye steriliserings- og asepsisteknikker.

8. Simulering og praktisk trening :
   - Simuleringer på operasjonsstuer og praktiske treningsøkter gir sykepleierne mulighet til å praktisere nye steriliserings- og asepsisteknikker i et kontrollert miljø, noe som oppmuntrer til å lære ved å gjøre.

Løpende opplæring i nye steriliserings- og asepsisteknikker er grunnleggende for å opprettholde den faglige kompetansen til operasjonssykepleiere. Det sikrer at sykepleierne er godt informert om de nyeste sikkerhetsstandardene og de mest avanserte steriliseringsmetodene, og bidrar dermed til å forebygge nosokomiale infeksjoner og øke pasientsikkerheten.

Å innlemme nasjonale og internasjonale retningslinjer i sykehusets protokoller er et grunnleggende skritt for å sikre høy kvalitet, ensartet og evidensbasert medisinsk praksis. Operasjonssykepleiere spiller en avgjørende rolle i implementeringen av disse retningslinjene for å sikre pasientenes sikkerhet og velvære. Slik oppnås denne integreringen:

1. Oppfølging av offisielle retningslinjer :
   - Operasjonssykepleiere er ansvarlige for å følge nasjonale og internasjonale retningslinjer fra organer som Verdens helseorganisasjon (WHO), Centers for Disease Control and Prevention (CDC) og andre offentlige helsemyndigheter. De inkorporerer disse retningslinjene i protokollene sine for å sikre at praksisen er basert på anerkjente standarder.

2. Kontinuerlig vurdering av praksis:
   - Operasjonssykepleiere deltar i regelmessige evalueringer av eksisterende protokoller i lys av oppdaterte retningslinjer. De identifiserer områder som må justeres for å være i samsvar med gjeldende standarder.

3. Opplæring og bevisstgjøring :
   - Sykepleierne får opplæring i de nye retningslinjene og oppdaterte protokollene. Deretter spiller de en nøkkelrolle

når det gjelder å gjøre resten av operasjonsteamet oppmerksom på disse endringene og sikre at de implementeres på riktig måte.

4. Gjennomgang av sykehusets protokoller :
   - Operasjonssykepleiere samarbeider med annet helsepersonell for å gjennomgå og oppdatere sykehusets protokoller, innarbeide nye retningslinjer og sikre at de gjenspeiler gjeldende beste praksis.

5. Overholdelse av kvalitetsstandarder :
   - Sykepleiere sørger for at sykehusets rutiner er i samsvar med nasjonale og internasjonale kvalitetsstandarder for pasientsikkerhet og forebygging av nosokomiale infeksjoner.

6. Bruk av beste praksis :
   - Nasjonale og internasjonale retningslinjer gir informasjon om beste praksis innen sterilisering, aseptikk, pasientsikkerhet og andre kritiske områder. Sykepleiere innlemmer dem i sin daglige praksis for å optimalisere de kirurgiske resultatene.

7. Reaksjon på ny forskning :
   - Operasjonssykepleiere er oppmerksomme på ny forskning og medisinske oppdagelser. Når ny evidens dukker opp, samarbeider de med operasjonsteamet for å vurdere hvordan disse oppdagelsene kan integreres i eksisterende protokoller.

8. Yrkesetikk :
   - Ved å inkorporere nasjonale og internasjonale retningslinjer i sine protokoller viser sykepleierne at de er forpliktet til yrkesetikk og at de har et ansvar for å gi trygg pleie av høy kvalitet.

Operasjonssykepleiernes integrering av nasjonale og internasjonale retningslinjer i sykehusets protokoller sikrer konsistens, sikkerhet og kvalitet i den kirurgiske behandlingen. Det gjenspeiler deres engasjement for kontinuerlig forbedring og bidrar til å sikre positive resultater for pasientene.

Overvåking og evaluering av effektiviteten av aseptiske tiltak

Regelmessige kvalitetskontroller er avgjørende på operasjonsstuen for å sikre at steriliseringsstandardene overholdes og for å opprettholde et trygt og aseptisk miljø for pasientene. Operasjonssykepleiere spiller en sentral rolle i gjennomføringen av disse kontrollene for å sikre pasientenes sikkerhet og velvære. Slik utføres kvalitetskontroller for å sikre at steriliseringsstandardene overholdes:

1. Visuelle kontroller :
    - Sykepleierne utfører regelmessige visuelle kontroller for å sikre at de sterile områdene er intakte og at de sterile draperingene er intakte. De kontrollerer at emballasjen er riktig forseglet og at instrumenter og utstyr er riktig plassert.

2. Kontroll av utløpsdatoer :
    - Sykepleiere sjekker regelmessig utløpsdatoen på sterilt utstyr, desinfeksjons- og steriliseringsmidler for å sikre at de er brukbare og effektive.

3. Sterilitetstester :
    - Sykepleiere kan utføre periodiske sterilitetstester på prøver av sterile instrumenter og rekvisita for å kontrollere effektiviteten.

4. Kontroll av steriliseringssykluser :
    - Sykepleiere overvåker steriliseringssyklusene til autoklaver og annet steriliseringsutstyr for å sikre at de fungerer korrekt og oppnår de nødvendige steriliseringsparametrene.

5. Presis dokumentasjon :
    - Alle kvalitetskontroller og testresultater dokumenteres nøye. Dette gjør det mulig å overvåke og analysere resultatene for å identifisere trender eller potensielle problemer.

6. Videreutdanning :
- Sykepleierne deltar i løpende opplæring i beste praksis innen sterilisering og kvalitetskontroll for å sikre kompetanse og forståelse av protokollene.

7. Samarbeid med steriliseringsteam :
- Sykepleierne samarbeider tett med steriliseringsteamene for å sikre at steriliseringsprosessene følges korrekt og at sikkerhetsstandardene overholdes.

8. Hendelsesrapporter :
- Hvis det oppstår problemer eller avvik, rapporterer sykepleierne raskt om hendelsene og samarbeider med teamet for å løse problemene og forhindre at de gjentar seg.

9. Revisjoner og inspeksjoner :
- Operasjonsstuene blir regelmessig revidert og inspisert for å vurdere om steriliseringsstandardene overholdes. Sykepleierne deltar i disse revisjonene og iverksetter korrigerende tiltak der det er nødvendig.

10. Kontinuerlig forbedring :
- Regelmessige kvalitetskontroller bidrar til å identifisere forbedringsområder. Sykepleierne bidrar til implementering av korrigerende tiltak og kontinuerlig forbedring av steriliseringspraksisen.

Ved å sikre at steriliseringsstandardene overholdes gjennom strenge kvalitetskontroller, spiller operasjonssykepleierne en viktig rolle i å forebygge sykehusinfeksjoner og ivareta pasientsikkerheten. Deres engasjement for kvalitet og sikkerhet bidrar til å opprettholde et aseptisk operasjonsmiljø og sikre positive pasientresultater.

Bruk av biologiske og kjemiske tester for å validere steriliteten på operasjonsstuen er en viktig praksis for å sikre at steriliseringsprosessene har vært effektive og at instrumenter og utstyr er fri for potensielt smittsomme mikroorganismer. Operasjonssykepleiere spiller en nøkkelrolle i gjennomføringen av disse testene for å sikre pasientsikkerheten. Her kan du lese om hvordan biologiske og kjemiske tester brukes til å validere sterilitet:

1. Biologiske tester (biologiske indikatorer) :
   - Sykepleiere bruker biologiske indikatorer for å kontrollere steriliteten. Disse indikatorene består av levende organismer (vanligvis bakteriesporer) som plasseres i lasten som skal steriliseres. Etter steriliseringssyklusen inkuberes indikatorene for å fastslå om mikroorganismene er blitt ødelagt.

2. Kjemiske tester (kjemiske indikatorer) :
   - Kjemiske indikatorer, som strimler eller klistremerker, påføres emballasjen til instrumenter eller utstyr som skal steriliseres. De skifter farge når de utsettes for bestemte steriliseringsbetingelser, noe som indikerer at prosessen er fullført.

3. Kontroll av autoklaver :
   - Operasjonssykepleierne overvåker autoklaveringssyklusene ved hjelp av biologiske og kjemiske indikatorer. De plasserer indikatorene på ulike steder i sterilisatoren for å sikre at varmen og dampen har trengt inn i alle deler av lasten.

4. Bowie-Dick-test :
   - Denne spesifikke testen brukes til å vurdere dampgjennomtrengning i autoklavens hulrom. Den består av kjemisk behandlede papirark som plasseres i lasten og kjøres gjennom en bestemt steriliseringssyklus. Fargeforandringer indikerer tilstrekkelig dampgjennomtrengning.

5. Tester for påvisning av enzymer :
   - Noen biologiske indikatorer inneholder spesifikke enzymer som produseres av mikroorganismer. Påvisning av disse enzymene etter sterilisering indikerer tilstedeværelse av levende mikroorganismer.

6. Overvåking og dokumentasjon :
   - Resultatene av alle biologiske og kjemiske tester dokumenteres nøye. Ved avvik iverksettes korrigerende tiltak, inkludert ny sterilisering om nødvendig.

7. Opplæring og ferdigheter :
- Sykepleiere får opplæring i korrekt bruk av biologiske og kjemiske tester for å sikre at de har kompetanse til å utføre og tolke disse testene.

8. Innarbeiding av resultater i protokoller :
- Resultatene av biologiske og kjemiske tester tas i betraktning i protokoller for sterilitetsvalidering. Sykepleiere samarbeider med det kirurgiske teamet for å avgjøre om steril last kan brukes på en sikker måte.

Bruken av biologiske og kjemiske tester for å validere steriliteten på operasjonsstuen er avgjørende for å forebygge nosokomiale infeksjoner og ivareta pasientsikkerheten. Sykepleiere sørger for at disse testene utføres, dokumenteres og tolkes korrekt for å sikre effektive og pålitelige steriliseringsrutiner.

Kapittel 4

Risikohåndtering og sikkerhet på operasjonsstuen

Forståelse av risikoer på operasjonsstuen

Det er en viktig oppgave for sykepleiere å identifisere potensielle risikoer for pasienter og det medisinske teamet på operasjonsstuen. De spiller en avgjørende rolle når det gjelder å forebygge hendelser og ulykker som kan sette sikkerheten og velværet til alle involverte i fare. Slik identifiserer og håndterer sykepleiere potensielle risikoer:

1. Preoperativ vurdering :
   - Før hver operasjon deltar sykepleierne i en preoperativ vurdering av pasienten. De innhenter informasjon om pasientens sykehistorie, allergier, nåværende medisinering og helseproblemer for å identifisere potensielle risikoer.

2. Kontroll av filer :
   - Sykepleierne sjekker pasientens journal nøye for å sikre at all relevant informasjon er tatt i betraktning og at de kirurgiske inngrepene er i tråd med medisinske anbefalinger.

3. Tverrfaglig kommunikasjon :
   - Sykepleiere samhandler med medlemmer av operasjonsteamet, inkludert kirurger, anestesileger og operasjonsassistenter, for å utveksle informasjon og identifisere potensielle risikoer forbundet med operasjonen.

4. Forutse behov :
   - Sykepleiere forutser behovet for utstyr, forsyninger og medisiner under operasjonen for å unngå forsinkelser og minimere risikoen forbundet med at viktige ressurser ikke er tilgjengelige.

5. Forebygging av nosokomiale infeksjoner :
   - Sykepleierne følger strenge steriliserings- og asepsisrutiner for å redusere risikoen for nosokomiale infeksjoner og kontaminering under og etter operasjonen.

6. Håndtering av medisiner og allergier :
   - Sykepleierne sjekker om pasientene har legemiddelallergier og sørger for at legemidlene som gis, er hensiktsmessige og trygge, slik at risikoen for intoleranse eller alvorlige bivirkninger minimeres.

7. Beredskap for nødsituasjoner :
   - Sykepleiere forbereder seg på nødsituasjoner ved å ha nødvendig utstyr og medisiner tilgjengelig for å håndtere potensielle komplikasjoner.

8. Kontinuerlig overvåking :
   - Sykepleierne overvåker kontinuerlig pasientens vitale tegn under operasjonen for å oppdage eventuelle unormale endringer raskt og reagere deretter.

9. Postoperativ vurdering :
   - Etter operasjonen overvåker sykepleierne pasientene for å se etter tegn på postoperative komplikasjoner og behandler dem raskt.

10. Analyse av hendelser :
    - Sykepleiere er med på å analysere hendelser og feil for å identifisere de underliggende årsakene og iverksette korrigerende tiltak for å forhindre at de skjer igjen.

Å identifisere potensielle risikoer for pasienter og det medisinske teamet er et kontinuerlig og viktig ansvar for operasjonssykepleierne. Sykepleiernes årvåkenhet, effektive kommunikasjon og engasjement for sikkerhet bidrar til å minimere risiko og sikre kirurgisk behandling av høy kvalitet.

Å vurdere risikofaktorene som er forbundet med bestemte typer kirurgi, er et viktig skritt for å sikre at kirurgiske inngrep er trygge og vellykkede. Operasjonssykepleiere spiller en avgjørende rolle i denne vurderingen, og samarbeider tett med operasjonsteamet for å forutse og redusere potensielle risikoer. Her kan du lese om hvordan sykepleiere vurderer risikofaktorer for ulike typer kirurgi:

1. Innsamling av spesifikk informasjon :
   - Før hver operasjon samler sykepleierne inn spesifikk informasjon om pasienten og inngrepet. Dette kan omfatte sykehistorie, allergier, aktuell medisinering og andre relevante faktorer.

2. Tverrfaglig utveksling :
   - Sykepleiere samarbeider med operasjonsteamet, inkludert kirurger, anestesileger og annet helsepersonell, for å dele

informasjon om potensielle risikoer forbundet med operasjonen.

3. Forutse komplikasjoner :
   - Avhengig av operasjonstypen tar sykepleierne høyde for de spesifikke komplikasjonene som kan oppstå. Ved hjerteoperasjoner fokuserer de for eksempel på tett kardiovaskulær overvåking.

4. Klargjøring av utstyret :
   - Sykepleierne sørger for at utstyret som trengs for å håndtere potensielle komplikasjoner er klart og lett tilgjengelig.

5. Forebyggende tiltak :
   - Sykepleierne iverksetter spesifikke forebyggende tiltak avhengig av type operasjon. Ved ortopedisk kirurgi sørger de for eksempel for å forebygge liggesår.

6. Pasientvurdering :
   - Sykepleiere vurderer pasientens nåværende tilstand før operasjonen for å oppdage eventuelle tegn på forverring som kan øke risikoen.

7. Planlegging av postoperativ behandling :
   - Sykepleiere planlegger postoperativ pleie med tanke på potensielle risikoer forbundet med operasjonen. Dette kan omfatte smertebehandling, forholdsregler for å unngå lungekomplikasjoner osv.

8. Tett oppfølging:
   - Under operasjonen overvåker sykepleierne kontinuerlig pasientens vitale tegn og reagerer raskt på eventuelle unormale endringer.

9. Kommunikasjon med pasienten :
   - Sykepleierne informerer pasientene om de spesifikke risikoene som er forbundet med operasjonen, og om hva de kan forvente under og etter operasjonen.

10. Grundig dokumentasjon :
    - Alle risikofaktorer som er identifisert, de forebyggende tiltakene som er iverksatt og handlingene som er utført,

dokumenteres nøye for å sikre sporbarhet og kontinuitet i behandlingen.

Å vurdere risikofaktorene som er forbundet med bestemte typer kirurgi, er en proaktiv tilnærming som gjør det mulig for operasjonssykepleiere å forberede seg tilstrekkelig og iverksette tiltak for å minimere potensielle risikoer. Sykepleiernes ekspertise bidrar til tryggere og mer vellykkede operasjoner.

Protokoller for forebygging av nosokomiale infeksjoner

Infeksjonsforebyggende og -bekjempende tiltak på operasjonsstuen er av avgjørende betydning for å sikre et aseptisk operasjonsmiljø og minimere risikoen for nosokomiale infeksjoner. Operasjonssykepleiere spiller en nøkkelrolle i implementeringen av disse tiltakene for å ivareta pasientsikkerheten. Her kan du lese om hvordan sykepleiere forebygger og kontrollerer infeksjoner på operasjonsstuen:

1. Sterilisering og asepsis :
   - Sykepleierne sørger for at alle instrumenter, forsyninger og miljøet på operasjonsstuen er sterile. De følger steriliserings- og aseptikkprotokollene nøye for å unngå kontaminering.

2. Håndvask og personlig hygiene :
   - Sykepleierne følger strenge rutiner for personlig hygiene, inkludert grundig håndvask før og etter hver operasjon.

3. Bruk egnede klær:
   - Sykepleiere bruker spesielle operasjonsklær, inkludert operasjonsfrakker, masker, hansker og skoovertrekk, for å minimere overføring av mikroorganismer.

4. Bruk av sterile forheng:
   - Sykepleierne legger sterile duker rundt operasjonsstedet for å skape en beskyttende barriere mot kontaminering.

5. Klargjøring av pasientens hud :
   - Sykepleierne forbereder pasientens hud nøye med antiseptiske midler for å minimere bakteriekolonisering.

6. Kontroll av luftsirkulasjon :
   - Sykepleierne sørger for kontrollert luftsirkulasjon på operasjonsstuen for å redusere forekomsten av potensielt smittsomme luftbårne partikler.

7. Håndtering av medisinsk avfall :
   - Sykepleiere kasserer medisinsk avfall, inkludert skarpe instrumenter, biologisk vev og kontaminert materiale, i henhold til sikkerhetsreglene.

8. Bruk av sterilt utstyr :
   - Sykepleierne sørger for at alt utstyr som brukes under operasjonen er sterilt og fritt for kontaminering.

9. Postoperative forholdsregler :
   - Etter operasjonen sørger sykepleierne for at bandasjer og dren vedlikeholdes for å unngå infeksjoner på operasjonsstedet.

10. Overvåking og tidlig oppdagelse :
    - Sykepleiere overvåker kontinuerlig postoperative pasienter for tegn på infeksjon og handler raskt ved mistanke om symptomer.

11. Opplæring og bevisstgjøring :
    - Sykepleierne får opplæring i infeksjonsforebyggende og -bekjempende tiltak og gjør også de andre medlemmene av operasjonsteamet oppmerksomme på viktigheten av disse tiltakene.

Ved å iverksette disse infeksjonsforebyggende og -bekjempende tiltakene bidrar operasjonssykepleierne i stor grad til å redusere risikoen for nosokomiale infeksjoner og sikre positive kirurgiske resultater for pasientene.

Riktig bruk av personlig verneutstyr (PVU) er avgjørende på operasjonsstuen for å ivareta sikkerheten til sykepleierne, det medisinske teamet og pasientene. Sykepleiere må ha kunnskap om og ferdigheter i riktig bruk av personlig verneutstyr for å minimere risikoen for eksponering for smittestoffer og potensielle farer. Slik bruker operasjonssykepleiere verneutstyret riktig:

1. Masker :
   - Sykepleiere bruker munnbind for å hindre spredning av dråper og partikler når de er i kontakt med pasienten eller teamet. Maskene må brukes korrekt, dekke nese og munn og skiftes regelmessig.

2. Hansker :
   - Hansker av lateks eller nitril brukes for å beskytte sykepleiernes hender mot kroppsvæsker og mikroorganismer. Hanskene må tas på før kontakt med pasienten eller kontaminert utstyr, og tas av på riktig måte for å unngå kontaminering når de tas av.

3. Kjoler og forklær :
   - Sykepleiere bruker sterile kjortler eller forklær for å beskytte klærne sine og forhindre krysskontaminering. Kjortlene må festes sikkert og tas av på riktig måte for å minimere kontaminering.

4. Overshoes :
   - Skoovertrekk beskytter sykepleiernes fottøy og forhindrer kontaminering av operasjonssalen. Skoovertrekkene må brukes før man går inn på operasjonsstuen og tas av når man forlater det sterile området.

5. Beskyttelsesbriller eller ansiktsskjerm :
   - Sykepleiere bruker vernebriller eller ansiktsskjerm for å beskytte øynene og ansiktet mot væskesprut under operasjonen.

6. Kirurgiske hjelmer :
   - Operasjonshjelmer dekker sykepleiernes hoder helt for å minimere kontaminering av det sterile miljøet.

7. Bruk i lag :
   - Avhengig av type operasjon kan det hende at sykepleierne må bruke flere lag med personlig verneutstyr for ekstra beskyttelse.

8. Korrekt fjerning av personlig verneutstyr :
- Når operasjonen er over, fjerner sykepleierne verneutstyret metodisk uten å forurense hud eller klær. Deretter vasker de hendene grundig.

9. Videreutdanning :
- Sykepleiere får regelmessig opplæring i korrekt bruk av personlig verneutstyr, inkludert beste praksis for å ta på, justere og fjerne utstyret på en sikker måte.

10. Hensiktsmessig avhending :
- Når personlig verneutstyr er brukt, må det kasseres i henhold til anleggets rutiner for å unngå risiko for spredning av smittestoffer.

Riktig bruk av personlig verneutstyr på operasjonsstuen er en viktig del av arbeidet med å forebygge nosokomiale infeksjoner og ivareta pasientsikkerheten. Sykepleiere må følge protokoller og retningslinjer nøye for å sikre trygg og effektiv bruk av personlig verneutstyr.

Beredskap for nødsituasjoner

På operasjonsstuen er tilgjengeligheten av nødutstyr som gjenopplivningsvogner avgjørende for å kunne reagere raskt og effektivt på uventede medisinske situasjoner som kan oppstå under operasjonen. Operasjonssykepleiere spiller en nøkkelrolle når det gjelder å klargjøre og håndtere dette nødutstyret for å ivareta pasientsikkerheten og integriteten til det medisinske teamet. Slik sikrer sykepleierne at utstyret er tilgjengelig og brukes på riktig måte:

1. Preoperativ forberedelse :
- Før hver operasjon kontrollerer sykepleierne at gjenopplivningsvognen er fylt opp med nødvendig utstyr, for eksempel akuttmediciner, ventilasjonsutstyr, defibrillatorer, luftveissett osv.

2. Regelmessige kontroller :
- Sykepleierne utfører regelmessige kontroller for å sikre at gjenopplivningsvognen er komplett, i god stand og lett tilgjengelig i en nødsituasjon.

3. Planlegging av beredskapsscenarioer :
   - Sykepleierne forutser mulige nødscenarier avhengig av type operasjon og forbereder gjenopplivningsvognen deretter.

4. Inngående kjennskap til utstyret:
   - Sykepleierne har fått opplæring i korrekt bruk av alle elementene på gjenopplivningsvognen, inkludert medisiner, ventilasjonsutstyr og hjertestartere.

5. Rask tilgang :
   - Sykepleierne sørger for at gjenopplivningsvognen er plassert i nærheten av arbeidsområdet og alltid er lett tilgjengelig.

6. Kommunikasjon med teamet :
   - I en nødsituasjon informerer sykepleierne raskt operasjonsteamet om at gjenopplivningsvognen er tilgjengelig og hvilke tiltak som er iverksatt.

7. Vedlikehold og oppdateringer :
   - Sykepleierne er ansvarlige for regelmessig vedlikehold og oppdatering av utstyret på gjenopplivningsvognen for å sikre at det fungerer som det skal når det trengs.

8. Videreutdanning :
   - Sykepleierne deltar i løpende opplæring for å holde seg oppdatert på akuttprotokoller og bruk av gjenopplivningsutstyr.

9. Dokumentasjon :
   - Alle handlinger knyttet til bruk av gjenopplivningsvognen, inkludert administrerte legemidler og utførte prosedyrer, dokumenteres nøye for å sikre fullstendig sporbarhet.

Tilgjengelighet og tilstrekkelig klargjøring av akuttutstyr, som for eksempel gjenopplivningsvogner, er avgjørende for å kunne håndtere kritiske medisinske situasjoner på operasjonsstuen. Operasjonssykepleiere jobber for å sikre at dette utstyret er klart til bruk når det trengs, noe som bidrar til å opprettholde et trygt miljø og sikre optimal pasientbehandling.

Simulering av nødsituasjoner er en svært effektiv undervisningsmetode for å lære operasjonssykepleiere å reagere raskt og effektivt i kritiske medisinske situasjoner. Denne praktiske tilnærmingen gjør det mulig for sykepleierne å utvikle sine krisehåndteringsevner, forbedre beslutningstakingen og øke selvtilliten i nødsituasjoner. Slik gjennomføres simuleringer av nødscenarioer for effektiv opplæring på operasjonsstuen:

1. Scenarioplanlegging :
   - Instruktørene utarbeider ulike nødscenarier basert på realistiske medisinske situasjoner som kan oppstå på operasjonsstuen, for eksempel hjertestans, alvorlig allergisk reaksjon, stort blodtap osv.

2. Valg av ferdigheter som skal vurderes :
   - Hvert scenario er utformet for å vurdere spesifikke ferdigheter, for eksempel luftveishåndtering, administrering av akuttmedisin, hjerte- og lungeredning (HLR), tverrfaglig kommunikasjon osv.

3. Sette opp miljøet :
   - Miljøet på operasjonsstuen er gjenskapt for å gjenspeile virkelige forhold, med nødvendig utstyr, instrumenter og ressurser like ved hånden.

4. Gjennomføring av scenarier :
   - Sykepleierne blir plassert i simulerte nødsituasjoner og må reagere som om de befant seg i en virkelig situasjon. Trenerne spiller rollene til pasienter, leger og andre teammedlemmer.

5. Bruk av høytroverdige utstillingsdukker:
   - For å skape mer realistiske scenarier brukes det ofte høyfidelitetsdukker som kan simulere vitale tegn, fysiologiske reaksjoner og respons på intervensjoner.

6. Observasjon og vurdering :
   - Instruktørene observerer nøye sykepleiernes reaksjoner og evaluerer deres handlinger, beslutninger og kommunikasjon under scenariet.

7. Debriefing etter simuleringen :
   - Etter hvert scenario arrangeres det en debriefing for å diskutere prestasjoner, positive tiltak og

forbedringsområder. Dette gir sykepleierne mulighet til å lære av erfaringene sine og få konstruktive tilbakemeldinger.

8. Kontinuerlig læring :
   - Simuleringer av akuttscenarioer inngår regelmessig i etterutdanningsprogrammet, slik at sykepleierne kan vedlikeholde ferdighetene sine og gjøre seg kjent med nye situasjoner.

9. Varierte scenarier :
   - Kursholderne varierer scenariene for å eksponere sykepleierne for en rekke ulike nødsituasjoner og forberede dem på å håndtere ulike medisinske tilstander.

Simuleringer av nødscenarioer gir operasjonssykepleiere en verdifull mulighet til å lære, øve og utvikle sine ferdigheter i krisehåndtering. Denne praktiske tilnærmingen gjør sykepleierne bedre rustet til å reagere effektivt på uforutsette medisinske situasjoner, noe som bidrar til pasientsikkerheten og kvaliteten på pleien på operasjonsstuen.

Håndtering av pasientsikkerhet

Kontroll av protokoller for pasientidentifisering før operasjonen er et viktig skritt for å sikre sikkerheten og integriteten i den kirurgiske prosessen. Operasjonssykepleiere spiller en viktig rolle i denne kontrollen og sørger for at riktig pasient gjennomgår riktig kirurgisk inngrep og at all nødvendig informasjon er korrekt. Slik gjør de det:

1. Preoperativ kontroll :
   - Før operasjonen begynner, bekrefter sykepleierne pasientens identitet ved å sammenligne informasjonen på pasientens identifikasjonsarmbånd med opplysningene i journalen.

2. Bekreftelse fra pasienten :
   - Sykepleierne ber pasientene om å bekrefte navn, fødselsdato og annen viktig identifikasjonsinformasjon.

3. Kontroll av planlagt drift :
   - Sykepleierne sørger for at det planlagte kirurgiske inngrepet stemmer overens med pasientens informasjon og at det ikke oppstår forvirring.

4. Sammenligning med dokumenter :
   - Sykepleiere kontrollerer dokumenter som informerte samtykker, medisinske resepter og diagnoserapporter for å bekrefte at informasjonen er korrekt.

5. Kommunikasjon med teamet :
   - Sykepleierne kommuniserer med operasjonsteamet, inkludert kirurger, anestesileger og operasjonsassistenter, for å sikre at alle er klar over pasientens identitet og prosedyre.

6. Bruk av strekkoder :
   - På mange sykehus brukes strekkoder til å skanne pasientarmbånd, medisiner og kirurgiske instrumenter, noe som bidrar til å forebygge feil.

7. Dobbeltsjekking :
   - I noen tilfeller utføres en dobbeltsjekk av to medlemmer av teamet for å forbedre nøyaktigheten.

8. Feilretting :
   - Hvis det oppdages uoverensstemmelser eller feil, iverksetter sykepleierne tiltak for å korrigere situasjonen før operasjonen begynner.

9. Dokumentasjon :
   - Alle verifikasjonsfaser og resultater dokumenteres nøye i pasientens journal.

10. Sikkerhetsbevissthet :
    - Sykepleierne informerer pasientene om verifiseringsprosessen og viktigheten av å garantere deres identitet og sikkerhet.

Kontroll av pasientens identifikasjonsprotokoller før operasjonen er standard praksis for å unngå medisinske feil og ivareta pasientsikkerheten. Operasjonssykepleierne er ansvarlige for denne grundige kontrollen, og på den måten bidrar de til at alle kirurgiske inngrep blir vellykkede.

Å forebygge feilmedisinering og feilprosedyrer på operasjonsstuen er en absolutt prioritet for sykepleiere. Feilmedisinering og feilprosedyrer kan få alvorlige konsekvenser for pasientene og sette deres sikkerhet på spill. Operasjonssykepleiere iverksetter en rekke tiltak for å minimere risikoen og sikre at medisineringen skjer på en trygg måte og at prosedyrene utføres korrekt. Slik forebygger de disse feilene:

1. Kontroll av legemidler :
   - Sykepleierne kontrollerer legemidlene nøye før administrering, sammenligner etiketten med resepten og bekrefter pasientens identitet.

2. Tydelig merking :
   - Medisiner er tydelig og nøyaktig merket, inkludert medisinens navn, dose, administrasjonsmåte og tidspunkt.

3. Dobbeltsjekk :
   - I visse kritiske situasjoner dobbeltsjekkes medisineringen av to medlemmer av teamet for å sikre at den er korrekt.

4. Bruk av strekkoder :
   - Strekkoder brukes ofte til å skanne legemidler og pasientarmbånd, noe som reduserer risikoen for feil.

5. Dokumentasjon :
   - Hver administrering av medisiner dokumenteres nøyaktig i pasientens journal.

6. Allergisk sensibilisering :
   - Sykepleiere finner ut om pasientens allergier før de gir medisiner, og iverksetter tiltak for å unngå legemidler som pasienten er allergisk mot.

7. Overholdelse av protokoller :
   - Sykepleierne følger nøye etablerte protokoller for administrering av legemidler, med særlig fokus på doser, hyppighet og administrasjonsmåter.

8. Etterutdanning :
   - Sykepleierne holder seg oppdatert på ny informasjon om legemidler og deltar i løpende opplæring for å opprettholde sin kompetanse.

9. Standardiserte prosedyrer :
   - Kirurgiske og medisinske prosedyrer er standardiserte og basert på anerkjente retningslinjer for å minimere variasjoner og feil.

10. Tverrfaglig kommunikasjon :
    - Sykepleierne kommuniserer effektivt med medlemmene i operasjonsteamet for å sikre at alle er klar over hvilke legemidler som administreres og hvilke prosedyrer som utføres.

11. Rapportering av feil :
    - Hvis det oppstår en feil, rapporterer sykepleierne den umiddelbart til det medisinske teamet og risikostyringsavdelingen, slik at korrigerende tiltak kan iverksettes.

Å forebygge feilmedisinering og feilprosedyrer er et ansvar som deles av hele operasjonsteamet. Sykepleiere spiller en sentral rolle når det gjelder å iverksette strenge tiltak for å ivareta pasientsikkerheten på operasjonsstuen.

Sikkerhetsstyring av personalet

Rutiner for sikker håndtering av skarpe instrumenter og utstyr på operasjonsstuen er avgjørende for å forebygge skader og infeksjoner for både sykepleiere og operasjonsteamet. Skarpe instrumenter og utstyr som brukes under operasjoner, kan utgjøre en potensiell risiko hvis de ikke håndteres riktig. Slik følger operasjonssykepleierne protokollene for å sikre trygg håndtering:

1. Hensiktsmessig bruk av instrumenter :
   - Sykepleierne er opplært til å bruke hvert enkelt instrument på riktig måte, med kunnskap om instrumentenes funksjoner, spesifikke bruksområder og forholdsregler.

2. Preoperativ forberedelse :
   - Skarpe instrumenter og utstyr kontrolleres før operasjonen for å sikre at de er sterile, i god stand og klare til bruk.

3. Håndteres med forsiktighet:
   - Sykepleiere håndterer skarpe instrumenter ved hjelp av egnede grepsteknikker for å minimere risikoen for kuttskader.

4. Skuffer og arbeidsområder :
   - Instrumentene er ordnet på en ryddig måte på sterile brett, og sykepleierne passer på å ikke flytte dem unødig for å unngå kontaminering.

5. Bruk av tang :
   - Sykepleiere bruker pinsetter til å gripe skarpe instrumenter og gi dem videre til medlemmene i operasjonsteamet, noe som reduserer risikoen for skader.

6. Håndtering av suturer :
   - Suturer håndteres med forsiktighet for å unngå unødvendig eksponering for skarpe punkter.

7. Bruk av spesialbokser :
   - De skarpe instrumentene som brukes, for eksempel nåler, legges i spesielle bokser som er utformet for å beskytte dem under operasjonen og sikre at de kastes på en sikker måte.

8. Omtelling av instrumenter :
   - Når operasjonen er avsluttet, teller sykepleierne instrumentene på nytt for å sikre at ingen instrumenter er blitt liggende igjen inne i pasienten.

9. Sikker avhending :
   - Skarpe instrumenter og utstyr kastes på en sikker måte i henhold til protokollene for håndtering av biomedisinsk avfall.

10. Bruk egnede hansker :
    - Sykepleiere bruker egnede hansker når de håndterer skarpe instrumenter eller potensielt kontaminert materiale.

11. Bevissthet om sterilt miljø :
    - Sykepleierne er oppmerksomme på det sterile miljøet rundt seg og tar forholdsregler for å unngå usteril kontakt med instrumenter og utstyr.

12. Etter- og videreutdanning :
- Sykepleierne får kontinuerlig opplæring i beste praksis for sikker håndtering av instrumenter og utstyr.

Sikker håndtering av skarpe instrumenter og utstyr på operasjonsstuen er avgjørende for å forebygge skader og infeksjoner. Strenge protokoller og god praksis sikrer at den kirurgiske prosessen gjennomføres på en trygg måte for pasientene og det medisinske teamet.

Forebygging av skader og eksponering for kroppsvæsker har høy prioritet på operasjonsstuen for å ivareta sikkerheten til sykepleierne og det medisinske teamet. Skader fra skarpe gjenstander, sprut av kroppsvæsker og utilsiktet kontakt med biologisk materiale utgjør en helse- og sikkerhetsrisiko. Slik forebygger operasjonssykepleiere disse skadene og eksponeringene:

1. Bruk av personlig verneutstyr (PPE) :
- Sykepleiere bruker hansker, masker, vernebriller og sterile frakker for å minimere kontakt med kroppsvæsker og kontaminanter.

2. Forsiktig håndtering av instrumenter :
- Skarpe instrumenter håndteres med forsiktighet, og det brukes egnede grepsteknikker for å unngå kuttskader.

3. Teknikker for sikker fjerning av hansker :
- Sykepleierne har fått opplæring i sikker fjerning av hansker for å unngå kontaminering når de tar av hanskene.

4. Bruk av spesialbeholdere :
- Skarpe instrumenter og gjenstander plasseres i spesielle beholdere som er utformet for å forhindre skader ved avhending.

5. Forholdsregler ved håndtering :
- Sykepleiere unngår unødvendig håndtering av skarpe gjenstander eller gjennomstikkende materialer, og minimerer dermed risikoen for skader.

6. Miljøbevissthet :
   - Sykepleiere er oppmerksomme på omgivelsene og nærheten til potensielt farlige skarpe gjenstander eller medisinsk utstyr.

7. Bruk av barrierer :
   - Beskyttelsesbarrierer, som sterile forheng og skjermer, brukes for å forhindre sprut av kroppsvæsker.

8. Håndtering av kroppsvæsker :
   - Sykepleiere håndterer kroppsvæsker med forsiktighet og unngår sprut eller direkte kontakt.

9. Bruk av sikkerhetssprøyter :
   - Sikkerhetssprøyter med låsemekanismer brukes for å minimere risikoen for utilsiktede stikk.

- 10. Opplæring i hjerte- og lungeredning (HLR): Sykepleiere får opplæring i HLR for å kunne gripe raskt inn ved alvorlige skader.

11. Etter- og videreutdanning :
   - Sykepleierne får kontinuerlig opplæring i beste praksis for forebygging av skader og eksponering.

12. Rapportering av hendelser :
   - Ethvert tilfelle av skade eller eksponering rapporteres umiddelbart, slik at nødvendige tiltak kan iverksettes.

Forebygging av skader og eksponering for kroppsvæsker er en viktig del av sikkerheten på operasjonsstuen. Strenge protokoller og god praksis bidrar til å minimere risikoen for sykepleiere og opprettholde et trygt miljø for alle medlemmer av det medisinske teamet.

Kvalitetskontroll og resultatvurdering

Det er viktig å iverksette tiltak for å sikre at sikkerhetsstandardene for operasjonsstuer overholdes for å garantere sikkerheten til pasientene, det medisinske teamet og sykepleierne. Disse tiltakene tar sikte på å opprettholde et trygt miljø og forebygge potensielle risikoer. Slik implementerer operasjonssykepleiere disse tiltakene:

1. Opplæring og utdanning :
   - Sykepleierne får grunnleggende og løpende opplæring i sikkerhetsprotokoller, beste praksis og gjeldende standarder.

2. Overholdelse av protokoller :
   - Sykepleierne følger nøye protokollene som er etablert for hvert trinn i operasjonen, og er spesielt oppmerksomme på sikkerhetsprosedyrene.

3. Bruk av personlig verneutstyr (PPE) :
   - Sykepleiere bruker egnet personlig verneutstyr, inkludert hansker, masker, vernebriller og sterile frakker, i henhold til gjeldende standarder.

4. Preoperativ kontroll :
   - Før operasjonen begynner, utfører sykepleierne grundige kontroller for å sikre at alle protokoller og sikkerhetstiltak er på plass.

5. Tverrfaglig kommunikasjon :
   - Sykepleiere samarbeider tett med andre medlemmer av operasjonsteamet for å sikre at alle er klar over sikkerhetsprotokollene.

6. Overholdelse av sterile prosedyrer :
   - Sykepleierne følger strenge prosedyrer for å opprettholde et sterilt miljø, blant annet ved å bruke egnede klær og holde instrumentene sterile.

7. Kontroll av krysskontaminering :
   - Sykepleierne iverksetter tiltak for å unngå krysskontaminering ved å bruke sterile draperier, barrierer og desinfeksjonsprotokoller.

8. Håndtering av biomedisinsk avfall :
   - Sykepleiere kvitter seg med biomedisinsk avfall i henhold til avfallshåndteringsreglene for å unngå risiko for kontaminering.

9. Overvåking av vitale tegn :
   - Sykepleierne overvåker kontinuerlig pasientens vitale tegn under operasjonen for å oppdage eventuelle endringer raskt.

10. Pasientidentifikasjon :
    - Sykepleierne kontrollerer nøye pasientens identifikasjon før operasjonen for å sikre at inngrepet er korrekt.

11. Smittevern :
    - Sykepleierne følger strenge rutiner for sterilisering, aseptikk og infeksjonsforebygging for å minimere risikoen.

12. Hendelsesrapporter :
    - Sikkerhetshendelser og potensielle feil rapporteres og dokumenteres for analyse og kontinuerlig forbedring.

Implementeringen av disse tiltakene sikrer at sikkerhetsstandardene for operasjonsstuer overholdes, noe som reduserer risikoen for pasientene og det medisinske teamet. Dette bidrar til å opprettholde et trygt og effektivt miljø for kirurgiske inngrep.

Innsamling av data og analyse av hendelser på operasjonsstuen er viktig for å sikre kontinuerlig forbedring av sikkerhet, pleiekvalitet og prosedyrer. Dataene som samles inn og analysene som utføres, gjør det mulig å identifisere problemområder, iverksette korrigerende tiltak og forebygge fremtidige hendelser. Slik gjennomfører operasjonssykepleiere denne prosessen:

1. Datainnsamling :
   - Sykepleiere samler inn data om kirurgiske hendelser, feil, praksis, prosedyrer og resultater.

2. Rapportering av hendelser :
   - Sikkerhetshendelser, medisinske feil og uønskede hendelser rapporteres og dokumenteres i detaljerte rapporter.

3. Retrospektiv analyse :
   - Sykepleiere analyserer hendelser ved hjelp av metoder som rotårsaksanalyse for å identifisere medvirkende faktorer.

4. Risikostyringskomiteen :
   - Dataene gjennomgås av en risikostyringskomité som vurderer hendelser, anbefaler korrigerende tiltak og overvåker gjennomføringen av disse.

5. Casestudier :
   - Hendelser undersøkes i form av casestudier for å forstå omstendighetene, de menneskelige faktorene og prosessene som var involvert.

6. Identifisere trender :
   - Dataene analyseres for å identifisere tilbakevendende trender, mønstre og risikoområder.

7. Gjennomføring av korrigerende tiltak :
   - Basert på analysene iverksettes korrigerende tiltak for å forhindre at lignende hendelser gjentar seg.

8. Opplæring og bevisstgjøring :
   - Resultatene av analysene brukes til å utvikle opplærings- og bevisstgjøringsprogrammer for å forbedre teamets ferdigheter og sikkerhetsbevissthet.

9. Evaluering av protokoller :
   - Sikkerhetsprotokoller og -prosedyrer evalueres på grunnlag av resultatene fra hendelsesanalyser for å sikre at de er effektive.

10. Tilbakemelding :
    - Sykepleiere deler erfaringer og læring fra hendelser for å fremme en kultur for læring og kontinuerlig forbedring.

11. Overvåking av resultatindikatorer :
    - Resultatindikatorer overvåkes og evalueres for å måle fremdriften og effektiviteten av iverksatte korrigerende tiltak.

12. Tverrfaglig kommunikasjon :
    - Konklusjonene fra analysene formidles til hele det kirurgiske teamet for å sikre en kollektiv forståelse av erfaringene.

Ved å samle inn data og analysere hendelser kan vi identifisere potensielle problemer, iverksette proaktive tiltak og kontinuerlig forbedre operasjonsstuens prosesser og protokoller. Dette bidrar til å skape et tryggere miljø for pasienter og helsepersonell.

Kommunikasjon og koordinering i tilfelle komplikasjoner

Rask og effektiv kommunikasjon ved komplikasjoner eller hendelser på operasjonsstuen er avgjørende for å sikre rask respons, minimere risikoen for pasientene og sikre koordinering av det medisinske teamet. Sykepleiere spiller en sentral rolle i denne kommunikasjonen for å sikre at problemer rapporteres og håndteres raskt. Slik sikrer de rask og effektiv kommunikasjon:

1. Bruk av dedikerte kommunikasjonssystemer :
   - Operasjonsstuer er ofte utstyrt med spesifikke kommunikasjonssystemer, som intercoms eller trådløse kommunikasjonsenheter, for å muliggjøre umiddelbar kommunikasjon mellom teammedlemmene.

2. Kommunikasjonshierarki :
   - Sykepleierne følger et definert kommunikasjonshierarki for å rapportere problemer til de relevante medlemmene av det medisinske teamet, vanligvis med anestesilegen eller kirurgen som første instans.

3. Verbal kommunikasjon :
   - Sykepleiere bruker verbal kommunikasjon for å rapportere komplikasjoner eller hendelser raskt, og gir klar og presis informasjon om situasjonen.

4. Bruk av nødkoder :
   - Spesifikke nødkoder brukes til raskt å signalisere kritiske situasjoner, for eksempel hjertestans eller blødning, og mobiliserer hele det medisinske teamet.

5. Bruk av manuelle tegn :
   - Sykepleiere kan bruke forhåndsavtalte håndsignaler for å diskret signalisere problemer eller behov til andre teammedlemmer.

6. Skriftlig kommunikasjon :
   - Sykepleierne dokumenterer umiddelbart eventuelle komplikasjoner eller hendelser i pasientens journal for å sikre oppfølging og kontinuitet i behandlingen.

7. Regelmessige teammøter :
   - De medisinske teamene har regelmessige møter for å diskutere tilfeller, komplikasjoner og hendelser, noe som letter kommunikasjonen og den kollektive læringen.

8. Overføring av kortfattet informasjon :
   - Sykepleiere kommuniserer kortfattet, men grundig, slik at viktig informasjon kan videreformidles raskt uten å forsinke nødvendige tiltak.

9. Konstruktiv tilbakemelding :
   - Etter at en komplikasjon er løst, deltar sykepleierne i debriefinger for å diskutere tiltakene som er iverksatt, resultatene og erfaringene som er gjort.

10. Bruk av teknologi :
    - Elektroniske journalsystemer og sikre kommunikasjonsapplikasjoner kan brukes til å dele kritisk informasjon raskt.

11. Kommunikasjonstrening :
    - Sykepleiere får opplæring i mellommenneskelig kommunikasjon og konflikthåndtering for å forbedre evnen til å kommunisere effektivt i stressende situasjoner.

Rask og effektiv kommunikasjon ved komplikasjoner eller hendelser gjør det mulig for det medisinske teamet å reagere raskt, ta informerte beslutninger og gi pasienten best mulig behandling. Dette bidrar til å opprettholde sikkerheten og kvaliteten på behandlingen på operasjonsstuen.

Koordinering av innsatsen for å løse problemer og stabilisere situasjonen på operasjonsstuen er avgjørende for pasientsikkerheten og for at operasjonen skal kunne gjennomføres uten problemer. Sykepleiere spiller en sentral rolle i denne koordineringen, i nært samarbeid med medlemmer av det medisinske teamet. Slik koordinerer de innsatsen for å løse problemer og stabilisere situasjonen:

1. Klar og tydelig kommunikasjon :
   - Sykepleierne kommuniserer klart og tydelig med teammedlemmene for å dele relevant informasjon om situasjonen og hvilke tiltak som skal iverksettes.

2. Koordineringssykepleiernes rolle :
   - Noen sykepleiere kan utpekes som koordinerende sykepleiere med ansvar for å sentralisere informasjon, organisere ressurser og legge til rette for kommunikasjon.

3. Definisjon av roller og ansvarsområder :
   - Hvert medlem av teamet kjenner sin rolle og sitt ansvar i tilfelle et problem, noe som gjør det lettere å koordinere innsatsen.

4. Kollektiv beslutningstaking :
   - Viktige beslutninger tas kollektivt og involverer alle teammedlemmene for å sikre en helhetlig tilnærming.

5. Bruk av nødprotokoller :
   - Forhåndsdefinerte beredskapsprotokoller aktiveres for å veilede tiltak i tilfelle større komplikasjoner, noe som sikrer en sammenhengende og strukturert respons.

6. Rask mobilisering av ressurser :
   - Sykepleierne koordinerer rask mobilisering av nødvendige ressurser som anestesiteam, rådgivende spesialister osv.

7. Prioritering av tiltak :
   - Tiltakene som skal iverksettes, prioriteres etter hvor mye det haster og hvilken innvirkning de har på pasienten, slik at de mest kritiske tiltakene iverksettes først.

8. Tidsstyring :
   - Sykepleierne overvåker tiden nøye for å sikre at nødvendige tiltak iverksettes uten unødig forsinkelse.

9. Tverrfaglig samarbeid :
   - Teammedlemmene jobber tett sammen og deler sin ekspertise og kunnskap for å løse problemer på en helhetlig måte.

10. Løpende kommunikasjon :
- Sykepleierne opprettholder løpende kommunikasjon med teammedlemmene for å holde alle informert om utviklingen og pågående tiltak.

11. Evaluering av effektiviteten :
- Sykepleierne overvåker effekten av tiltakene og foretar nødvendige justeringer etter hvert som situasjonen utvikler seg.

12. Debriefing etter vedtaket :
- Når problemet er løst, møtes det medisinske teamet til en debriefing for å analysere tiltakene som er iverksatt, identifisere erfaringer og utforske forbedringsmuligheter.

Effektiv koordinering av innsatsen for å løse problemer og stabilisere situasjonen er avgjørende for å minimere risiko, ivareta pasientsikkerheten og garantere at operasjonen blir vellykket. Sykepleiere spiller en sentral rolle i denne koordineringen, i samarbeid med hele det medisinske teamet.

Integrering av teknologier for sikkerhet

Bruk av sanntids pasientmonitorering og overvåkningssystemer på operasjonsstuen er viktig for å kunne følge pasientens tilstand nøye under hele operasjonen. Disse systemene gir viktig informasjon i sanntid, slik at sykepleierne og det medisinske teamet raskt kan oppdage endringer og iverksette nødvendige tiltak. Slik bruker sykepleierne disse systemene:

1. Monitorer for vitale tegn :
- Monitorene overvåker pasientens vitale tegn i sanntid, for eksempel puls, blodtrykk, oksygenmetning, temperatur og respirasjonsfrekvens.

2. Sentrale skjermer :
- De sentrale skjermene viser de vitale tegnene til flere pasienter samtidig, slik at sykepleierne kan overvåke flere pasienter samtidig.

3. Alarmer :
   - Overvåkningssystemene utløser alarmer ved unormale verdier eller store svingninger i vitale tegn, slik at sykepleierne blir varslet om eventuelle problemer.

4. Trendkurver :
   - Trendkurver plottes i sanntid, slik at sykepleierne kan visualisere endringer i vitale tegn over en gitt periode.

5. Parametere som kan tilpasses :
   - Sykepleierne kan tilpasse alarmparametrene til pasientens spesifikke behov og det kirurgiske inngrepet.

6. Overvåking av anestesi :
   - Overvåkingssystemene registrerer også anestesirelaterte parametere, for eksempel konsentrasjonen av anestesimidler og anestesidybden.

7. Nevrologisk overvåking :
   - Ved noen operasjoner kan nevrologisk overvåking i sanntid, for eksempel elektroencefalografi (EEG), brukes til å oppdage hjerneforandringer.

8. Hemodynamisk overvåking :
   - Apparater for hemodynamisk overvåking, som f.eks. pulmonal arterielinje, kan brukes til å overvåke pasientens hemodynamiske parametere.

9. Blodgassovervåking :
   - Sykepleiere overvåker blodgassnivåene, inkludert arterielle blodgasser og elektrolytter, for å vurdere syre-base-balansen.

10. Digitale opptak :
    - Dataene registreres digitalt, slik at sykepleierne kan se og sammenligne data om vitale tegn over tid.

11. Integrasjon med medisinske journaler :
    - Overvåkingssystemene kan integreres med elektroniske pasientjournaler for fullstendig og nøyaktig dokumentasjon.

12. Raskt svar :
    - Ved å overvåke data i sanntid kan sykepleierne reagere raskt på plutselige endringer eller komplikasjoner.

Bruken av sanntids pasientmonitorering og overvåkningssystemer gjør det mulig for sykepleierne å holde seg løpende informert om pasientens tilstand under operasjonen. Dette bidrar til å garantere pasientsikkerheten og til å iverksette umiddelbare tiltak ved behov, noe som sikrer optimal pleie på operasjonsstuen.

Bruk av avansert teknologi på operasjonsstuen spiller en avgjørende rolle for å redusere menneskelige feil og forbedre pasientsikkerheten. Disse teknologiene er utviklet for å utfylle helsepersonellets ferdigheter, minimere risikoen og optimalisere prosessene. Slik kan sykepleiere ta i bruk disse teknologiene for å redusere menneskelige feil på operasjonsstuen:

1. Automatiserte sporingssystemer :
   - Automatiserte systemer for overvåking av vitale tegn og fysiologiske data kan raskt oppdage unormale variasjoner og utløse alarmer i tilfelle problemer.

2. Beslutningsstøttesystemer :
   - Programvare for beslutningsstøtte gir anbefalinger basert på pasientdata og hjelper sykepleierne med å ta informerte beslutninger.

3. Kirurgisk robotteknologi :
   - Kirurgiske roboter hjelper kirurger og sykepleiere med komplekse prosedyrer, forbedrer presisjonen og reduserer antall feil.

4. Avansert medisinsk avbildning :
   - Sanntidsbilder, som intraoperativ røntgen og ultralyd, hjelper sykepleierne med å visualisere pasientens indre strukturer under operasjonen.

5. Elektroniske pasientjournaler (EMR) :
   - EMR gir umiddelbar tilgang til pasientinformasjon, noe som reduserer feilene forbundet med manuell transkripsjon.

6. Automatisk merking og identifikasjon :
   - Automatiserte systemer for pasientidentifisering og merking av prøver reduserer risikoen for forveksling.

7. Intelligent instrumentering :
   - Intelligente kirurgiske instrumenter kan spore bruken og plasseringen av instrumenter, noe som minimerer risikoen for at gjenstander blir liggende igjen inne i pasienten.

8. Utvidet virkelighet og virtuell virkelighet :
   - Disse teknologiene hjelper sykepleierne med å visualisere anatomiske strukturer i 3D, noe som gjør det enklere å navigere under komplekse prosedyrer.

9. Simulering og virtuell trening :
   - Med virtuelle simulatorer kan sykepleiere trene på komplekse scenarier og forbedre sine ferdigheter og beslutningsprosesser.

10. Sporbarhet av legemidler og utstyr :
    - Sporbarhetssystemer sikrer korrekt bruk av legemidler og utstyr og minimerer risikoen for feil.

11. Fjernovervåking :
    - Telemedisinsk teknologi gjør det mulig for sykepleiere å overvåke pasienter på avstand, noe som kan være nyttig i visse sammenhenger.

12. Dataanalyse og maskinlæring :
    - Dataanalyse og maskinlæring kan bidra til å identifisere trender, forutsi komplikasjoner og forbedre beslutningsprosessen.

Ved å integrere disse avanserte teknologiene i operasjonssykepleiernes praksis kan man i betydelig grad redusere menneskelige feil, forbedre pasientsikkerheten og effektivisere pleien. Det er imidlertid viktig å merke seg at disse teknologiene må brukes på en måte som utfyller de menneskelige ferdighetene og tar hensyn til helsepersonellets kliniske ekspertise.

Opplæring og utvikling av sikkerhetskompetanse

Etterutdanning er avgjørende for at operasjonssykepleiere skal kunne forbedre sine ferdigheter innen risikohåndtering og sikkerhet. Stadige fremskritt innen medisin, kirurgiske teknikker og sikkerhetsstandarder krever kontinuerlig oppdatering av kunnskap og ferdigheter. Slik kan etterutdanning bidra til å forbedre risikostyringen og sikkerheten på operasjonsstuen:

1. Oppdatering av kunnskap :
   - Løpende opplæring gjør det mulig for sykepleierne å holde seg oppdatert på de nyeste medisinske fremskrittene, sikkerhetsprotokoller og beste praksis.

2. Opplæring i ny teknologi :
   - Sykepleierne får opplæring i sikker bruk av ny medisinsk teknologi og avansert utstyr på operasjonsstuen.

3. Forebyggingsteknikker :
   - Opplæringsprogrammene omfatter spesifikke teknikker for å forebygge feil, komplikasjoner og risikoer på operasjonsstuen.

4. Opplæring i nødprosedyrer :
   - Sykepleiere er opplært i krisehåndtering og rask beslutningstaking for å ivareta pasientsikkerheten.

5. Praktiske simuleringer :
   - Komplekse scenariosimuleringer hjelper sykepleierne med å utvikle sine ferdigheter i risikostyring i et kontrollert miljø.

6. Analyse av hendelser :
   - Opplæringen kan omfatte analyse av tidligere hendelser for å identifisere årsaker og forebyggende tiltak.

7. Effektiv kommunikasjon :
   - Sykepleiere er opplært til å kommunisere effektivt i krisesituasjoner, med vekt på koordinering og samarbeid.

8. Ressursforvaltning :
   - Løpende opplæring kan omfatte moduler om effektiv forvaltning av materielle og menneskelige ressurser på operasjonsstuen.

9. Kunnskap om protokoller :
   - Sykepleierne får opplæring i spesifikke sikkerhetsprotokoller, for eksempel pasientidentifisering, preoperative kontroller osv.

10. Sikkerhetskultur :
- Kontinuerlig opplæring oppmuntrer til å skape en sikkerhetskultur på operasjonsstuen, der alle i teamet prioriterer pasientsikkerhet.

11. Opplæring i stressmestring :
- Sykepleiere kan få opplæring i å håndtere stress og følelser i kritiske situasjoner for å opprettholde mental klarhet.

12. Deltakelse i workshops og konferanser :
- Workshops og konferanser gir deg muligheten til å lære av bransjeeksperter og utveksle erfaringer med andre fagfolk.

Etter- og videreutdanning spiller en viktig rolle i operasjonssykepleiernes faglige utvikling ved å forbedre deres ferdigheter i risikohåndtering, øke deres forståelse av sikkerhetsprotokoller og hjelpe dem med å levere pasientbehandling av høy kvalitet.

Deltakelse i workshops og opplæring i beste praksis er en viktig del av etterutdanningen for operasjonssykepleiere. Disse læringsmulighetene er en effektiv måte å tilegne seg nye ferdigheter på, oppdatere eksisterende kunnskap og lære om de nyeste tilnærmingene til sikkerhet og pleiekvalitet. Slik kan operasjonssykepleiere dra nytte av å delta i slike workshoper og kurs:

1. Tilegnelse av nye ferdigheter :
   - Workshops og opplæringskurs gjør sykepleierne kjent med nye teknikker, teknologier og tilnærminger som kan brukes til å forbedre sikkerheten og kvaliteten på pleien.

2. Oppdatering av kunnskap :
   - Sykepleierne holder seg oppdatert på de siste medisinske fremskrittene, oppdaterte kliniske retningslinjer og nye forskrifter for operasjonsstuen.

3. Deling av erfaringer :
   - Workshops gir mulighet til å dele erfaringer og utfordringer med andre sykepleiere, noe som fremmer gjensidig læring.

4. Samhandling med eksperter :
   - Opplæringskursene ledes ofte av bransjeeksperter, noe som gir en unik mulighet til å samhandle med erfarne fagfolk.

5. Praktisk anvendelse :
   - Workshops og opplæringskurs fokuserer som regel på virkelige scenarier, slik at sykepleierne kan praktisere sine nyervervede ferdigheter.

6. Styrke beslutningsprosessen :
   - Sykepleiere lærer å ta informerte beslutninger basert på beste praksis og aktuell vitenskapelig dokumentasjon.

7. Sikkerhetsbevissthet :
   - Opplæring i beste praksis understreker ofte viktigheten av pasientsikkerhet og hjelper sykepleierne med å opprettholde en sikkerhetskultur.

8. Tilpasning til endringer :
   - Workshopene hjelper sykepleierne til raskt å tilpasse seg endringer i medisinsk praksis og integrere nye metoder i rutinene.

9. Profesjonell nettverksbygging :
   - Opplæringsarrangementer gir en plattform for nettverksbygging med annet helsepersonell og oppmuntrer til kunnskapsdeling.

10. Implementering av forbedrede protokoller :
    - Sykepleiere kan lære å implementere forbedrede protokoller og prosedyrer for å optimalisere pleien på operasjonsstuen.

11. Validering av ferdigheter :
    - Deltakelse i workshops kan bidra til å validere ferdigheter og overholdelse av sikkerhetsstandarder.

Å delta på workshops og kurs om beste praksis er en verdifull investering for operasjonssykepleiere, ettersom det gjør dem i stand til å yte behandling av høy kvalitet, ivareta pasientsikkerheten og holde seg i forkant av den medisinske utviklingen.

Kapittel 5

Kommunikasjon og koordinering på operasjonsstuen

Betydningen av effektiv kommunikasjon på operasjonsstuen

Effektiv kommunikasjon spiller en avgjørende rolle for pasientsikkerheten og de kirurgiske resultatene på operasjonsstuen. Tydelig, åpen og koordinert kommunikasjon mellom alle medlemmene i det medisinske teamet bidrar til å minimere feil, forebygge komplikasjoner og sikre behandling av høy kvalitet. Slik påvirker kommunikasjon pasientsikkerheten og de kirurgiske resultatene:

1. Forebygging av feil :
   - Nøyaktig kommunikasjon bidrar til å dele viktig informasjon, unngå misforståelser og forebygge feil i forbindelse med medisinering, pasientidentifisering osv.

2. Teamkoordinering :
   - Effektiv kommunikasjon legger til rette for koordinering av handlinger mellom kirurger, anestesileger, sykepleiere og andre teammedlemmer, og sikrer at det kirurgiske inngrepet går knirkefritt.

3. Rask respons på komplikasjoner :
   - Rask kommunikasjon ved komplikasjoner betyr at beslutninger kan tas raskt og koordinert for å minimere risikoen for pasienten.

4. Beredskapsledelse :
   - Kommunikasjon er avgjørende for å koordinere tiltak i nødsituasjoner, for eksempel ved hjertestans eller kraftig blødning.

5. Overføring av preoperativ informasjon :
   - Nøyaktig kommunikasjon av preoperativ medisinsk informasjon, som allergier, medisinering og tidligere helseproblemer, er avgjørende for å kunne tilpasse behandlingen.

6. Overvåking av vitale tegn :
   - Regelmessig kommunikasjon av pasientens vitale tegn mellom medlemmene i teamet bidrar til å overvåke pasientens tilstand og oppdage eventuelle endringer raskt.

7. Informert samtykke :
   - Tydelig og forståelig kommunikasjon mellom det medisinske teamet og pasienten er avgjørende for å oppnå informert samtykke til kirurgi.

8. Utveksling av informasjon :
   - Kontinuerlig kommunikasjon mellom teammedlemmene sikrer at viktig informasjon videreformidles gjennom hele prosedyren.

9. Preoperativ forberedelse :
   - Kommunikasjon mellom det medisinske teamet for å forberede pasienten, kontrollere instrumentene og planlegge operasjonen sikrer effektiv gjennomføring.

10. Postoperativ oppfølging :
    - Postoperativ kommunikasjon mellom det medisinske teamet er viktig for å håndtere den postoperative behandlingen og forebygge komplikasjoner.

11. Tverrfaglig samarbeid :
    - Kommunikasjon legger til rette for samarbeid mellom ulike medisinske spesialiteter, noe som forbedrer den generelle pasientbehandlingen.

12. Rapport og debriefing :
    - Kommunikasjon ved slutten av operasjonen, under rapporten og debriefingen, gjør det mulig å dele viktig informasjon for den postoperative behandlingen.

Effektiv kommunikasjon på operasjonsstuen bidrar til å skape en sikkerhetskultur, skaper tillit i det medisinske teamet og forbedrer de kirurgiske resultatene ved å sikre konsekvent, godt koordinert og pasientsentrert behandling.

Kommunikasjon i det kirurgiske miljøet kan være spesielt komplisert på grunn av en rekke spesifikke utfordringer. Disse utfordringene kan påvirke pasientsikkerheten, teamkoordinasjonen og de kirurgiske resultatene. Nedenfor følger en vurdering av de viktigste utfordringene knyttet til kommunikasjon i det kirurgiske miljøet:

1. Profesjonelt hierarki :
   - Det medisinske hierarkiet kan noen ganger hindre åpen kommunikasjon, spesielt hvis teammedlemmene kvier seg for å uttrykke bekymringer eller forslag til mer erfarne fagpersoner.

2. Stress og tidspress :
   - Det stressende miljøet på operasjonsstuen kan hindre klar og gjennomtenkt kommunikasjon, noe som kan føre til misforståelser og feil.

3. Ikke-verbal kommunikasjon :
   - På grunn av masker, vernebriller og annet utstyr kan ikke-verbal kommunikasjon, for eksempel ansiktsuttrykk, være begrenset, noe som gjør det vanskeligere å forstå følelser og intensjoner.

4. Multitasking :
   - Teammedlemmene må ofte sjonglere med mange samtidige oppgaver, noe som kan gjøre det vanskelig å kommunisere sammenhengende og til rett tid.

5. Støy fra omgivelsene :
   - Støy fra utstyr, samtaler og alarmer på operasjonsstuen kan forstyrre kommunikasjonen og hindre oppmerksom lytting.

6. Endringer i personalet :
   - Den hyppige rotasjonen av medisinsk og pleiepersonale kan føre til problemer med kjennskap og gjensidig forståelse.

7. Språklige og kulturelle barrierer :
   - Kirurgiske team kan bestå av medlemmer fra ulike kulturer og språk, noe som kan føre til kommunikasjonsproblemer.

8. Ufullstendig informasjonsoverføring :
   - Viktig informasjon kan bli utelatt eller dårlig videreformidlet når man går fra ett teammedlem til et annet (for eksempel når man går fra det kirurgiske teamet til det postoperative teamet).

9. Bruk av forkortelser og sjargong :
   • Overdreven bruk av forkortelser og medisinsk sjargong kan føre til misforståelser, særlig for teammedlemmer som er mindre kjent med disse begrepene.

10. Asynkron kommunikasjon :
    • Teammedlemmene er ikke alltid til stede på operasjonsstuen samtidig, noe som kan føre til problemer med informasjonsoverføringen.

11. Nødkommunikasjon :
    • Nødsituasjoner krever rask og koordinert kommunikasjon, noe som kan være vanskelig å få til under press.

12. Kompleks informasjonsoverføring :
    • Formidling av komplisert medisinsk informasjon, for eksempel detaljene i en prosedyre, kan kreve spesifikke kommunikasjonsferdigheter for å sikre forståelse.

For å overvinne disse utfordringene er det avgjørende å implementere effektive kommunikasjonsstrategier, for eksempel preoperative briefinger, revisjonsprotokoller, opplæring i tverrprofesjonell kommunikasjon og bevisstgjøring av viktigheten av åpen og respektfull kommunikasjon i det kirurgiske teamet.

Roller og ansvarsområder i det kirurgiske teamet

En klar rollefordeling i operasjonsteamet, som består av kirurger, anestesileger, sykepleiere og operasjonsassistenter, er avgjørende for å sikre effektiv koordinering, minimere feil og garantere pasientsikkerheten. Hvert medlem av teamet har spesifikke ansvarsområder som bidrar til at det kirurgiske inngrepet blir vellykket. Her er en oversikt over rollene til hver enkelt gruppe:

Kirurger:
   • Kirurgene er ansvarlige for å utføre det kirurgiske inngrepet. Deres medisinske og tekniske ekspertise er avgjørende for at inngrepet skal kunne utføres sikkert og effektivt. Kirurger har blant annet ansvar for å planlegge

inngrepet, utføre de kirurgiske prosedyrene, ta intraoperative beslutninger og kommunisere med teamet.

Anestesileger:
- Anestesileger er ansvarlige for å administrere pasientens anestesi under operasjonen. Deres rolle er å vurdere pasientens helsetilstand, velge riktig anestesimetode, administrere de nødvendige medikamentene og kontinuerlig overvåke pasientens vitale tegn under inngrepet. De spiller en nøkkelrolle når det gjelder å opprettholde pasientens fysiologiske stabilitet.

Operasjonssykepleiere :
- Operasjonssykepleiere har en allsidig rolle som omfatter klargjøring av operasjonsstuen, håndtering av instrumenter og sterilt utstyr, assistanse til kirurgen og anestesilegen, overvåking av pasientens vitale tegn, nøyaktig dokumentasjon og koordinering av teamet. De sørger for at alle logistiske og kliniske aspekter ved inngrepet går knirkefritt.

Driftshjelpemidler :
- Operasjonsassistenter, ofte kalt operasjonsteknikere, gir direkte praktisk støtte til kirurgene. Arbeidsoppgavene omfatter håndtering av instrumenter, opprettholdelse av et sterilt felt, prøvetaking og utførelse av spesifikke oppgaver i henhold til kirurgens behov. De sørger for en sikker og effektiv arbeidsflyt under inngrepet.

For å sikre klare roller og god kommunikasjon er det viktig at hvert medlem av teamet ikke bare forstår sin egen rolle, men også de andres. Preoperative briefinger, revisjonsprotokoller, tverrprofesjonell kommunikasjonstrening og regelmessige møter kan bidra til å styrke den gjensidige rolleforståelsen og skape et samarbeidende og trygt arbeidsmiljø. Når alle teammedlemmene er klar over hva som forventes av dem, forbedres kvaliteten på pleien og pasientresultatene betydelig.

Tverrprofesjonelt samarbeid er en viktig del av den helhetlige pasientbehandlingen i det kirurgiske miljøet. Det innebærer tett samarbeid og effektiv kommunikasjon mellom de ulike medlemmene av det medisinske teamet, inkludert kirurger, anestesileger, sykepleiere, operasjonsstueassistenter og annet helsepersonell. Denne helhetlige tilnærmingen sikrer at alle aspekter ved pasientens helse og velvære blir tatt i betraktning, fra forberedelsene til operasjonen til den postoperative rekonvalesensen. Slik sikrer tverrprofesjonelt samarbeid helhetlig pasientbehandling:

1. Fullstendig vurdering :
   - Teammedlemmene bidrar med sin unike kompetanse til en omfattende vurdering av pasienten, der det tas hensyn til pasientens medisinske tilstand, historie, allergier, medisinering og andre relevante faktorer.

2. Preoperativ planlegging :
   - Tverrprofesjonelt samarbeid gjør det mulig å diskutere og planlegge det kirurgiske inngrepet og ta hensyn til alle medisinske, anestetiske og logistiske aspekter for å sikre pasientens sikkerhet og komfort.

3. Kommunisere pasientens behov :
   - De ulike fagpersonene deler viktig informasjon om pasientens spesifikke behov, for eksempel kostholdspreferanser, medisinske begrensninger og mobilitetsproblemer.

4. Intraoperativ koordinering :
   - Under operasjoner sikrer tverrprofesjonelt samarbeid kommunikasjon i sanntid for å kunne reagere på endrede pasientbehov, tilpasse behandlingen og minimere risiko.

5. Smerte- og angstbehandling :
   - Fagpersoner samarbeider om å håndtere pasientens smerter og angst før, under og etter inngrepet ved hjelp av både medikamentelle og ikke-medikamentelle metoder.

6. Postoperativ overvåking og oppfølging :
   - Etter operasjonen fortsetter samarbeidet med å overvåke pasientens rekonvalesens, administrere nødvendige medisiner, overvåke vitale tegn og håndtere eventuelle komplikasjoner.

7. Rehabilitering og restitusjon :
   - Teammedlemmene samarbeider om å utvikle personlige rehabiliteringsplaner og gi kontinuerlig oppfølging for å sikre optimal bedring.

8. Kommunikasjon med pasienten og familien :
   - Effektiv tverrfaglig kommunikasjon sikrer at pasienter og pårørende er godt informert om inngrepet, postoperativ behandling og forventninger, noe som skaper tillit og forståelse.

9. Overføring av pleie:
   - Når pasienten er klar til å forlate sykehuset, sørger det tverrfaglige samarbeidet for en smidig overgang til postoperativ behandling hjemme eller på en rehabiliteringsinstitusjon.

Tverrprofesjonelt samarbeid beriker pasientbehandlingen ved å tilby tverrfaglig ekspertise, unngå informasjonssiloer og sikre en helhetlig, pasientsentrert tilnærming. Dette forbedrer kvaliteten på pleien, reduserer risikoen for feil og bidrar til optimale operasjons- og rekonvalesensresultater.

Protokoller for preoperativ orientering

Preoperative møter er et viktig ledd i planleggingen og koordineringen av kirurgiske inngrep. Her samles de viktigste medlemmene av det medisinske teamet, inkludert kirurger, anestesileger, operasjonssykepleiere, operasjonsassistenter og annet helsepersonell som er involvert i inngrepet. Formålet med disse møtene er å diskutere operasjonsplanen, ta opp bekymringer og sikre en felles forståelse av det forestående inngrepet. Slik kan preoperative møter være til nytte for operasjonsplanleggingen:

1. Gjennomgang av operasjonsplanen :
   - Preoperative møter gir teammedlemmene mulighet til å gjennomgå detaljene i operasjonsplanen, inkludert de spesifikke trinnene i inngrepet, planlagte snitt, pasientposisjoner, nødvendige instrumenter osv.

2. Avklaring av roller :
   - Hver enkelt fagperson i teamet forstår sin rolle i inngrepet og hvordan de skal bidra til at operasjonen blir vellykket.

3. Diskusjon om bekymringer :
   - Teammedlemmene har mulighet til å ta opp og diskutere potensielle bekymringer, for eksempel pasientallergier,

viktige medisinske anamneser, tidsbegrensninger eller andre logistiske problemer.

4. Håndtering av forventede komplikasjoner :
   - Preoperative møter brukes til å diskutere potensielle komplikasjoner og handlingsplaner i nødstilfeller.

5. Logistikkoordinering :
   - Logistiske detaljer som plassering av instrumenter, utforming av operasjonssalen og pasientens spesifikke behov diskuteres for å sikre at inngrepet går knirkefritt.

6. Tverrprofesjonell kommunikasjon :
   - Preoperative møter oppmuntrer til tverrprofesjonell kommunikasjon ved å gjøre det mulig for de ulike medlemmene å dele sine perspektiver og spesifikke kunnskaper.

7. Planlegging av anestesi :
   - Anestesileger kan diskutere hvilke anestesimetoder som skal brukes, hvilke medikamenter som skal administreres og hvordan pasientens fysiologiske stabilitet skal håndteres under inngrepet.

8. Felles beslutningstaking :
   - Preoperative møter legger til rette for felles beslutningstaking ved å identifisere de beste fremgangsmåtene for inngrepet og ta hensyn til meningene til alle teammedlemmene.

9. Reduksjon av feil :
   - Ved å forutse utfordringer og avklare detaljer bidrar preoperative møter til å redusere feil og misforståelser under inngrepet.

10. Bygge tillit :
    - Preoperative møter fremmer tillit og samhold i teamet ved å sikre at alle medlemmene forstår de felles målene og er enige om operasjonsplanen.

Kort sagt er preoperative møter et verdifullt verktøy for å optimalisere planlegging, koordinering og kommunikasjon i det medisinske teamet, noe som bidrar til tryggere, mer effektive og bedre koordinerte operasjoner.

Utveksling av viktig informasjon er avgjørende for å etablere en felles forståelse av målene for operasjonen i det medisinske teamet. Tydelig og presis kommunikasjon gjør det mulig for hvert medlem av teamet å forstå de spesifikke detaljene i det kirurgiske inngrepet, forventningene og målene for å sikre en smidig og vellykket gjennomføring. Slik legger utveksling av viktig informasjon til rette for en felles forståelse av målene for operasjonen:

1. Presentasjon av saken :
   - Utvekslingen av informasjon begynner med en detaljert presentasjon av pasientens tilfelle, inkludert sykehistorie, symptomer, testresultater og årsaker til operasjonen.

2. Kirurgisk plan :
   - Detaljene i operasjonsplanen deles, inkludert de spesifikke trinnene i inngrepet, de planlagte snittene, teknikkene som skal brukes og målene for operasjonen.

3. Roller og ansvarsområder :
   - Hvert medlem av teamet forstår sin rolle i inngrepet og hvordan de skal bidra til å nå målene for operasjonen.

4. Potensielle komplikasjoner :
   - Informasjon om potensielle komplikasjoner og handlingsplaner i tilfelle en nødsituasjon deles for å sikre tilstrekkelig forberedelse.

5. Anestesi og overvåkning :
   - Anestesileger deler informasjon om håndtering av pasientanestesi, overvåking av vitale tegn og fysiologisk stabilisering.

6. Smertebehandling :
   - Planer for intraoperativ og postoperativ smertebehandling kommuniseres for å sikre pasientens komfort og velvære.

7. Instrumenter og utstyr :
   - Detaljer om de spesifikke instrumentene, det medisinske utstyret og utstyret som kreves, deles for å sikre at de er tilgjengelige og fungerer.

8. Pasientopplysninger :
   - Viktig pasientinformasjon, som allergier, aktuell medisinering og personlige preferanser, utveksles for å tilpasse behandlingen.

9. Overføring av pleie:
   - Om nødvendig diskuteres planer for overføring av postoperativ behandling til oppfølgingsteamet for å sikre optimal kontinuitet i behandlingen.

10. Spørsmål og bekymringer :
    - Teammedlemmene har mulighet til å stille spørsmål, uttrykke bekymringer og diskutere viktige punkter for å sikre full forståelse.

Utveksling av viktig informasjon fremmer en felles forståelse av målene for operasjonen, styrker samholdet i teamet og reduserer risikoen for feil eller misforståelser under inngrepet. Det skaper også et miljø der alt helsepersonell kan bidra på en informert og proaktiv måte for å oppnå de beste resultatene for pasienten.

Kommunikasjon under operasjonen

Verbale og ikke-verbale kommunikasjonsteknikker spiller en viktig rolle på operasjonsstuen for å sikre god koordinering, gjensidig forståelse og kvalitetsbehandling. På grunn av det komplekse og til tider stressende miljøet på operasjonsstuen er effektiv kommunikasjon avgjørende for pasientsikkerheten og et vellykket kirurgisk inngrep. Følgende er eksempler på verbale og ikke-verbale kommunikasjonsteknikker som brukes på operasjonsstuen:

Verbal kommunikasjon :
1. Preoperativ briefing: Før operasjonen starter, kan det arrangeres et briefingmøte for å diskutere operasjonsplanen, rollene til hvert enkelt teammedlem og eventuelle bekymringer.

2. Kunngjøring av stadier: Kirurger og operasjonsassistenter kunngjør stadiene i inngrepet etter hvert som de skrider frem for å holde alle teammedlemmene informert.

3. Bekreftelse av handlinger : Teamet kan bruke bekreftelsesfraser som "jeg bekrefter" eller "jeg er klar" for å indikere at de planlagte trinnene er fullført.

4. Utveksling av viktig informasjon: Fagpersoner deler viktig informasjon, for eksempel testresultater, endringer i pasientens tilstand eller justeringer av prosedyren.

5. Be om avklaring: Hvis en instruksjon er uklar, kan teammedlemmene be om en avklaring ved å bruke fraser som "Kan du gjenta det?" eller "Kan du utdype det?".

6. Rapportere avvik: Hvis noe ikke ser ut til å være i tråd med planen, bør teammedlemmene føle seg komfortable med å rapportere avvik i et direkte, men respektfullt språk.

7. Kommunikasjon med pasienten : Fagpersoner kan forklare pasienten om det forestående inngrepet, snakke forsiktig for å berolige pasienten og svare på eventuelle spørsmål.

Ikke-verbal kommunikasjon :
1. Øyekontakt: Etabler og oppretthold øyekontakt med de andre teammedlemmene for å vise oppmerksomhet og forståelse.

2. Håndbevegelser: Bruk håndbevegelser for å indikere spesifikke handlinger eller gi instruksjoner.

3. Ansiktsuttrykk: Ansiktsuttrykk kan vise anerkjennelse, bekymring eller andre følelser som bidrar til gjensidig forståelse.

4. Kroppsspråk: Et åpent, teamorientert kroppsspråk kan formidle en holdning preget av samarbeid og lytting.

5. Hodebevegelser: Et nikk med hodet kan bety godkjenning, forståelse eller bekreftelse.
6. Bruk av romlige signaler: Teammedlemmenes plassering og orientering på operasjonsstuen kan indikere intensjoner eller behov.

7. Uttrykke ro: En rolig gange og kroppsholdning kan bidra til å skape et rolig miljø til tross for stressende situasjoner.

8. Bruk av stillhet: Tilsiktede øyeblikk av stillhet kan indikere behovet for å konsentrere seg om en bestemt oppgave.

Ved å kombinere verbale og ikke-verbale kommunikasjonsteknikker kan det kirurgiske teamet skape en flytende og fullstendig informasjonsflyt, noe som er avgjørende for pasientsikkerheten og et vellykket inngrep. Åpen, respektfull og godt koordinert kommunikasjon styrker den gjensidige tilliten og samarbeidet i teamet.

Effektiv rapportering av endringer i pasientens tilstand og potensielle problemer på operasjonsstuen er av avgjørende betydning for pasientens sikkerhet og velvære. Medlemmene i det medisinske teamet må være i stand til å kommunisere raskt og tydelig for å rapportere eventuelle avvik eller bekymringer. Her er noen trinn og retningslinjer for effektiv rapportering:

1. Bruk direkte og kortfattet kommunikasjon: Når du rapporterer en endring i pasientens tilstand eller et potensielt problem, må du være direkte og kortfattet i kommunikasjonen. Bruk et klart og spesifikt språk for å formidle informasjonen.

2. Identifiser deg selv og din rolle: Når du rapporterer et problem, bør du begynne med å identifisere deg selv og din rolle i teamet. Dette bidrar til å fastslå kilden til informasjonen og letter koordineringen.

3. Bruk kommunikasjonsprotokollen: Mange sykehus og helseinstitusjoner har spesifikke kommunikasjonsprotokoller for rapportering av endringer i pasientens tilstand. Sørg for at du følger disse protokollene for å sikre at informasjonen overføres korrekt.

4. Oppgi spesifikke detaljer: Når du rapporterer et problem, må du **oppgi** spesifikke detaljer, for eksempel relevante vitale tegn, observerte symptomer, lokalisering av problemet og andre relevante detaljer.

5. Bruk visuelle verktøy hvis mulig: Hvis mulig, bruk visuelle verktøy som grafer, diagrammer eller bilder for å illustrere problemet eller endringene. Dette kan bidra til å tydeliggjøre informasjon og formidle situasjonen raskt.

6. **Vær oppmerksom på konteksten:** Når du rapporterer et problem, må du sørge for å gi de andre teammedlemmene den konteksten de trenger for å forstå helheten.

7. **Angi hvor mye det haster:** Hvis situasjonen krever umiddelbar oppmerksomhet, må du sørge for å angi dette tydelig. Bruk ord som "haster" eller "umiddelbart" for å understreke alvoret i situasjonen.

8. **Foreslå løsninger hvis mulig: Hvis** du har ideer eller forslag til hvordan problemet kan løses, må du ikke nøle med å dele dem. Det er viktig å samarbeide om å finne løsninger for å sikre at problemet håndteres raskt og effektivt.

9. **Lytt nøye til tilbakemeldinger:** Når du rapporterer et problem, må du være forberedt på å lytte til tilbakemeldinger fra andre teammedlemmer. Kommunikasjon er en toveisprosess, og det er viktig å være åpen for kommentarer og tilleggsinformasjon.

10. **Dokumenter rapporten :** Når du har rapportert en endring i pasientens tilstand eller et potensielt problem, må du sørge for å dokumentere informasjonen i pasientens journal. Dette sikrer at situasjonen følges opp på en korrekt måte.

Ved å følge disse retningslinjene kan du bidra til effektiv kommunikasjon og rask håndtering av potensielle problemer på operasjonsstuen, noe som er avgjørende for pasientens sikkerhet og velvære.

Samarbeid ved behandlingsoverganger

Overføring av informasjon ved bytte av team og kirurgiske faser er avgjørende for å sikre kontinuitet i behandlingen og pasientsikkerheten. Når ulike team eller kirurgiske faser skifter, er det viktig at relevant informasjon om pasienten, operasjonsplanen, potensielle komplikasjoner og andre viktige detaljer overføres nøyaktig og fullstendig. Slik legger du til rette for effektiv informasjonsoverføring:

1. **Preoperativ briefing:** Før operasjonen starter, bør du organisere en preoperativ briefing der det avgående teamet

informerer det påtroppende teamet om viktige detaljer om pasienten, operasjonsplanen og eventuelle spesielle bekymringer.

2. Bruk strukturert kommunikasjon: Bruk strukturerte kommunikasjonsverktøy som SBAR (situasjon, bakgrunn, vurdering, anbefaling) for å organisere og formidle informasjon på en tydelig og systematisk måte.

3. Identifiser teammedlemmene på en tydelig måte: Når du overfører informasjon, må du sørge for at hvert teammedlem presenterer seg selv og angir sin rolle for å etablere en klar identifikasjon.

4. Skrive og lese rapporter: Hvis det er mulig, bør du gi det innkommende teamet en skriftlig rapport som inneholder viktig informasjon om pasienten, endringer under operasjonen, tiltak som er iverksatt og eventuelle bekymringer.

5. Bruk visuelle hjelpemidler: Diagrammer, bilder og anatomiske modeller kan være nyttige for å vise viktige aspekter ved prosedyren eller områder av interesse.

6. Ta med relevant informasjon: Videreformidle viktig informasjon som pasientens vitale tegn, detaljer om operasjonsplanen, allergier, potensielle komplikasjoner, medisinjusteringer og andre viktige opplysninger.

7. Sørg for gjensidig forståelse: Oppmuntre medlemmene i det avgående teamet til å stille spørsmål til det innkommende teamet for å sikre at informasjonen er tydelig og forstått.

8. Definer målene som skal oppnås: Hvis det er spesifikke mål som skal oppnås i løpet av neste fase av operasjonen, må du sørge for å kommunisere dem tydelig.

9. Gi anbefalinger: Hvis det påtroppende teamet må ta beslutninger eller iverksette tiltak, bør du inkludere spesifikke anbefalinger for å veilede det neste steget.

10. Oppsummering: På slutten av overleveringen bør du kort oppsummere de viktigste punktene for å sikre at du ikke har utelatt noe viktig.

11. Oppmuntre til åpen kommunikasjon: Skap et miljø der teammedlemmene føler seg komfortable med å stille spørsmål, avklare punkter og dele bekymringer.

12. Dokumenter overføringen: Sørg for å dokumentere overføringen av informasjon i pasientens journal for å sikre nøyaktig overvåking og sporbarhet.

Smidig og nøyaktig informasjonsoverføring mellom team og kirurgiske faser er avgjørende for å opprettholde pasientsikkerheten, unngå feil og sikre konsekvent og effektiv behandling.

Forebygging av feil under forflytning av pasienter fra operasjonsstuen til oppvåkningsrommet er avgjørende for pasientsikkerheten i den postoperative perioden. Pasientforflytningen innebærer potensielle risikoer, særlig når det gjelder medisinske komplikasjoner, tilstandsendringer og kommunikasjon. Her er noen strategier for å forebygge feil under denne viktige overføringen:

1. Åpen kommunikasjon : Sørg for tydelig og nøyaktig kommunikasjon mellom teamet på operasjonsstuen og teamet på oppvåkningsrommet. Bruk strukturerte kommunikasjonsprotokoller som SBAR til å formidle viktig pasientinformasjon.

2. Overføringsrapport: Utarbeid en skriftlig eller muntlig overføringsrapport med viktig informasjon, for eksempel om pasientens tilstand, operasjonsplan, administrert medisinering, komplikasjoner, allergier, væsketilførsel osv.

3. Bruk av sjekklister: Bruk overføringsspesifikke sjekklister for å sikre at alle nødvendige trinn følges korrekt.

4. Verifisering av pasientens identitet : Før overføring skal pasientens identitet bekreftes ved hjelp av minst to identifikasjonsmetoder, for eksempel verifisering av identitetsarmbånd, verifisering av navn og fødselsdato osv.

5. Kontinuerlig overvåking: Sørg for at pasienten overvåkes kontinuerlig under overføringen for raskt å oppdage eventuelle endringer i tilstanden eller komplikasjoner.

6. Klargjøring av oppvåkningsrommet: Før pasienten ankommer, må du sørge for at oppvåkningsrommet er klargjort med alt nødvendig utstyr og medisiner.

7. Kommunikasjon av medisiner : Kommuniser tydelig til teamet på oppvåkningsrommet hvilke medisiner som gis under operasjonen, med angivelse av doser og tidspunkt.

8. Kontinuitet i anestesien: Hvis pasienten er i anestesi, må du sørge for at kommunikasjonen mellom anestesilegen på operasjonsstuen og teamet på oppvåkningsrommet er flytende og åpen, slik at overgangen blir smidig.

9. Kommunikasjon om komplikasjoner: Hvis det har oppstått komplikasjoner under operasjonen, må du sørge for at teamet på oppvåkningsrommet er informert og forberedt på å håndtere disse komplikasjonene hvis de oppstår i løpet av oppvåkningsperioden.

10. Opplæring og bevisstgjøring: Opplær personalet på operasjonsstuen og oppvåkningsrommet i overflyttingsprosedyrer og protokoller for forebygging av feil. Sørg for kontinuerlig opplæring for å oppdatere ferdigheter og kunnskap.

11. Bruk av teknologiske verktøy: Bruk teknologi som helseinformasjonssystemer til å dokumentere og dele pasientinformasjon på en sikker og nøyaktig måte.

12. Analyse av tidligere feil: Gjennomfør regelmessige saksgjennomganger for å undersøke hvilke feil eller problemer som har oppstått under tidligere overføringer, og identifiser forbedringsområder.

For å unngå feil under forflytning av pasienter fra operasjonsstuen til oppvåkningsrommet kreves det effektiv kommunikasjon, tett koordinering mellom teamene og nøye oppmerksomhet på detaljer. Ved å følge klare protokoller, fremme en sikkerhetskultur og implementere spesifikke strategier kan risikoen for feil reduseres betydelig.

Konflikthåndtering og problemløsning

Håndtering av uenighet og konflikter i det kirurgiske teamet er avgjørende for å opprettholde et harmonisk arbeidsmiljø, ivareta pasientsikkerheten og fremme effektiv beslutningstaking. Uenighet og konflikter kan oppstå på grunn av en rekke faktorer, for eksempel ulike meninger om operasjonsplanen, bekymringer for pasienten eller mellommenneskelige spenninger. Her er noen teknikker for å håndtere slike situasjoner på en konstruktiv måte:

1. **Åpen kommunikasjon:** Oppmuntre til åpen og respektfull kommunikasjon i teamet. La alle medlemmene uttrykke seg og forklare sine synspunkter på en rolig og respektfull måte.

2. **Aktiv lytting:** Lytt nøye til de andre teammedlemmenes bekymringer og synspunkter. Vis at du forstår og tar hensyn til deres meninger.

3. **Finn et felles grunnlag:** Prøv å finne et felles grunnlag ved å utforske områder der det er enighet og mulige løsninger. Let etter løsninger som gagner begge parter.

4. **Mekling:** Hvis konflikten vedvarer, bør du vurdere mekling. En nøytral tredjepart kan bidra til å lette kommunikasjonen og finne løsninger.

5. **Respekt for roller og ansvarsområder:** Sørg for at alle i teamet forstår og respekterer hverandres roller og ansvarsområder. Dette kan redusere konflikter som oppstår på grunn av misforståelser eller overlapping.

6. **Effektivt lederskap:** Sterkt lederskap kan spille en avgjørende rolle i konflikthåndtering. Ledere må være i stand til å ta informerte beslutninger, lytte til teammedlemmene og løse uenigheter på en rettferdig måte.

7. **Fokuser på fakta:** Når du diskuterer en uenighet, bør du basere deg på konkrete fakta i stedet for følelser. Dette kan bidra til en mer saklig diskusjon.

8. **Håndtering av følelser :** Lær å håndtere egne og andres følelser på en konstruktiv måte. Unngå spontane reaksjoner og ta deg tid til å tenke før du reagerer.

9. Ordvalg: Bruk velvalgte ord for å unngå å forverre situasjonen. Unngå støtende eller anklagende kommentarer.

10. Finn pasientsentrerte løsninger: Når det oppstår uenighet, må du alltid huske at pasientens ve og vel er det viktigste. Dette kan bidra til å sette problemene i perspektiv og finne løsninger.

11. Evaluering etter konflikten: Etter at konflikten er løst, bør dere ta dere tid til å evaluere hva som skjedde og hva dere har lært. Dette kan bidra til å forebygge lignende konflikter i fremtiden.

12. Opplæring i konflikthåndtering: Gi teamet opplæring i konflikthåndtering og effektiv kommunikasjon. Dette kan styrke teamets ferdigheter og selvtillit når det gjelder å løse uenigheter.

Ved å implementere disse teknikkene og fremme en kultur preget av åpen kommunikasjon og gjensidig respekt kan uenigheter og konflikter i teamet håndteres konstruktivt, noe som bidrar til et positivt arbeidsmiljø og pasientbehandling av høy kvalitet.

Å løse problemer raskt og opprettholde et positivt arbeidsmiljø i det kirurgiske teamet er avgjørende for pasientsikkerheten og for at teammedlemmene skal være fornøyde. Her er noen metoder for å oppnå dette på en effektiv måte:

1. Åpen kommunikasjon: Oppmuntre til åpen og transparent kommunikasjon mellom teammedlemmene. Skap et rom der alle kan uttrykke sine bekymringer, stille spørsmål og dele ideer.

2. Forutse problemer: Identifiser potensielle problemer før de oppstår. Ved å være proaktiv kan du iverksette forebyggende tiltak og unngå at problemer utvikler seg til kritiske situasjoner.

3. Tverrfaglig samarbeid: Involver medlemmer av det kirurgiske teamet og annet helsepersonell, som anestesileger, sykepleiere og operasjonsstueassistenter, i problemløsningen. En tverrfaglig tilnærming kan bidra med ulike perspektiver og kreative løsninger.

4. Bruk av protokoller og sjekklister: Bruk protokoller og sjekklister for å styre viktige trinn i den kirurgiske prosessen. Dette kan bidra til å minimere feil og sikre konsekvent praksis.

5. Løpende opplæring: Gi teamet kontinuerlig opplæring for å holde ferdighetene deres oppdatert og holde dem oppdatert på nye metoder og teknologier. Et godt opplært team er bedre rustet til å løse problemer.

6. Konstruktive tilbakemeldinger: Gi konstruktive tilbakemeldinger til teammedlemmene, med fokus på forbedringsområder og anerkjennelse av gode resultater. Dette fremmer et positivt og lærende miljø.

7. Oppmuntre til rapportering av hendelser: Oppmuntre teammedlemmene til å rapportere hendelser, feil eller potensielle problemer. Et åpent rapporteringssystem gjør det mulig å håndtere problemer raskt og iverksette korrigerende tiltak.

8. Tidsstyring: Optimaliser tidsstyringen for å unngå forsinkelser og stressende situasjoner. Effektiv planlegging kan bidra til å forebygge problemer knyttet til tidspress.

9. Bruk av teknologi : Ta i bruk digital teknologi og digitale verktøy for å forbedre kommunikasjon, dokumentasjon og informasjonshåndtering. Datastyrte systemer kan gjøre det enklere å løse problemer.

10. Løsningsfokusert tilnærming: Når det oppstår et problem, oppfordrer du teamet til å tenke løsningsfokusert i stedet for å konsentrere seg om det negative. Identifiser raskt hva som må gjøres for å løse problemet.

11. Positivt lederskap: Ledere spiller en avgjørende rolle for å opprettholde et positivt arbeidsmiljø. Ledere må være forbilder for positiv atferd, fremme samarbeid og oppmuntre til proaktiv problemløsning.

12. Feiring av suksess: Å anerkjenne og feire teamets suksesser styrker motivasjonen og samholdet. Suksesser bidrar til å opprettholde et positivt og inspirerende miljø.
Ved å ta i bruk disse tilnærmingene kan det kirurgiske teamet samarbeide mer effektivt for å løse problemer raskt,

opprettholde et positivt miljø og sørge for pasientenes sikkerhet og velvære.

Kommunikasjon med pasienter og pårørende

Å forklare kirurgiske prosedyrer og stadier for pasienter og pårørende er en viktig del av operasjonssykepleierens rolle. Denne kommunikasjonen gir pasienter og pårørende tydelig informasjon, svarer på spørsmål og beroliger dem med hensyn til den kirurgiske prosessen. Slik gjør du det på en effektiv måte:

1. Forberedelse: Velg et passende, rolig tidspunkt for å forklare det kirurgiske inngrepet. Sørg for at pasienten er avslappet og åpen for kommunikasjon.

2. Bruk et forståelig språk: Unngå komplisert medisinsk sjargong og bruk et enkelt og forståelig språk. Forklar medisinske termer om nødvendig.

3. Aktiv lytting: Før du begynner å forklare, bør du oppmuntre pasienten og hans/hennes nærmeste til å stille spørsmål og uttrykke sine bekymringer. Lytt nøye til deres behov og bekymringer.

4. Beskrivelse av inngrepet: Forklar det kirurgiske inngrepet i detalj, inkludert mål, spesifikke trinn og instrumenter som brukes. Bruk visuelle hjelpemidler som diagrammer eller anatomiske modeller hvis dette bidrar til å tydeliggjøre forklaringene.

5. Risiko og fordeler: Diskuter de potensielle risikoene forbundet med inngrepet, samt de forventede fordelene. Forklar mulige alternativer hvis slike finnes.

6. Varighet og rekonvalesens: Informer pasienten om den omtrentlige varigheten av operasjonen og stadiene i den postoperative rekonvalesensen. Opplys om nødvendig pleie og forholdsregler som må tas etter operasjonen.

7. Anestesi: Forklar hvilken type bedøvelse som vil bli brukt og hvordan pasienten vil føle seg under og etter inngrepet.

8. Livsstilskonsekvenser: Hvis inngrepet vil påvirke pasientens livsstil, bør dette diskuteres i detalj. Dette kan omfatte aktivitetsbegrensninger, kostholdsendringer osv.

9. Svar på spørsmål: Oppmuntre pasienter og pårørende til å stille spørsmål når som helst. Svar ærlig og utfyllende.

10. Empati og emosjonell støtte: Forstå at det kirurgiske inngrepet kan vekke følelser hos pasienten og hans/hennes nærmeste. Vis empati, tilby emosjonell støtte og berolige dem.

11. Tilrettelegging av skriftlig materiale: Hvis mulig, gi brosjyrer eller skriftlige dokumenter som beskriver inngrepet, nødvendige forberedelser og postoperativ informasjon.

12. Konfidensialitet: Sørg for at informasjonen som gis, er konfidensiell, og respekter pasientens personvern.
Ved å gi klare forklaringer som er skreddersydd for individuelle behov, hjelper du pasienter og pårørende til å forstå det kirurgiske inngrepet bedre, ta informerte beslutninger og føle seg støttet gjennom hele prosessen.

Å gi emosjonell støtte og svare på pasientenes spørsmål er viktig for å redusere angsten før operasjonen. Angst kan være svært bekymringsfullt for pasienten og kan påvirke pasientens opplevelse og rekonvalesens. Slik kan du gi effektiv emosjonell støtte og svare på spørsmål for å redusere angst:

1. Skap et innbydende miljø: Sørg for at pasienten føler seg trygg og komfortabel. Skap en rolig og varm atmosfære der pasienten kan stille spørsmål og uttrykke sine bekymringer.

2. Opprett kontakt: Ta deg tid til å presentere deg selv og etablere et tillitsforhold til pasienten. Vis empati og forståelse for pasientens følelser.

3. Oppmuntre til å stille spørsmål: Fortell pasientene at de kan stille alle spørsmål de måtte ha. Forsikre dem om at de vil få svar på alt de lurer på.

4. Aktiv lytting: Når pasienten snakker, lytt nøye og vis at du virkelig er engasjert. Dette kan bidra til å dempe bekymringene.

5. Klargjør informasjon: Hvis pasienten uttrykker bekymring basert på feilaktig eller misforstått informasjon, må du forklare og klargjøre de relevante punktene.

6. Bruk av visuelle hjelpemidler: Bruk om mulig visuelle hjelpemidler som brosjyrer, forklaringsvideoer eller diagrammer for å illustrere prosedyren og svare på spørsmål.

7. Forklar trinnene: Del inngrepet opp i trinn og forklar dem for pasienten. Dette kan bidra til å avmystifisere prosessen og redusere angsten.

8. Svar ærlig: Gi ærlige og presise svar på pasientens spørsmål. Hvis du ikke vet svaret, kan du si at du vil innhente nødvendig informasjon.

9. Håndtering av forventninger: Hjelp pasienten med å forstå hva han eller hun kan forvente før, under og etter operasjonen. Dette kan redusere overraskelser og usikkerhet.

10. Avspenningsteknikker: Lær pasientene enkle avspenningsteknikker, som dyp pusting eller visualisering, for å hjelpe dem med å håndtere angsten.

11. Involver familien: Hvis pasienten ønsker det, kan du **involvere** familien eller nære venner i informasjons- og støtteprosessen.

12. Oppfølging: Sørg for å være tilgjengelig for pasienten også etter den første samtalen. Hvis du viser at du er der for å svare på ytterligere spørsmål, kan det bidra til å dempe engstelsen.

Emosjonell støtte og svar på spørsmål bidrar ikke bare til å redusere pasientens angst, men skaper også et tillitsforhold mellom pasienten og det medisinske teamet. Dette kan bidra til en mer positiv pasientopplevelse og bedre kirurgiske resultater.

Bruk av kommunikasjonsteknologi

Bruk av elektroniske kommunikasjonssystemer og dashboards på operasjonsstuen kan forbedre effektiviteten, koordineringen og sikkerheten ved kirurgiske inngrep betraktelig. Disse moderne verktøyene letter kommunikasjonen mellom medlemmene i det kirurgiske teamet, muliggjør sanntidsovervåking av viktig informasjon og bidrar til den overordnede styringen av operasjonsstuen. Her kan du se hvordan disse systemene kan være til nytte for deg og hvordan de brukes:

Elektroniske kommunikasjonssystemer :
- **Direktemeldinger:** Teammedlemmene kan kommunisere raskt og diskret via direktemeldingssystemer på mobile enheter. Dette gjør det mulig å overføre viktig informasjon uten å forstyrre arbeidsflyten.

- **Videosamtaler:** Sanntidsutveksling via videosamtaler kan gjøre det mulig for kirurger å konsultere andre eksperter på avstand, få råd og dele bilder live.

- **Nødvarsler:** Systemene kan konfigureres til å sende varsler i nødsituasjoner, for eksempel ved endringer i pasientens vitale tegn eller tekniske problemer.

- **Utstyrsadministrasjon :** Kommunikasjonssystemer kan brukes til å overvåke utstyrsstatus, rapportere feil og be om reparasjoner raskt.

Dashbord for operasjonsstuen :
- **Overvåking i sanntid: Dashboards** viser pasientens vitale tegn, anestesinivåer, informasjon om intravenøs væske osv. i sanntid, slik at teamet kan overvåke pasienten kontinuerlig.

- **Operasjonsplanlegging: Dashboards** kan vise operasjonsplanen, røntgenbilder og annen relevant informasjon slik at teamet kan bruke disse dataene under operasjonen.

- **Sjekklister:** Preoperative og postoperative sjekklister kan integreres i dashbordene for å sikre at alle trinn følges korrekt.

- **Tidsstyring:** Dashbord kan spore operasjonstider, eksponeringstider for stråling osv., noe som bidrar til å opprettholde punktligheten.

- **Integrering av data:** Data fra en rekke kilder, for eksempel medisinsk utstyr, elektroniske pasientjournaler og røntgenbilder, kan integreres i dashbordet, slik at man får en fullstendig oversikt over situasjonen.

- **Dokumentasjon i sanntid:** Viktig informasjon kan legges inn direkte i dashbordet, noe som reduserer behovet for manuelle notater og gjør dokumentasjonen enklere.

Bruk av elektroniske kommunikasjonssystemer og dashboards på operasjonsstuen kan forbedre koordineringen, redusere antall feil, gi raskere respons i nødsituasjoner og gi en database for postoperativ analyse. Det er imidlertid viktig å sikre at disse teknologiene integreres sømløst i den eksisterende arbeidsflyten og at teammedlemmene får tilstrekkelig opplæring i bruken av dem.

Integrering av digitale verktøy på operasjonsstuen kan forbedre kommunikasjonen og koordineringen i det kirurgiske teamet betydelig. Moderne teknologi gjør det mulig å dele informasjon i sanntid, få tilgang til viktige data og ta informerte beslutninger. Slik kan digitale verktøy integreres for å forbedre kommunikasjonen og koordineringen på operasjonsstuen:

1. Elektroniske journalsystemer: Elektroniske pasientjournaler (EPJ) gjør det enkelt å lagre og få tilgang til medisinsk informasjon om pasienten, inkludert sykehistorie, prøvesvar og resepter. Teammedlemmene kan konsultere disse dataene for å få en bedre forståelse av pasientens situasjon.

2. Interaktive instrumentpaneler: Digitale dashboards viser nøkkelinformasjon i sanntid, for eksempel vitale tegn, blodprøveresultater og røntgenbilder. Dette gjør det mulig for teamet å overvåke pasientens tilstand kontinuerlig og ta raske beslutninger.

3. Meldings- og kommunikasjonssystemer: Med sikre meldingsapplikasjoner kan teammedlemmene kommunisere raskt og diskret via tekst-, tale- eller videomeldinger. Dette gjør det enklere å koordinere oppgaver og løse problemer.

4. Systemer for instrumentsporing: RFID-brikker eller strekkoder kan brukes til å spore plasseringen og bruken av kirurgiske instrumenter, noe som bidrar til å forebygge feil og sikre at nødvendig utstyr er tilgjengelig.

5. Utvidet og virtuell virkelighet: Disse teknologiene kan brukes til å vise sanntidsinformasjon i kirurgens synsfelt, noe som kan være spesielt nyttig under komplekse prosedyrer.

6. Kirurgiske planleggingssystemer: Planleggingsprogramvare gjør det mulig for kirurger å simulere og planlegge prosedyrer før operasjonen, noe som kan bidra til å forutse utfordringer og ta informerte beslutninger.

7. Håndfrie kommunikasjonsenheter: Med håndfrie hodetelefoner og mikrofoner kan teammedlemmene kommunisere samtidig som de har hendene fri, noe som er viktig på operasjonsstuen.

8. Mobilapplikasjoner: Med mobilapplikasjoner kan teammedlemmene holde kontakten og få tilgang til viktig informasjon selv når de er på farten på operasjonsstuen.

9. Tilgang til radiologiske bilder: Radiologiske bilder kan vises på digitale skjermer på operasjonsstuen, slik at kirurgene får et klart og detaljert bilde av anatomiske strukturer.

10. Videokonferanser: Videokonferanser kan brukes til å konsultere eksperter eksternt og få råd i sanntid.

Integrering av disse digitale verktøyene kan bidra til å effektivisere prosesser, redusere feil, forbedre kommunikasjonen og lette koordineringen mellom medlemmene i det kirurgiske teamet. Det er imidlertid viktig å sørge for at disse teknologiene implementeres på riktig måte, at teammedlemmene får opplæring i bruken av dem, og at konfidensialiteten respekteres.

Tverrfaglig kommunikasjonstrening

Opplæringsprogrammer for å utvikle effektive kommunikasjonsferdigheter på operasjonsstuen er avgjørende for å sikre god koordinering, rask beslutningstaking og økt pasientsikkerhet. Her er en oversikt over de viktigste elementene som bør inngå i slike programmer:

1. Verbal kommunikasjon :
   - Teknikker for aktiv lytting for å forstå teammedlemmenes behov og bekymringer.
   - Praktisk når det gjelder å formulere informasjon tydelig og gi presise instruksjoner.
   - Bruk av et klart og tydelig språk som er tilpasset målgruppen, og unngå komplisert medisinsk sjargong.
   - Øve på kommunikasjon i stressende og presserende situasjoner.

2. Ikke-verbal kommunikasjon :
   - Betydningen av ansiktsuttrykk, kroppsspråk og øyekontakt for å forsterke budskap.
   - Forstå hvordan ikke-verbale signaler kan påvirke oppfattelse og forståelse.
   - Håndtering av stemmebruk og holdning for å formidle profesjonalitet og selvtillit.

3. Mellommenneskelig kommunikasjon :
   - Utvikle positive og respektfulle relasjoner i det kirurgiske teamet.
   - Håndtere uenigheter og konflikter på en konstruktiv måte.
   - Arbeide effektivt med ulike personligheter.

4. Teamkommunikasjon :
   - Teknikker for effektiv deling av informasjon med alle teammedlemmene.
   - Bruk av strukturerte kommunikasjonsmetoder, for eksempel preoperativ briefing og postoperativ debriefing.
   - Øvelse i å koordinere oppgaver og ansvarsområder mellom ulike roller.

5. Kommunikasjon med pasienter og pårørende :
   - Utvikle ferdigheter i å forklare kirurgiske prosedyrer tydelig for pasientene.
   - Øvelse i empatisk kommunikasjon og håndtering av følelser hos pasienter og pårørende.

- Svar på spørsmål og bekymringer med følsomhet og forståelse.

6. Bruk av elektroniske kommunikasjonsverktøy :
   - Opplæring i sikker og effektiv bruk av meldingsapplikasjoner og elektroniske kommunikasjonssystemer på operasjonsstuen.

7. Simulering av kommunikasjonsscenarier :
   - Bruk av simuleringsscenarier for å gjenskape vanlige og komplekse kommunikasjonssituasjoner.
   - Prestasjonsanalyse og tilbakemelding for å forbedre ferdighetene.

8. Kulturell og språklig bevissthet :
   - Forstå hvordan kultur og språklig mangfold påvirker kommunikasjonen.
   - Utvikle ferdighetene som trengs for å kommunisere effektivt med pasienter med ulik kulturell og språklig bakgrunn.

9. Opplæring i stressmestring :
   - Teknikker for å opprettholde klar kommunikasjon og ta beslutninger under press.
   - Håndtere følelser og personlig stress for å opprettholde profesjonell kommunikasjon.

10. Kontinuerlig vurdering :
    - Integrering av løpende opplæring for å oppdatere og styrke kommunikasjonsferdighetene.

Integrering av effektiv kommunikasjonstrening i karriereløpet til operasjonssykepleiere kan gi et betydelig bidrag til bedre koordinering, økt pasientsikkerhet og bedre kirurgiske resultater.

Simulering av sanntidsscenarioer er et effektivt verktøy for å forbedre koordinering og beslutningstaking i det kirurgiske teamet. Det gir teammedlemmene mulighet til å øve på og bli kjent med de komplekse og uventede situasjonene som kan oppstå under en operasjon. Slik kan scenariosimulering brukes til å forbedre sanntidskoordinering på operasjonsstuen:

1. **Valg av scenario:** Identifiser kritiske eller problematiske situasjoner som krever tett koordinering. Dette kan omfatte medisinske nødsituasjoner, uventede komplikasjoner, endringer i operasjonsplanen osv.

2. **Skap et realistisk miljø:** Gjenskap et realistisk operasjonsmiljø ved hjelp av simuleringsdukker, medisinsk utstyr og kulisser. Jo mer realistisk miljøet er, desto bedre blir simuleringsopplevelsen.

3. **Tverrfaglig simulering:** Involver alle medlemmer av operasjonsteamet, inkludert kirurger, anestesileger, sykepleiere og operasjonsassistenter. Dette gjenspeiler den virkelige arbeidsdynamikken og forbedrer den tverrfaglige koordineringen.

4. **Scenarier basert på virkelige tilfeller:** Utarbeid scenarier basert på virkelige tilfeller som tidligere har bydd på koordineringsutfordringer. Dette gir teammedlemmene mulighet til å øve spesifikt på problemer de har støtt på.

5. **Integrering av kommunikasjon: Fokuser på** kommunikasjon mellom teammedlemmene. Oppmuntre til bruk av elektroniske kommunikasjonssystemer, telefonsamtaler og ikke-verbale gester for å koordinere handlinger.

6. **Beredskapshåndtering:** Innarbeid beredskapsscenarier for å hjelpe teamet med å håndtere stressende situasjoner og ta raske og riktige beslutninger.

7. **Veiledning og debriefing:** En erfaren trener kan lede simuleringen, gi råd i sanntid og organisere en debriefing etter simuleringen. Reflekterende analyse av handlinger og beslutninger kan bidra til å identifisere forbedringsområder.

8. **Ulike scenarier:** Utform en rekke scenarier for å dekke ulike aspekter ved koordinering, rollespesifikke utfordringer og kompleksitetsnivåer.

9. Regelmessig øving: Organiser regelmessige simuleringsøkter slik at teamet kan øve og kontinuerlig styrke sine koordinasjonsevner.

10. Bruk av teknologi: Noen simuleringer kan utføres ved hjelp av virtuelle simulatorer eller virtuell virkelighet, noe som gir ytterligere fleksibilitet og opplæringsmuligheter.

Simulering av sanntidsscenarioer gir et trygt miljø for læring og øvelse, og gjør det mulig for teamet å utvikle ferdigheter innen koordinering, kommunikasjon og beslutningstaking. Det fremmer også samhold og tillit mellom teammedlemmene, noe som er avgjørende for en godt koordinert operasjonsstue.

ID
Kapittel 6

Operasjonstyper og spesifikke funksjoner

Generell kirurgi

Generell kirurgi er en kirurgisk spesialitet som fokuserer på kirurgisk behandling av en rekke medisinske tilstander. Den dekker et bredt spekter av kirurgiske områder, hvert med sine egne spesifikke teknikker, prosedyrer og hensyn. Her er noen av hovedområdene innen generell kirurgi:

1. Abdominal kirurgi :
   - Appendektomi: Fjerning av blindtarmen.
   - Kolecystektomi: fjerning av galleblæren.
   - Tarmreseksjon: fjerning av en del av tarmen.
   - Herniorrhaphy: Reparasjon av lyskebrokk, navlebrokk eller ventralbrokk.
   - Gastrektomi: delvis eller fullstendig fjerning av magesekken.

2. Thoraxkirurgi :
   - Lungelobektomi: fjerning av en lungelapp.
   - Reseksjon av svulster i brysthulen: fjerning av svulster fra brysthulen.
   - Brystveggskirurgi: Korrigering av deformiteter eller skader i brystveggen.

3. Karkirurgi :
   - Endarterektomi: Fjerning av aterosklerotisk plakk fra arteriene.
   - Vaskulær bypass: Gjenoppretting av blodgjennomstrømningen ved å omgå blokkerte blodårer.
   - Trombektomi: Fjerning av en blodpropp fra et blodkar.

4. Operasjoner på skjoldbruskkjertel og biskjoldbruskkjertel :
   - Thyroidektomi: delvis eller fullstendig fjerning av skjoldbruskkjertelen.
   - Paratyreoidektomi: fjerning av overaktive biskjoldbruskkjertler.

5. Kolorektal kirurgi :
   - Kolektomi: Fjerning av en del av tykktarmen.
   - Tarmanastomose: Sammenkobling av to tarmsegmenter.
   - Reseksjon av kolorektale svulster: fjerning av svulster fra tykktarm eller endetarm.

6. Hepatobiliær kirurgi :
- Leverreseksjon: fjerning av en del av leveren.
- Utblokking av galleveier: Utblokking av tilstoppede galleveier.

7. Kirurgi i det øvre fordøyelsessystemet :
- Gastroplastikk: Reduksjon av magesekkens størrelse for å behandle fedme.
- Fundoplicature: Kirurgisk behandling av gastroøsofageal reflukssykdom.

8. Fedmekirurgi :
- Gastric bypass: Etablering av en kortslutning i magesekken for å redusere matopptaket.

9. Endokrin kirurgi :
- Adrenomektomi: fjerning av en binyre.
- Reseksjon av endokrine svulster: Fjerning av svulster i de endokrine kjertlene.

10. Hudkirurgi :
- Eksisjon av hudsvulster: Fjerning av hudsvulster.
- Hudtransplantasjon: Transplantasjon av hud for tilheling.

Disse områdene innen generell kirurgi dekker et bredt spekter av medisinske tilstander og kirurgiske inngrep. Hvert område krever spesifikke ferdigheter og ekspertise for å sikre trygge og effektive kirurgiske resultater.

Forberedelsene til ulike typer generell kirurgi varierer avhengig av inngrepet og pasientens behov. Det finnes imidlertid noen felles elementer man må ta hensyn til når man forbereder seg til ulike typer generell kirurgi. Her er en oversikt over spesifikke forberedelser til noen vanlige typer generell kirurgi:

1. Abdominal kirurgi (f.eks. appendektomi, kolecystektomi) :
- Preoperativ faste: Pasienten må avstå fra å spise og drikke i henhold til medisinske instruksjoner.
- Fullstendig preoperativ vurdering: sykehistorie, fysiske undersøkelser, blodprøver og bildediagnostikk.
- Forberedelse av huden: Pasienten bør dusje med antiseptisk såpe dagen før operasjonen.

2. Thoraxkirurgi (f.eks. pulmonal lobektomi) :
   - Lungefunksjonstester: Lungefunksjonstester kan utføres for å vurdere lungekapasiteten.
   - Forebygging av lungekomplikasjoner: Puste- og hosteøvelser for å redusere risikoen for postoperative lungekomplikasjoner.

3. Karkirurgi (f.eks. endarterektomi, vaskulær bypass) :
   - Hjertevurdering: Det kan være nødvendig med hjertetester for å vurdere pasientens hjertehelse før operasjonen.
   - Vaskulær forberedelse: Undersøkelse av blodårene ved hjelp av bildediagnostikk for å planlegge inngrepet.

4. Operasjoner på skjoldbruskkjertel og biskjoldbruskkjertel :
   - Hormonsjekk: Kontroll av hormonnivåer for å vurdere skjoldbruskkjertelens og biskjoldbruskkjertelens funksjon.
   - Vurdering av kalsiumnivå: For å vurdere kalsiumnivået i blodet i tilfelle biskjoldbruskkjertelkirurgi.

5. Kolorektal kirurgi (f.eks. kolektomi) :
   - Tarmforberedelse: Eliminering av avføring fra tarmen før operasjonen ved hjelp av en spesiell diett og avføringsmidler.
   - Profylaktisk antibiotikabehandling: Administrering av antibiotika før operasjonen for å forebygge infeksjon.

6. Hepatobiliær kirurgi (f.eks. leverreseksjon) :
   - Leverfunksjonstester: Leverfunksjonstester for å vurdere leverens evne til å komme seg etter operasjonen.
   - Forberedelse til blødning: Vurder koagulasjonstester for å sikre at koagulasjonsfunksjonen er optimal.

7. Kirurgi i øvre fordøyelsessystem (f.eks. gastroplastikk) :
   - Ernæringsvurdering: Vurdering av pasientens ernæringsstatus før fedmekirurgi.
   - Preoperativ opplæring: Informer pasienten om kostholdsendringer og postoperativ overvåking.

8. Fedmekirurgi (f.eks. gastric bypass) :
   - Ernæringsmessige forberedelser: Følg en spesiell diett før operasjonen for å redusere leverens størrelse og gjøre inngrepet enklere.

9. Endokrin kirurgi (f.eks. adrenomektomi) :
   - Hormonvurdering: Vurdering av hormonnivåer før operasjonen for å gi veiledning om postoperativ behandling.

10. Hudkirurgi (f.eks. fjerning av hudsvulster) :
- Klargjøring av huden: Forberedelse av operasjonsområdet ved å rense og sterilisere huden.

Det er viktig å merke seg at hver pasient er unik, og at de spesifikke forberedelsene kan variere avhengig av individuelle faktorer. Forberedelsesprotokollene bestemmes av operasjonsteamet i samråd med pasienten for å sikre en vellykket operasjon og optimal rekonvalesens.

Ortopedisk kirurgi

Ortopediske inngrep er kirurgiske inngrep som er utviklet for å diagnostisere, behandle og korrigere muskel- og skjelettlidelser. Her er noen vanlige ortopediske inngrep, blant annet artroplastikk, fiksering og fusjon:

1. Artroplastikk (utskifting av ledd) :
   - Hofteprotese (total hofteprotese): Utskifting av hofteleddet med en protese av metall og plast.
   - Kneprotese (total kneleddsplastikk): Utskifting av kneleddet med en protese.
   - Skulderprotese: Erstatning av skulderleddet med en protese.

2. Innvendig feste :
   - Bruddreparasjon: Bruk av skruer, plater, spiker og annet utstyr for å holde knoklene på plass under tilhelingen.
   - Fiksering av ustabile ledd: Bruk av utstyr for å stabilisere ledd etter skade eller operasjon.

3. Fusjon (artrodese) :
   - Spinal artrodese: Fusjon av ryggvirvler for å behandle ryggproblemer som skiveprolaps eller skoliose.
   - Artrodese av perifere ledd: Fusjon av ledd, for eksempel i ankelen eller håndleddet, for å behandle alvorlig leddgikt.

4. Reparasjon av sener og leddbånd :
   - Rekonstruksjon av fremre korsbånd: Rekonstruksjon av det avrevne korsbåndet ved hjelp av autogent vev eller transplantater.
   - Reparasjon av avrevne sener: Reparasjon av sener som akillessenen eller skuldersener.

5. Nervedekompresjon :
   - Dekompresjon av medianusnerven (karpaltunnelsyndrom): Frigjøring av medianusnerven i håndleddet for å lindre trykk og smerter.
   - Dekompresjon av isjiasnerven (diskektomi): Fjerning av en del av en mellomvirvelskive for å lette trykket på isjiasnerven.

6. Osteotomi :
   - Hofteosteotomi: Kirurgisk kutting av benet for å korrigere abnormiteter i hofteleddet.
   - Kneosteotomi: kirurgisk korrigering av kneleddets stilling for å lindre leddsmerter.

7. Hånd- og fotkirurgi :
   - Karpaltunnelfrigjøring: Avlastning av trykket på medianusnerven i håndleddet.
   - Korrigering av fotdeformiteter: kirurgisk korrigering av problemer som hallux valgus (liktorn) eller klo-tær.

Disse vanlige ortopediske inngrepene illustrerer mangfoldet av kirurgiske inngrep som brukes til å behandle muskel- og skjelettlidelser. Hvert inngrep har sine egne spesifikke indikasjoner, teknikker og postoperative hensyn, og de er alle utformet for å forbedre pasientenes funksjon og livskvalitet.

Håndtering av ortopediske implantater krever spesiell forsiktighet for å sikre et vellykket kirurgisk inngrep og pasientens sikkerhet. Her er noen viktige hensyn å ta ved håndtering av ortopediske implantater:

1. Sikker lagring og håndtering :
   - Implantater må oppbevares i henhold til produsentens anbefalinger for å unngå kontaminering eller skade.
   - Ta strenge forholdsregler for å unngå støt, fall eller annen håndtering som kan skade implantatene.

2. Sporbarhet og identifikasjon :
   - Sørg for at hvert implantat er korrekt merket med nøyaktig informasjon om type, størrelse og batchnummer.
   - Kontroller at implantatene samsvarer med pasientens spesifikasjoner og det planlagte inngrepet.

3. Sterilisering :
   - Implantater må steriliseres i henhold til etablerte protokoller for å forhindre postoperative infeksjoner.
   - Følg produsentens steriliseringsanvisninger for å sikre effektiv sterilisering.

4. Håndteringsteknikker :
   - Bruk egnede sterile instrumenter til å håndtere implantatene under operasjonen.
   - Unngå å berøre kritiske deler av implantatene med bare hender for å unngå kontaminering.

5. Emballasjens integritet :
   - Bruk kun implantater med intakt og ubeskadiget emballasje.
   - Hvis emballasjen er skadet, må du ikke bruke implantatet og rapportere dette i henhold til sykehusets rutiner.

6. Presisjon og planlegging :
   - Følg operasjonsplanen nøye og sørg for at implantatene plasseres korrekt i henhold til planen.
   - Ta hensyn til pasientens anatomiske spesifikasjoner for å sikre nøyaktig passform.

7. Hensiktsmessig avhending :
   - Følg etablerte rutiner for kassering av ubrukte eller utløpte implantater i henhold til lokale forskrifter.

8. Opplæring og bevisstgjøring :
   - Kirurgipersonalet må ha tilstrekkelig opplæring og kunnskap om prosedyrene for håndtering av implantater.
   - Holde deg oppdatert og få løpende opplæring i ny teknologi og beste praksis.

9. Tverrfaglig kommunikasjon :
   - Sørg for effektiv kommunikasjon mellom medlemmene i det kirurgiske teamet for å sikre at alle er informert om detaljene i inngrepet og bruken av implantatene.

Ved å ta disse hensynene i betraktning og følge protokollene som er utarbeidet av helsevesenet og implantatprodusentene, vil du bidra til at ortopediske operasjoner blir sikre, effektive og vellykkede.

Hjertekirurgi

Hjerteoperasjoner er kirurgiske inngrep som utføres for å behandle hjerte- og karsykdommer. Her er noen vanlige typer hjerteoperasjoner:
1. Koronar bypassoperasjon (CABG) :

- Blodårer tas fra andre deler av kroppen (for eksempel venene i benet) for å omgå de blokkerte kransarteriene, slik at blodstrømmen til hjertet gjenopprettes.

2. Utskifting eller reparasjon av hjerteklaffer :
    - Erstatning av aortaklaffen: Den defekte aortaklaffen erstattes med en mekanisk eller biologisk klaff.
    - Erstatning av mitralklaffen: Den skadede mitralklaffen skiftes ut eller repareres for å gjenopprette normal blodsirkulasjon.

3. Kirurgi av aortaaneurisme :
    - Reparasjon av abdominal aortaaneurisme: Reparasjon av et forstørret område av bukaorta ved hjelp av et syntetisk transplantat.
    - Reparasjon av thorakal aortaaneurisme: Reparasjon av thorakal aorta med et syntetisk transplantat.

4. Reparasjon av atrieseptumdefekt (ASD) eller ventrikkelseptumdefekt (VSD) :
    - Lukke unormale åpninger mellom hjertekamrene for å forebygge sirkulasjonsproblemer.

5. Kirurgi for atrieflimmer :
    - Kirurgisk fjerning av hjertevevet som forårsaker arytmier for å gjenopprette en regelmessig hjerterytme.

6. Hjertetransplantasjon :
    - Erstatning av det skadede hjertet med et friskt hjerte fra en kompatibel donor.

7. Endokardittkirurgi :
   - Reparasjon eller utskifting av hjerteklaffer som er skadet av en bakteriell infeksjon.

8. Kirurgi for aortastenose :
   - Reparasjon eller utskifting av den innsnevrede aortaklaffen for å forbedre blodstrømmen.

9. Reparasjon av Fallots tetralogi :
   - Reparasjon av medfødte hjertefeil, inkludert korrigering av ventrikkelseptumdefekter og gjenoppretting av normal blodgjennomstrømning.

10. Kirurgi for aortadisseksjon :
    - Reparasjon av en rift i aortaveggen for å forebygge alvorlige komplikasjoner.

Disse hjerteinngrepene utføres for å behandle en rekke hjertesykdommer, enten de er medfødte, ervervede eller aldersrelaterte. Hvert inngrep har sine egne spesifikke indikasjoner, teknikker og hensyn, og de er alle utformet for å gjenopprette eller forbedre pasientens hjertefunksjon og livskvalitet.

Avansert overvåking og håndtering av spesifikke risikofaktorer er avgjørende for å sikre positive resultater ved komplekse kirurgiske inngrep og for å minimere komplikasjoner. Her er noen viktige punkter for overvåking og håndtering av spesifikke risikofaktorer i forbindelse med kirurgiske inngrep:

1. Hemodynamisk overvåking :
   - Kontinuerlig overvåking av blodtrykk, hjertefrekvens og oksygenmetning for å oppdage hemodynamiske endringer.

2. Overvåking av elektrokardiogram (EKG) :
   - Overvåking av hjertets elektriske aktivitet for å oppdage arytmier eller tegn på hjerteiskemi.

3. Styring av blodsukkeret :
   - Overvåking og opprettholdelse av blodsukkernivået innenfor passende grenser for å unngå metabolske komplikasjoner.

4. Væskebehandling og elektrolyttbalanse :
- Kontinuerlig vurdering av væske- og elektrolyttbalansen for å forebygge dehydrering og elektrolyttforstyrrelser.

5. Forebygging av dyp venetrombose (DVT) :
- Bruk av intermitterende pneumatisk kompresjonsutstyr og antikoagulantia for å forebygge DVT og lungeemboli.

6. Forebygging av infeksjoner :
- Bruk av forebyggende antibiotika før operasjonen for å redusere risikoen for postoperative infeksjoner.

7. Overvåking av ventilasjon :
- Vurdering av lungefunksjon, overvåking av respirasjonsfrekvens og oksygenmetning for å oppdage respirasjonsproblemer.

8. Smertebehandling :
- Bruk av smertestillende midler og smertebehandlingsteknikker for å sikre pasientens komfort og fremme rask rekonvalesens.

9. Forebygging av tromboemboliske komplikasjoner :
- Bruk av antikoagulantia, støttestrømper og tidlig mobilisering for å forebygge blodpropp.

10. Nevrologisk overvåking :
- Vurdering av nevrologisk funksjon for å oppdage eventuelle tegn på nevrologiske utfall, som forvirring eller svakhet.

11. Behandling av anemi :
- Behandling av preoperativ og postoperativ anemi for å unngå komplikasjoner forbundet med lave hemoglobinnivåer.

12. Håndtering av hypotermi :
- Opprettholde pasientens kroppstemperatur for å unngå hypotermi, noe som kan øke risikoen for komplikasjoner.

13. Forebygging av urinretensjon :
- Overvåke diurese og iverksette tiltak for å forebygge urinretensjon.

14. Ernæringsstyring :
- Sørg for tilstrekkelig ernæring for å støtte postoperativ tilheling og restitusjon.

Avansert overvåking og proaktiv håndtering av disse spesifikke risikofaktorene krever tett koordinering mellom medlemmene i det kirurgiske teamet og veletablerte protokoller. En tverrfaglig tilnærming og effektiv kommunikasjon er avgjørende for å optimalisere det kirurgiske resultatet og minimere postoperative komplikasjoner.

Nevrologisk kirurgi

Nevrokirurgiske inngrep er kirurgiske prosedyrer som utføres på det sentrale og perifere nervesystemet for å diagnostisere, behandle eller lindre nevrologiske lidelser. Her er noen vanlige typer nevrokirurgiske inngrep:

1. Tumorektomi :
    - Kirurgisk fjerning av en hjerne- eller ryggmargssvulst for å redusere trykket på omkringliggende vev og behandle tilhørende symptomer.

2. Dekompresjon :
    - Dekompresjon av ryggmargen eller nerver for å avlaste kompresjon på grunn av skiveprolaps, svulster eller andre abnormiteter.

3. Dyp hjernestimulering (DBS) :
    - Implantasjon av elektroder i bestemte områder av hjernen for å behandle nevrologiske lidelser som Parkinsons sykdom, essensiell tremor eller dystoni.

4. Kraniotomi :
    - Kirurgisk åpning av hodeskallen for å få tilgang til hjernen og behandle ulike tilstander, inkludert traumer, aneurismer og vaskulære misdannelser.

5. Reseksjon av epilepsi :
    - Kirurgisk fjerning av det området i hjernen som er ansvarlig for epileptiske anfall for å redusere hyppigheten og alvorlighetsgraden av anfallene.

6. Operasjon av cerebrale aneurismer :
   - Reparasjon av aneurismer (unormale utvidelser av blodårer) i hjernen for å forhindre ruptur og blødning.

7. Kirurgi av vaskulære misdannelser :
   - Reparasjon av arteriovenøse misdannelser (AVM) eller kapillære misdannelser for å forebygge blødninger og komplikasjoner.

8. Ryggkirurgi :
   - Inngrep i ryggsøylen for å behandle tilstander som skiveprolaps, spinal stenose eller ryggdeformiteter.

9. Funksjonell kirurgi :
   - Intervensjoner for å behandle bevegelsesforstyrrelser, som Parkinsons sykdom eller dystoni, ved å endre de ansvarlige nevronkretsene.

10. Smertekirurgi :
    - Intervensjon for å behandle kronisk smerte ved å kutte eller modifisere nervene som er involvert i smerteoverføringen.

11. Perifer nervekirurgi :
    - Reparasjon av nerveskader, svulster eller betennelser som påvirker perifere nerver.

Disse nevrokirurgiske inngrepene krever spesialistkompetanse og tett koordinering mellom det kirurgiske teamet og annet helsepersonell. Hvert inngrep har spesifikke indikasjoner og unike postoperative hensyn for å sikre pasientens rekonvalesens og livskvalitet.

Å opprettholde et sterilt miljø under nevrokirurgiske inngrep, spesielt hjernekirurgi, er avgjørende for å redusere risikoen for postoperative infeksjoner og ivareta pasientsikkerheten. Her er noen viktige teknikker for å opprettholde et sterilt miljø under disse vanskelige inngrepene:

1. Nøye forberedelse av operasjonsstuen :
   - Operasjonssalen må rengjøres og desinfiseres grundig før operasjonen.
   - Bruk av sterile deksler for å dekke til ikke-essensielle overflater, utstyr og møbler.

2. Hensiktsmessig vask og påkledning :
   - Det kirurgiske teamet må følge strenge rutiner for håndvask og påkledning i sterile operasjonsklær.
   - Bruk av masker, luer, vernebriller og sterile hansker for å minimere spredning av partikler.

3. Installasjon av sterile felt :
   - Bruk av sterile forheng for å dekke til snittområdet, instrumenter og instrumentbord.
   - Feltene håndteres med forsiktighet for å unngå forurensning.

4. Bruk av barrierer og selvklebende ark :
   - Bruk av beskyttelsesbarrierer, f.eks. selvklebende ark, for å avgrense sterile og ikke-sterile områder.
   - Disse barrierene hindrer migrasjon av bakterier og opprettholder steriliteten.

5. Aseptisk håndtering av instrumenter :
   - Bruk av sterile instrumenter og aseptisk håndtering under hele prosedyren.
   - Instrumentene legges på sterile avtrekk og håndteres med sterile tang for å unngå kontaminering.

6. Miljøkontroll :
   - Redusert luftsirkulasjon i operasjonssalen for å minimere partikkelspredning.
   - Bruk av HEPA-luftfiltreringssystemer for å opprettholde en ren atmosfære.

7. Begrensning av ikke-nødvendige bevegelser :
   - Ikke-nødvendige bevegelser på operasjonsstuen holdes på et minimum for å unngå luftturbulens.

8. Forebygging av sprut og søl :
   - Unngå sprut av kroppsvæsker ved å bruke sterile forheng og unngå plutselige bevegelser.
   - Bruk av absorberende bind for å samle opp væske under inngrepet.

9. Kontinuerlig overvåking av sterilitet :
   - En dedikert person overvåker kontinuerlig at sterilitetsprotokollene overholdes under operasjonen.

- Ethvert brudd på steriliteten rapporteres og utbedres umiddelbart.

Disse teknikkene er avgjørende for å skape og opprettholde et sterilt miljø under hjernekirurgi og andre nevrokirurgiske inngrep. Kommunikasjon og årvåkenhet fra operasjonsteamets side er avgjørende for å sikre at protokollene overholdes og pasientsikkerheten ivaretas.

Gynekologisk og obstetrisk kirurgi

Gynekologisk kirurgi omfatter et bredt spekter av kirurgiske inngrep som utføres på det kvinnelige reproduksjonssystemet. Her er noen eksempler på vanlige gynekologiske operasjoner:

1. Hysterektomi :
   - Kirurgisk fjerning av livmoren, noen ganger sammen med eggstokkene og eggledrne.
   - Indikeres for en rekke tilstander, inkludert fibroider, endometriose, unormale livmorblødninger og livmorkreft.

2. Cystektomi :
   - Kirurgisk fjerning av blæren, noen ganger nødvendig for å behandle blærekreft eller andre alvorlige tilstander.

3. Operasjoner for urininkontinens :
   - Reparasjon av blærens og urinrørets støttevev for å behandle urininkontinens.

4. Operasjon av bekkenprolaps :
   - Reparasjon av bekkenorganer som har glidd ut av sin normale posisjon, for eksempel livmor, blære eller endetarm.

5. Myomektomi :
   - Kirurgisk fjerning av livmorfibroider med bevaring av livmoren for kvinner som ønsker å beholde fruktbarheten.

6. Kirurgi for endometriose :
   - Fjerning av endometrievev som utvikler seg utenfor livmoren og forårsaker smerter og komplikasjoner.

7. Kirurgi for fertilitetsforstyrrelser :
   - Reparasjon av anatomiske anomalier som kan påvirke fertiliteten, for eksempel polypper, sammenvoksninger eller obstruksjoner.

8. Kirurgi for gynekologisk kreft :
   - Kirurgi for å behandle kreft i livmorhalsen, eggstokkene, livmoren, skjeden og vulva.

9. Ligering av egglederne (sterilisering) :
   - Prosedyre for å forhindre befruktning ved å blokkere eller kutte egglederne.

10. Biopsier og eksisjoner :
    - Vevsprøvetaking for diagnostisering eller behandling av ulike gynekologiske tilstander.

Hver type gynekologisk kirurgi har sine egne indikasjoner, teknikker og postoperative hensyn. Målet med disse inngrepene er å forbedre kvinners gynekologiske helse, behandle medisinske tilstander og bevare fruktbarheten der det er mulig. Teknologiske fremskritt og minimalt invasive kirurgiske metoder har også bidratt til å forbedre resultatene og rekonvalesensen for mange pasienter.

Støtte under keisersnitt og andre obstetriske inngrep er viktig for å støtte pasientene og sikre positive medisinske og psykologiske resultater. Her kan du lese om hvordan du kan gi støtte under disse inngrepene:

1. Preoperativ informasjon :
   - Før keisersnittet eller andre obstetriske inngrep må legeteamet forklare pasienten hva inngrepet innebærer, hvorfor det er nødvendig og hva som skal gjøres.
   - Risiko, fordeler og alternativer må diskuteres slik at pasienten kan ta en informert beslutning.

2. Emosjonell støtte :
   - Fødselsoperasjoner kan være belastende for pasientene. Helsepersonell og pårørende må være til stede for å gi emosjonell støtte, berolige og svare på spørsmål.
   - Tilstedeværelsen av en partner, et familiemedlem eller en doula kan bidra til å redusere angsten.

3. Åpen kommunikasjon :
   - Det medisinske teamet må opprettholde en åpen kommunikasjon med pasienten gjennom hele prosessen. Å forklare hvert enkelt trinn i prosessen kan bidra til å redusere usikkerheten.

4. Anestesi og komfort :
   - Hvis det brukes bedøvelse, er det viktig å forklare hvordan den fungerer og hva man kan forvente.
   - Sørg for pasientens komfort ved å posisjonere kroppen riktig og ta forholdsregler for å unngå smerte.

5. Aktiv deltakelse :
   - Når det er mulig og trygt, bør du involvere pasienten i prosessen. Hun kan for eksempel få lov til å ta på eller holde barnet sitt når det er hensiktsmessig.

6. Forklar hendelsene og resultatene:
   - Etter hvert som prosedyren skrider frem, bør helsepersonell forklare hva som skjer, de neste trinnene og resultatene.

7. Postoperativ behandling og rekonvalesens :
   - Når inngrepet er fullført, er det viktig med medisinsk oppfølging og postoperativ behandling for å overvåke pasientens og barnets rekonvalesens.

8. Psykologisk støtte :
   - Etter inngrepet bør du gi psykologisk støtte for å hjelpe pasienten med å håndtere følelsene som kan oppstå.

9. Postoperativ opplæring :
   - Gi pasienten informasjon om hjemmepleie, forholdsregler og tegn å være oppmerksom på.

Støtte under keisersnitt og andre obstetriske inngrep har som mål å skape en positiv og respektfull opplevelse for pasienten, samtidig som hennes og barnets sikkerhet ivaretas. Empatisk kommunikasjon og et pasientsentrert pleiemiljø er viktige elementer i denne støtten.

Urologisk kirurgi

Urologiske inngrep omfatter en rekke operasjoner som utføres på urinveiene, inkludert nyrer, blære, prostata, urinrør og andre tilhørende organer. Her er noen eksempler på vanlige urologiske inngrep:

1. Prostatektomi :
   - Hel eller delvis kirurgisk fjerning av prostatakjertelen, vanligvis for å behandle prostatakreft.
   - Ulike kirurgiske metoder kan brukes, inkludert åpen, laparoskopisk eller robotassistert prostatektomi.

2. Nefrektomi :
   - Kirurgisk fjerning av en nyre, enten delvis (partiell nefrektomi) eller fullstendig (total nefrektomi).
   - Indikeres for behandling av nyrekreft, nyrecyster, traumer eller levende nyredonorer.
   -

3. Cystektomi :
   - Kirurgisk fjerning av blæren, vanligvis for å behandle blærekreft.
   - Dette innebærer ofte at det opprettes en ny urinutgang (ileal conduit eller neoblære).

4. Operasjoner for urininkontinens :
   - Reparasjon av blærens og urinrørets støttevev for å behandle urininkontinens.

5. Litotripsi :
   - Bruk av sjokkbølger for å bryte opp nyre- eller urinlederstener i små biter, slik at de lettere kan fjernes.

6. Transuretral reseksjon av prostata (TURP) :
   - Fjerning av deler av prostata gjennom urinrøret for å behandle godartet prostatahypertrofi.

7. Operasjoner på urinrøret :
   - Kirurgisk reparasjon av urinrøret for å behandle problemer som innsnevring eller traumer.

8. Urologisk rekonstruktiv kirurgi :
   - Kirurgisk reparasjon av urinveiene for å behandle medfødte anomalier, traumer eller misdannelser.

9. Rekonstruksjon av blære :
   - Opprettelse av en ny blære fra andre deler av kroppen etter en cystektomi.

10. Nyretransplantasjonskirurgi :
    - Transplantasjon av en nyre fra en levende eller avdød donor til en pasient som lider av nyresvikt.

Disse prosedyrene er utviklet for å behandle en rekke urologiske tilstander og forbedre pasientenes helse og livskvalitet. Teknologiske fremskritt, som robotassistert kirurgi, har også forbedret de kirurgiske resultatene og den postoperative rekonvalesensen.

Spesifikke forberedelser til endoskopiske urologiske inngrep spiller en avgjørende rolle for at operasjonen skal bli vellykket og for å redusere risikoen for pasienten. Følgende er typiske trinn i forberedelsene til slike inngrep:

1. Medisinsk vurdering :
   - Det medisinske teamet vurderer pasientens generelle helse, inkludert sykehistorie, allergier og aktuell medisinering.
   - Preoperative tester som blodprøver, elektrokardiogram (EKG) og vurdering av nyrefunksjonen kan utføres.

2. Informasjon og informert samtykke :
   - Pasienten får detaljert informasjon om inngrepet, risikoene, fordelene og mulige alternativer.
   - Pasienten må gi informert samtykke til inngrepet.

3. Faste :
   - Pasienten informeres om fasteinstruksjonene (mat og væske) før inngrepet.
   - Faste er viktig for å redusere risikoen for komplikasjoner i forbindelse med anestesi.

4. Forberedelse av tarmen :
   - Ved noen prosedyrer kan det være nødvendig å forberede tarmen ved å ta mediciner for å tømme tarminnholdet (avføringsmidler).

5. Legemidler :
   - Medisiner kan justeres eller midlertidig stoppes før inngrepet, spesielt antikoagulantia, ikke-steroide antiinflammatoriske legemidler (NSAIDs) og midler som påvirker koagulasjonen.

6. Personlig hygiene :
   - Pasienten informeres om viktigheten av god personlig hygiene, inkludert rengjøring av underlivet.

7. Ankomst til sykehuset :
   - Pasienten melder seg på sykehuset i henhold til instruksjonene som er gitt.

8. Klargjøring av operasjonsstuen :
   - Operasjonssalen er klargjort med instrumenter, utstyr og anordninger som er nødvendige for det endoskopiske inngrepet.

9. Anestesi :
   - Lokal, regional eller generell anestesi kan gis avhengig av inngrepet og pasientens behov.

10. Posisjonering av pasienten :
    - Pasienten posisjoneres slik at han/hun får optimal tilgang til målområdet for det endoskopiske inngrepet.

11. Sterilisering og asepsis :
    - Det medisinske teamet følger strenge sikkerhetsprotokoller.
    - Dette er første gang en pasient gjennomgår sterilisering og asepsis for å redusere risikoen for smitte.

12. Endoskopisk prosedyre :
    - Den endoskopiske prosedyren utføres i henhold til de spesifikke teknikkene for hver operasjon.

Tilstrekkelige forberedelser bidrar til å minimere risikoen og sikre at det endoskopiske urologiske inngrepet går knirkefritt. Kommunikasjon mellom pasienten og det medisinske teamet er avgjørende for å sikre at alle instruksjoner følges og at pasienten er klar for inngrepet.

Plastisk og rekonstruktiv kirurgi

Teknikker innen estetisk og rekonstruktiv kirurgi omfatter et bredt spekter av inngrep som tar sikte på å forbedre det fysiske utseendet eller gjenopprette funksjonaliteten etter skader, medfødte misdannelser eller tidligere operasjoner. Her er noen eksempler på teknikker innen estetisk og rekonstruktiv kirurgi:

1. Ansiktsløftning :
   - Fjerning av overflødig hud og underliggende vev for å forynge ansiktets og halsens utseende.
   - Forskjellige varianter omfatter blant annet panneløft, cervico-facial løft og miniløft.

2. Neseplastikk :
   - Neseoperasjon for å endre nesens størrelse, form eller funksjonalitet.
   - Kan innebære å redusere, øke eller korrigere deformasjoner.

3. Brystrekonstruksjon :
   - Restaurering av brystene etter mastektomi eller tap av brystvev.
   - Bruk av brystimplantater eller autologt vev (lapp).

4. Brystforstørrelse :
   - Operasjon for å øke størrelsen på brystene ved hjelp av brystimplantater eller lipofilling (fettoverføring).

5. Brystreduksjon :
   - Reduksjon av bryststørrelsen for å lindre fysisk ubehag og forbedre kroppsproporsjonene.

6. Fettsuging :
   - Kirurgisk fjerning av lokale fettavleiringer for å forme kroppens konturer.

7. Bukplastikk (mageplastikk) :
   - Fjerning av overflødig hud og fett fra magen for å få en flatere og mer tonet mage.

8. Øyelokkskirurgi (blefaroplastikk) :
   - Reduksjon av overflødig hud og fett rundt øynene for å forynge utseendet og forbedre synligheten.

9. Operasjoner på lepper og hake :
   - Forstørrelse eller reduksjon av lepper og hake for å forbedre ansiktsproporsjonene.

10. Rekonstruktiv lemmekirurgi :
    - Reparasjoner av skader, deformiteter eller misdannelser i armer, ben, hender eller føtter.

Disse kosmetiske og rekonstruktive kirurgiske teknikkene utføres av kvalifiserte og erfarne kirurger. Ved estetiske inngrep er det viktig med en grundig konsultasjon med pasienten for å diskutere mål, forventninger og potensielle risikoer. Ved rekonstruktive inngrep er målet å gjenopprette funksjonalitet og naturlig utseende så langt det er mulig. Teknologiske fremskritt og minimalt invasive kirurgiske metoder har også spilt en viktig rolle for å forbedre pasientenes resultater og rekonvalesens.

Forberedelsene til vevstransplantasjon og mikrokirurgi er en detaljert prosess som skal sikre at inngrepet blir vellykket og at pasienten blir frisk. Følgende er typiske trinn i forberedelsene til slike komplekse inngrep:

1. Fullstendig medisinsk vurdering :
   - Det gjøres en grundig vurdering av pasientens generelle helse, inkludert sykehistorie, allergier, medisinering og preoperative undersøkelser.

2. Konsultasjon og planlegging :
   - En detaljert konsultasjon med kirurgen er nødvendig for å diskutere formålet med transplantatet eller mikrokirurgien, pasientens forventninger og de tilgjengelige alternativene.
   - Inngrepet er nøye planlagt, inkludert valg av donor- og mottakersted.

3. Forberede pasienten :
   - Pasienten får informasjon om inngrepet, risikoene, fordelene og de mulige resultatene.
   - Pasienten må forstå de postoperative kravene og godta å følge instruksjonene.

4. Klargjøring av donorstedet :
 - Hvis inngrepet krever at vev eller et transplantat tas fra en annen del av pasientens kropp, forberedes donorstedet nøye.

5. Preoperativ merking :
 - Kirurgen kan markere mottaker- og donorstedene på pasientens kropp for å veilede inngrepet.

6. Anestesi :
 - Type bedøvelse (lokal, regional eller generell) bestemmes ut fra inngrepet og pasientens behov.

7. Sterilisering og asepsis :
 - Sterilisering av operasjonsstuen og klargjøring av instrumenter er avgjørende for å minimere infeksjonsrisikoen.

8. Avansert mikrokirurgi :
 - Kirurger bruker mikroskoper og instrumenter med høy presisjon for å utføre anastomoser (blodkarforbindelser) og transplantere vev.

9. Kontinuerlig overvåking :
 - Under inngrepet overvåkes pasienten kontinuerlig for å sikre at transplantatet er vellykket og at blodsirkulasjonen er tilstrekkelig.

10. Spesifikk postoperativ behandling :
 - Pasienten får detaljerte instruksjoner om postoperativ behandling, inkludert smertebehandling, bandasjer og medisiner.

11. Medisinsk oppfølging :
 - Det er planlagt oppfølgingsbesøk for å overvåke tilhelingen, vurdere vaskulariseringen av transplantatet og justere behandlingen om nødvendig.

Vevstransplantasjon og mikrokirurgiske inngrep krever avansert kirurgisk ekspertise og grundige forberedelser for å oppnå vellykkede resultater. Tett samarbeid mellom kirurgen, anestesilegen og pleieteamet er avgjørende for pasientsikkerheten og et vellykket inngrep.

Barnekirurgi

Barnekirurgi krever spesielle hensyn på grunn av de anatomiske, fysiologiske og psykologiske forskjellene mellom barn og voksne. Her er noen av de viktigste hensynene ved barnekirurgi:

1. Instrumentstørrelser :
   - Kirurgiske instrumenter må tilpasses pasientens størrelse, og det må tas hensyn til anatomiske forskjeller hos barn.
   - For sped- og småbarn kan det være nødvendig med miniatyriserte instrumenter.

2. Dosering av legemidler :
   - Legemiddeldosene bør justeres i henhold til barnets vekt, alder og stoffskifte.
   - Nøyaktig doseberegning er avgjørende for å unngå over- eller underdosering.

3. Anestesi :
   - Barneanestesi krever spesialkompetanse, ettersom barn kan reagere forskjellig på anestesimidler.
   - Regionale anestesiteknikker (epidural, spinal) kan være å foretrekke for noen barn.

4. Postoperativ behandling :
   - Barn kan ha ulike behov for rekonvalesens, noe som krever nøye overvåking av pust, smerte og sirkulasjon.
   - Smertebehandlingen må tilpasses barnets alder og preferanser.

5. Kommunikasjon og psykologi :
   - Barn har spesifikke psykologiske behov. Det er viktig å berolige dem og forklare prosedyren på en måte som er tilpasset deres forståelsesnivå.
   - Bruk av avlednings- og leketeknikker kan redusere angst og gjøre det lettere å samarbeide.

6. Neonatal- og prematurkirurgi :
   - For tidlig fødte barn eller barn som er født med helseproblemer, krever spesiell kirurgisk behandling og anestesi.

7. Ernæring og hydrering :
   - Barns ernærings- og vannbehov skiller seg fra voksnes. Det er viktig å opprettholde en tilstrekkelig balanse i den perioperative perioden.

8. Poliklinisk kirurgi :
   - Poliklinisk barnekirurgi krever nøye planlegging for å sikre trygg og rask rekonvalesens i hjemmet.

9. Spesialisert utstyr :
   - Noe spesialutstyr, som katetre og sikkerhetsutstyr, kan være nødvendig for å tilpasse det til barn.

10. Etikk og samtykke :
    - Informert samtykke fra foreldre eller foresatte er avgjørende for pediatriske intervensjoner. Beslutningsprosessen må være etisk og respektfull.

Barnekirurgi krever en tverrfaglig tilnærming som involverer barnekirurger, anestesileger, barnesykepleiere og annet helsepersonell. Ved å ta spesielle hensyn til barn kan man sikre optimale kirurgiske resultater og minimere potensielle risikoer.

Det er viktig å forberede barn og deres familier følelsesmessig før operasjonen for å redusere angst, oppmuntre til samarbeid og forbedre det generelle resultatet av inngrepet. Her er noen forslag til hvordan man kan forberede barn og deres familier følelsesmessig:

1. Alderstilpasset kommunikasjon :
   - Forklar fremgangsmåten på en enkel og alderstilpasset måte. Bruk kjente ord og konkrete eksempler.

2. Preoperativt besøk :
   - Organiser en preoperativ omvisning på operasjonsstuen slik at barnet kan se omgivelsene og stille spørsmål.

3. Bøker og videoer :
   - Bruk bøker og videoer som forklarer operasjonen og sykehusprosessen på en morsom og forståelig måte.

4. Rollespill :
   - Bruk dukker eller kosedyr for å simulere inngrepet og vise hva som vil skje.

5. Distraksjonsverktøy :
   - Sørg for leker, bøker eller nettbrett for å distrahere barnet før inngrepet.

6. Lytte og svare på spørsmål :
   - Oppmuntre barnet til å stille spørsmål og svare ærlig på dem. Berolig barnet med de normale følelsene det kan oppleve.

7. Involvering av foreldre :
   - Involver foreldrene aktivt i forberedelsesprosessen, og oppmuntre dem til å stille spørsmål og dele sine bekymringer.

8. Emosjonell støtte :
   - Gi følelsesmessig støtte ved å forsikre barnet om at legene og sykepleierne er der for å beskytte ham eller henne.

9. Familieintegrering :
   - Involver familien i forberedelsesprosessen for å øke den emosjonelle støtten og redusere angsten.

10. Bruk av visuelle hjelpemidler :
    - Vis bilder eller videoer av barn som forbereder seg til operasjon og deretter kommer seg.

11. Respekt for individuelle behov :
    - Alle barn reagerer forskjellig på emosjonell forberedelse. Vær oppmerksom på deres spesifikke behov.

12. Støtte underveis i prosessen :
    - Sørg for at et familiemedlem kan følge barnet til operasjonssalen og møte det etter operasjonen.

13. Postoperativ oppfølging :
    - Gi kontinuerlig støtte og informasjon om rekonvalesens og postoperativ behandling.

Å forberede barn og deres familier følelsesmessig er en viktig del av barneomsorgen. Ved å redusere angst og gi tydelig informasjon bidrar du til å skape et betryggende miljø som bidrar til en positiv opplevelse for barnet og familien.

Poliklinisk kirurgi

Håndtering av polikliniske kirurgiske inngrep, også kjent som ambulant eller poliklinisk kirurgi, krever nøye planlegging og en spesifikk tilnærming for å sikre pasientens sikkerhet og velvære. Her er de viktigste trinnene i håndteringen av poliklinisk kirurgi:

1. Preoperativ vurdering :
   - Pasientene må gjennomgå en fullstendig medisinsk vurdering for å sikre at de er egnet for poliklinisk kirurgi.
   - Sykehistorie, allergier, medisinering og eksisterende tilstander undersøkes.

2. Planlegging av prosedyren :
   - Riktig valg av kirurgisk prosedyre basert på poliklinisk gjennomførbarhet og forventet rekonvalesens.
   - Fastsettelse av nødvendig utstyr, personell og ressurser.

3. Informert samtykke :
   - Pasientene må forstå fordelene, risikoen og alternativene ved poliklinisk kirurgi.
   - Informert samtykke må innhentes i henhold til etiske retningslinjer.

4. Forberede pasienten :
   - Pasientene får detaljerte instruksjoner om forberedelser før operasjonen, inkludert faste, medisinering og hudpleie.

5. Anestesi :
   - Bedøvelsen velges i henhold til inngrepet og pasientens behov. Det kan brukes lokal, regional eller generell anestesi.

6. Kirurgi :
   - Det kirurgiske inngrepet utføres med presisjon og fokus på detaljer.
   - Asepsis- og steriliseringsprotokoller følges nøye for å forhindre infeksjoner.

7. Postoperativ restitusjon :
   - Pasientene overvåkes nøye på en oppvåkningsstue til de er stabile og våkne.
   - Smertene behandles, og pasientene forberedes på å reise hjem.

8. Opplæring av pasienter og pårørende :
   - Pasientene og deres omsorgspersoner får spesifikke instruksjoner om postoperativ pleie, tegn de bør være oppmerksomme på og kontaktpersoner ved bekymring.

9. Postoperativ oppfølging :
   - Det avtales oppfølgingstimer for å vurdere pasientens tilheling og bedring.

10. Behandling av komplikasjoner :
    - Pasientene får informasjon om hvordan de skal håndtere potensielle komplikasjoner, som for store blødninger eller infeksjoner.

11. Løpende kommunikasjon :
    - Kommunikasjon mellom det medisinske teamet, pasienter og pårørende er avgjørende for å sikre en god rekonvalesens.

12. Tilgang til øyeblikkelig hjelp :
    - Pasientene må informeres om hvilke tiltak som skal iverksettes dersom det oppstår en alvorlig komplikasjon etter utskrivelsen.

13. Kvalitetsovervåking og -vurdering :
    - Det medisinske teamet evaluerer regelmessig protokollene for ambulant kirurgi og gjennomfører forbedringer der det er nødvendig.

Målet med poliklinisk kirurgi er å tilby behandling av høy kvalitet i et trygt og komfortabelt miljø. Åpen kommunikasjon, veldefinerte protokoller og nøye planlegging bidrar til å sikre vellykkede inngrep og pasienttilfredshet.

Pasientforberedelser og postoperativ overvåking ved utskrivning samme dag, også kjent som ambulant eller poliklinisk kirurgi, er viktige trinn for å sikre pasientens sikkerhet og restitusjon etter operasjonen. Her er de viktigste stegene i forberedelsene og den postoperative overvåkningen av pasienter som skrives ut samme dag:

Forberede pasienten :
1. Preoperativ vurdering :
   - Pasientene gjennomgår en grundig medisinsk vurdering for å sikre at de kan skrives ut samme dag.
   - Sykehistorie, allergier, aktuell medisinering og eksisterende tilstander vurderes.

2. Preoperativ opplæring :
   - Pasientene får detaljert informasjon om inngrepet, postoperativ behandling, tegn på komplikasjoner og hva de skal gjøre ved behov.

3. Tilberedning hjemme :
   - Pasientene får spesifikke instruksjoner om faste, preoperativ medisinering og hudpleie før operasjonen.

4. Informert samtykke :
   - Pasientene forstår detaljene rundt operasjonen og risikoen forbundet med den, og gir sitt informerte samtykke i henhold til etiske retningslinjer.

Postoperativ overvåking :
1. Oppvåkningsrom :
   - Pasientene overvåkes nøye på en oppvåkningsstue til de er våkne, stabile og har normale vitale tegn.

2. Smertebehandling :
   - Pasientene får passende smertestillende medisiner for å håndtere postoperative smerter.

3. Gjenoppretting og reaksjonsevne :
   - Teamet overvåker tegn på bedring og kontrollerer pasientens reaksjonsevne etter narkosen.

4. Vurdering av vitale tegn :
   - Vitale tegn som blodtrykk, hjertefrekvens, respirasjonsfrekvens og oksygenmetning overvåkes regelmessig.

5. Kontroll av sår og dren :
   - Forbindinger, dren og operasjonssår kontrolleres for tegn på infeksjon, overdreven blødning eller andre problemer.

6. Utgangsevaluering :
   - Spesifikke utskrivningskriterier vurderes, for eksempel hemodynamisk stabilitet og evnen til å drikke, urinere og gå.

7. Postoperativ opplæring :
   - Pasienter og pårørende får detaljerte instruksjoner om postoperativ pleie hjemme, hvilke medisiner som skal tas og tegn på komplikasjoner.

8. Oppfølging etter avslutning :
   - Pasientene får en oppfølgende telefonsamtale eller timeavtale for å vurdere rekonvalesensen og løse eventuelle problemer.

Pasientforberedelser og postoperativ oppfølging ved utskrivning samme dag har som mål å sikre en trygg og effektiv rekonvalesens etter poliklinisk kirurgi. Tydelig kommunikasjon mellom det medisinske teamet, pasienten og de pårørende er avgjørende for å sikre at pasienten er godt informert og klar til å håndtere de første dagene av rekonvalesensen hjemme.

Kapittel 7

Håndtering av instrumenter og utstyr

Betydningen av effektiv forvaltning av instrumenter og utstyr

Riktig klargjøring av kirurgiske instrumenter har stor betydning for pasientsikkerheten under hele det kirurgiske inngrepet. Nøye og grundig klargjøring av instrumenter bidrar til å redusere risikoen for infeksjoner, komplikasjoner og medisinske feil, noe som sikrer et trygt og optimalt kirurgisk miljø for pasienten. Slik påvirker riktig instrumentklargjøring pasientsikkerheten:

1. Forebygging av infeksjoner :
    * Effektiv instrumentsterilisering eliminerer potensielt sykdomsfremkallende mikroorganismer, noe som reduserer risikoen for postoperative infeksjoner betydelig.

2. Redusere komplikasjoner :
    * Riktig klargjorte instrumenter minimerer risikoen for komplikasjoner som overdreven blødning, sårinfeksjoner og bivirkninger.

3. Kirurgisk presisjon :
    * Skarpe instrumenter som er klare til bruk, gjør det mulig for kirurgene å lage mer presise snitt og suturer, noe som forbedrer de kirurgiske resultatene.

4. Unngå forsinkelser:
    * Riktig instrumentklargjøring sikrer at nødvendig utstyr er tilgjengelig umiddelbart, slik at man unngår forsinkelser under inngrepet.

5. Minimering av feil :
    * Trinnene som inngår i klargjøring og kontroll av instrumenter bidrar til å redusere medisinske feil knyttet til bruk av feil eller dårlig klargjorte instrumenter.

6. Glatt prosedyre :
    * Når instrumentene er klare og godt organisert, går det kirurgiske inngrepet smidigere, noe som kan redusere lengden på operasjonen og stresset for teamet og pasienten.

7. Overholdelse av sikkerhetsstandarder :
   - Riktig klargjøring av instrumenter er avgjørende for å oppfylle strenge standarder for sterilisering og asepsis, noe som sikrer et trygt kirurgisk miljø.

8. Postoperativ behandling :
   - Vellykket kirurgi takket være riktig instrumentpreparering kan ha en positiv innvirkning på pasientens rekonvalesensperiode og rekonvalesens.

9. Teamets selvtillit :
   - Når det kirurgiske teamet vet at instrumentene er korrekt klargjort, øker tilliten til prosessen og fremmer et smidig samarbeid.

10. Pasienttilfredshet :
    - Et ukomplisert kirurgisk inngrep med riktig forberedte instrumenter kan bidra til pasienttilfredshet og vellykket rekonvalesens.

Oppsummert er riktig klargjøring av kirurgiske instrumenter en viktig del av pasientsikkerheten. Det spiller en viktig rolle når det gjelder å redusere risiko, forbedre de kirurgiske resultatene og sikre et trygt og effektivt kirurgisk miljø for alle pasienter.

Sykepleierens rolle når det gjelder å sikre at utstyret fungerer som det skal, er avgjørende for at kirurgiske inngrep skal være sikre og vellykkede. Medisinsk og kirurgisk utstyr spiller en viktig rolle i gjennomføringen av et effektivt og sikkert kirurgisk inngrep, og det er sykepleierens ansvar å sørge for at utstyret er i perfekt stand. Slik bidrar sykepleieren til å sikre at utstyret fungerer som det skal:

1. Preoperativ kontroll :
   - Før hvert kirurgisk inngrep utfører sykepleieren en grundig kontroll av alt nødvendig utstyr. Dette inkluderer kirurgiske instrumenter, monitorer for vitale tegn, anestesiapparater, belysning og operasjonsbord.

2. Kalibrering og testing :
   - Sykepleieren sørger for at utstyret er riktig kalibrert og testet for å sikre at det er nøyaktig. Dette inkluderer

kontroll av parametere som trykk, temperatur og hjertefrekvens.

3. Klargjøring av utstyret :
   - Før operasjonen forbereder sykepleieren alt nødvendig utstyr og plasserer det lett tilgjengelig for kirurgen og operasjonsteamet.

4. Forebyggende vedlikehold :
   - Sykepleieren deltar i regelmessige forebyggende vedlikeholdsaktiviteter, som rengjøring, smøring og service av utstyr, for å unngå uventede driftsstopp.

5. Identifisere problemer :
   - Hvis noe utstyr ikke fungerer som det skal eller viser tegn til å svikte, skal sykepleieren umiddelbart rapportere problemet til vedlikeholdsteamet eller den utpekte lederen.

6. Beredskap :
   - Hvis det oppstår en nødsituasjon eller utstyrssvikt under en prosedyre, må sykepleieren være i stand til å iverksette raske tiltak for å løse problemet og sikre kontinuitet i operasjonen.

7. Tverrfaglig samarbeid :
   - Sykepleieren samarbeider tett med biomedisinske teknikere, biomedisinske ingeniører og andre medlemmer av helseteamet for å sikre at utstyret vedlikeholdes og repareres på riktig måte.

8. Videreutdanning :
   - Sykepleierne deltar i løpende opplæringsprogrammer om bruk, vedlikehold og sikkerhet i forbindelse med medisinsk utstyr for å holde seg oppdatert på den nyeste praksisen og teknologien.

9. Dokumentasjon :
   - Sykepleieren fører nøyaktig oversikt over kontroller, tester og tiltak som utføres på utstyret, noe som sikrer sporbarhet og transparens.

Sykepleierens rolle når det gjelder å sikre at utstyret fungerer som det skal, er avgjørende for å skape et trygt og effektivt operasjonsmiljø. Ved å samarbeide tett med de medisinske teamene og vedlikeholdsteamene bidrar sykepleierne til å minimere risikoen for feil på utstyret, sikre kvaliteten på pleien og forbedre de kirurgiske resultatene for pasientene.

Identifisering og organisering av kirurgiske instrumenter

Kirurgiske instrumenter klassifiseres i ulike kategorier avhengig av deres spesifikke bruk i kirurgisk sammenheng. Hver instrumentkategori har en spesifikk rolle i utførelsen av kirurgiske inngrep. Følgende er en vanlig klassifisering av instrumenter i henhold til deres bruk:

1. Dissekeringsinstrumenter :
   - Disse instrumentene brukes til å kutte, separere og fjerne vev under operasjoner. Eksempler: skalpeller, disseksjonssakser, lifter.

2. Verktøy for å gripe og holde :
   - Disse instrumentene brukes til å gripe, holde og manipulere vev og organer under operasjoner. Eksempler: anatomisk tang, Kocher-tang, gripetang.

3. Krympeverktøy :
   - Disse instrumentene er utformet for å holde vevet fra hverandre, noe som gir bedre oversikt over operasjonsstedet. Eksempler: Farabeuf-retraktorer, Cushing-retraktorer.

4. Sutur- og anastomoseinstrumenter :
   - De brukes til å lage suturer og sting, samt til å anastomosere (forbinde) vev. Eksempler: suturnåler, nåleholdere, suturtang.

5. Koagulasjons- og hemostaseinstrumenter :
   - Disse instrumentene brukes til å kontrollere blødninger ved å kauterisere blodkar. Eksempler: hemostatisk tang, elektrisk skalpell, bipolar koagulator.

6. Suge- og irrigasjonsinstrumenter :
   - Brukes til å fjerne væske og rusk fra operasjonsområdet, og til å skylle og rengjøre området. Eksempler: sugekanyler, irrigasjonssprøyter.

7. Måleinstrumenter :
   - De brukes til å måle dimensjoner og dybder på vev, og til å vurdere avstander under spesifikke prosedyrer. Eksempler: kirurgiske linjaler, skyvelære.

8. Rekonstruksjonsverktøy :
   - Disse instrumentene brukes til vevsrekonstruksjon, implantatfiksering eller til å skape anatomiske former. Eksempler: kirurgisk stiftemaskin, osteosynteseutstyr.

9. Instrumenter som er spesifikke for kirurgi :
   - Noen instrumenter er spesifikke for en bestemt type kirurgi, for eksempel ortopediske, oftalmologiske, gynekologiske og nevrokirurgiske instrumenter.

10. Måle- og vurderingsverktøy :
    - Brukes til å vurdere organfunksjon, blodsirkulasjon eller andre fysiologiske parametere. Eksempler: Doppler, blodtrykksmåler, pulsoksymeter.

Det er viktig å merke seg at denne klassifiseringen ikke er uttømmende, og at nye instrumenter kan bli utviklet i takt med teknologiske fremskritt og kliniske behov. Hvert instrument har en spesifikk rolle i den kirurgiske prosessen og krever kyndig håndtering av det kirurgiske teamet for å sikre pasientens sikkerhet og et vellykket inngrep.

Under operasjonen er effektiv organisering og riktig sortering av instrumenter, utstyr og rekvisita avgjørende for å sikre en smidig og rask rekonvalesens. Her er noen sorterings- og organiseringsteknikker som kan bidra til å forbedre arbeidsflyten på operasjonsstuen:

1. Sortert etter bruk :
   - Sorter instrumenter og utstyr etter hva de skal brukes til i det kirurgiske inngrepet. På denne måten finner du raskt frem til det du trenger i de ulike fasene av operasjonen.

2. Tilberedte brett :
   - Klargjør skuffer med ferdigmonterte instrumenter i henhold til stadiene i operasjonen. Hvert brett skal inneholde de instrumentene som kreves for en bestemt del av inngrepet.

3. Romlig organisering :
   - Plasser instrumenter og utstyr på en logisk måte på operasjonsbordet, slik at det er lett tilgjengelig for kirurgen og assistentene.

4. Bruk av tilberedningsposer :
   - Bruk sterile poser eller konvolutter til å gruppere like instrumenter. Dette bidrar til å opprettholde aseptikken samtidig som det gjør det lettere å få tilgang til de nødvendige instrumentene.

5. Tydelig merking :
   - Merk brett, poser og beholdere tydelig og leselig slik at du raskt kan identifisere innholdet.

6. Preoperativ kommunikasjon :
   - Diskuter operasjonsplanen med teamet før inngrepet for å avklare hvilke instrumenter og materialer som kreves på hvert trinn.

7. Teamforberedelser :
   - Involver alle medlemmene av operasjonsteamet i forberedelsene og organiseringen av utstyret for å sikre bedre koordinering.

8. Rask fjerning av ubrukte instrumenter :
   - Fjern ubrukte instrumenter fra arbeidsområdet umiddelbart for å unngå rot, slik at teamet kan konsentrere seg om arbeidsoppgavene.

9. Kontinuerlig overvåking :
   - Sirkulasjonssykepleieren overvåker bruken av instrumenter og utstyr, bytter raskt ut det som er oppbrukt og sørger for at alt er klart til neste trinn.

10. Unngå redundans:
    - Begrens antall like instrumenter på operasjonsbordet for å unngå forvirring og rot.

11. Bruk av digitale dashbord :
    - Bruk berøringsskjermer eller digitale instrumentpaneler til å vise viktig informasjon om instrumenter, operasjonsstadier og pasientens vitale tegn.

12. Ny vurdering underveis i prosedyren :
    - Revurder instrument- og materialbehovene regelmessig etter hvert som operasjonen skrider frem, og juster organisasjonen deretter.

Effektiv organisering på operasjonsstuen bidrar til å redusere operasjonstiden, minimere feil og forsinkelser og sikre rask og sikker rekonvalesens for pasienten. Ved å ta i bruk disse triage- og organiseringsteknikkene kan det kirurgiske teamet forbedre koordineringen, kommunikasjonen og sikkerheten under operasjonen.

Instrumentklargjøring og kvalitetskontroll

Rengjøring, desinfeksjon og visuell inspeksjon av kirurgiske instrumenter er avgjørende for å opprettholde asepsis, forebygge infeksjoner og ivareta pasientsikkerheten. Her er en oversikt over disse viktige prosessene:

1. Rengjøring :
    - Formålet med den første rengjøringen er å fjerne organisk avfall, kroppsvæsker og vevsrester fra instrumentene. Det kan omfatte trinn som bløtlegging, manuell børsting og bruk av ultralyd. Rengjøring er ofte det første trinnet i klargjøringen av instrumentene for videre desinfeksjon.

2. Desinfeksjon :
    - Etter rengjøring desinfiseres instrumentene for å eliminere potensielt sykdomsfremkallende mikroorganismer. Det finnes ulike desinfeksjonsmetoder, blant annet kjemisk desinfeksjon og termisk desinfeksjon. Noen instrumenter kan steriliseres etter desinfeksjon for å oppnå en høy grad av asepsis.

3. Visuell inspeksjon :
    - Etter rengjøring og desinfeksjon utføres en grundig visuell inspeksjon for å oppdage eventuelle rester, skader eller tegn på slitasje på instrumentene. Dette bidrar til å

identifisere instrumenter som må repareres, skiftes ut eller rengjøres på nytt.

4. Bruk av forstørrelsesglass og belysning:
   - Under den visuelle inspeksjonen brukes forstørrelsesglass og passende belysning for å oppdage gjenværende partikler eller mindre problemer som kanskje ikke er synlige med det blotte øye.

5. Dokumentasjon :
   - Hvert trinn i rengjørings-, desinfeksjons- og visuell inspeksjonsprosessen dokumenteres nøye for å sikre sporbarhet og overholdelse av sikkerhetsstandarder.

6. Forebygging av korrosjon :
   - Instrumenter i rustfritt stål må tørkes ordentlig etter rengjøring og desinfeksjon for å forhindre korrosjon. Det er viktig å bruke egnede tørkemidler.

7. Reparasjon og utskifting :
   - Instrumenter som er skadet eller viser tegn på overdreven slitasje, repareres eller skiftes ut i henhold til fastsatte rutiner. Instrumentene må være i perfekt stand før de tas i bruk igjen.

8. Kvalitetskontroll :
   - Rengjørings-, desinfeksjons- og inspeksjonsprosessene er gjenstand for regelmessige kvalitetskontroller for å sikre at de er effektive og i samsvar med standardene.

Det er viktig at operasjonsteamet, inkludert sykepleiere og steriliseringsteknikere, følger de etablerte protokollene for rengjøring, desinfeksjon og inspeksjon av instrumenter. Disse trinnene er avgjørende for å opprettholde et sterilt og trygt miljø på operasjonsstuen, minimere risikoen for nosokomiale infeksjoner og sikre optimale kirurgiske resultater.

Bruk av autoklaver og annet steriliseringsutstyr er et viktig trinn i klargjøringen av kirurgiske instrumenter og utstyr for å sikre et sterilt miljø på operasjonsstuen. Slik brukes dette utstyret i steriliseringsprosessen:
1. Autoklaver :

- Autoklaver er apparater for sterilisering med damp under trykk. De brukes til å ødelegge sykdomsfremkallende mikroorganismer på kirurgiske instrumenter. Her er de typiske trinnene i bruken av autoklaver:

- Lasting: Rene og klargjorte instrumenter plasseres i brett, poser eller beholdere som er egnet for sterilisering.

- Programmering: Steriliseringssyklusen velges i henhold til typen instrumenter og materialer som brukes.

- Forvarming: Autoklaven forvarmes til ønsket temperatur og trykk.

- Sterilisering: Instrumentene utsettes for damp under trykk i en bestemt tidsperiode. Den høye temperaturen og dampen eliminerer mikroorganismer.

- Avkjøling: Når steriliseringen er fullført, avkjøles instrumentene før de tas ut av autoklaven.

2. Andre steriliseringsmetoder :
    - I tillegg til autoklaver finnes det også andre steriliseringsmetoder:

    - Sterilisering med etylenoksid: Denne gassen brukes til å sterilisere instrumenter som er følsomme for varme og fuktighet.

    - Sterilisering med stråling: Instrumenter utsettes for gammastråler eller røntgenstråler for å ødelegge mikroorganismer.

    - Kjemisk sterilisering: Kjemiske midler brukes til å sterilisere varmefølsomme instrumenter.

3. Sterilitetskontroll :
    - Når steriliseringsprosessen er fullført, utstyres autoklaver og annet utstyr med overvåkningssystemer og kjemiske indikatorer for å kontrollere at steriliseringen har vært

vellykket. Biologiske og kjemiske tester brukes også med jevne mellomrom for å validere steriliseringsprosessens effektivitet.

4. Håndtering etter sterilisering :
   - Steriliserte instrumenter må håndteres med forsiktighet for å unngå kontaminering. De oppbevares på bestemte steder og i steril emballasje frem til de skal brukes på operasjonsstuen.

5. Overvåking og dokumentasjon :
   - Alle trinn i steriliseringsprosessen, inkludert steriliseringsparametere, testresultater og sterilitetsholdbarhet, dokumenteres nøye for å sikre sporbarhet og overholdelse av standarder.

Riktig bruk av autoklaver og annet steriliseringsutstyr er avgjørende for å opprettholde et trygt og sterilt operasjonsmiljø. Helsepersonell må få opplæring i steriliseringsprotokoller, håndtering av steriliserte instrumenter og oppfølgingsprosedyrer for å sikre behandling av høy kvalitet og forebygge nosokomiale infeksjoner.

Håndtering av implantater og medisinsk utstyr

Sikker oppbevaring og sporbarhet av kirurgiske implantater er viktige aspekter ved instrument- og materialhåndtering på operasjonsstuen. Slik sikrer du effektiv håndtering av disse implantatene:

1. Sikker oppbevaring :
   - Kirurgiske implantater må oppbevares i bestemte, kontrollerte miljøer for å forhindre kontaminering eller skade. Tiltakene omfatter blant annet
   - Låste skap: Bruk sikre skap til oppbevaring av implantater, med begrenset tilgang for autoriserte medlemmer av operasjonsteamet.

   - Egne oppbevaringsområder: Hold implantatene adskilt slik at de ikke kommer i direkte kontakt med andre gjenstander.

- Temperatur- og fuktighetskontroll: Sørg for at implantatene oppbevares under egnede miljøforhold for å forhindre forringelse.

2. Merking og sporbarhet :
   - Hvert implantat må være tydelig merket med viktig informasjon som produktnavn, batchnummer, utløpsdato og leverandør. Dette gjør det enklere å spore og raskt identifisere implantatene.

3. Lagerstyringssystemer :
   - Bruk datastyrte lagerstyringssystemer for å spore implantater elektronisk. Disse systemene kan overvåke lagernivåer, administrere påfyllinger og generere rapporter for effektiv administrasjon.

4. Lagerrotasjon :
   - Bruk "først inn, først ut"-prinsippet for å sikre hensiktsmessig rotasjon av implantater for å minimere risikoen for at de går ut på dato.

5. Tilgangskontroll :
   - Begrens tilgangen til implantatlageret og overvåk inn- og utpassering ved hjelp av adgangskontrollsystemer, for eksempel nøkkelkortsystemer.

6. Opplæring av personalet :
   - Lær opp operasjonsteamet i korrekt identifikasjon, håndtering og dokumentasjon av implantater. Gjør også personalet oppmerksom på viktigheten av å opprettholde sterilitet ved håndtering av implantater.

7. Bruksrapporter :
   - Registrer alle implantater som brukes i en kirurgisk prosedyre, og knytt pasientinformasjon til det spesifikke implantatet som brukes. Dette sikrer fullstendig og nøyaktig sporbarhet.

8. Overvåking av produkttilbakekallinger:
   - Hold deg oppdatert om registrerte produkttilbakekallinger og sørg for at de aktuelle implantatene tas ut av sirkulasjon og dokumenteres på riktig måte.

9. Dataintegrering :
- Integrer implantatinformasjon i pasientens elektroniske pasientjournal for å sikre sømløs kommunikasjon mellom behandlingsteamene.

Sikker oppbevaring og nøyaktig sporing av implantater er avgjørende for å garantere pasientsikkerheten, opprettholde effektiviteten i kirurgiske prosedyrer og overholde lovbestemte standarder. Riktig håndtering av implantater bidrar til kvaliteten på behandlingen og forebygging av medisinske feil.

Nøyaktig dokumentasjon av serienumre og implantatinformasjon er avgjørende for å sikre sporbarhet, pasientsikkerhet og overholdelse av regelverket. Slik sikrer du grundig dokumentasjon:

1. Første registrering :
- Så snart du mottar implantatene, må du registrere hvert implantat i et elektronisk eller manuelt sporingssystem. Samle inn informasjon som produsentens navn, batchnummer, produksjonsdato, utløpsdato, produktspesifikasjoner og serienummer.

2. Merking :
- Hvert implantat må være tydelig merket med all relevant informasjon, inkludert serienummer. Bruk vann- og slitasjebestandige etiketter for å hindre at informasjonen falmer.

3. Pasientdokumentasjon :
- Koble hvert implantat til pasientens elektroniske pasientjournal. Registrer serienumrene som er knyttet til hvert enkelt kirurgisk inngrep, samt detaljer om operasjonen.

4. Sentral database :
- Bruk en sentralisert database for registrering og lagring av implantatinformasjon. Denne databasen bør være lett tilgjengelig for det autoriserte medisinske teamet.

5. Overvåking av bruk :
   • Registrer serienumrene til implantatene som brukes under hvert kirurgisk inngrep. Koble disse numrene til pasientjournaler og operasjonsrapporter.

6. Oppdateringer :
   • Oppdater regelmessig databasen for å gjenspeile bruk, lagerstatus og eventuelle produkttilbakekallinger.

7. Enkelt nummereringssystem :
   • Bruk et unikt nummereringssystem for implantatets serienummer. Dette gjør det enklere å finne og hente informasjon.

8. Opplæring av personalet :
   • Sørg for at personalet får opplæring i å dokumentere implantatinformasjon, inkludert serienummer, ved mottak og gjennom hele operasjonsprosessen.

9. Håndtering av påminnelser:
   • Overvåke produkttilbakekallinger og sørge for at alle berørte implantater blir behørig dokumentert og tatt ut av bruk.

10. Systemintegrasjon :
    • Integrer om mulig implantatinformasjonen i sykehusets eksisterende elektroniske systemer for optimal tilgjengelighet og kommunikasjon.

Nøyaktig dokumentasjon av serienumre og informasjon om implantater er en viktig del av pasientsikkerheten og styringen av kirurgiske inngrep. Korrekt sporbarhet betyr at implantater kan identifiseres raskt ved behov, noe som forhindrer feil og sikrer behandling av høy kvalitet.

Klargjøring av spesifikt kirurgisk utstyr

Kontroll av anestesi-, overvåkings- og sugeutstyret er et viktig skritt før et kirurgisk inngrep begynner, for å sikre pasientens sikkerhet og en smidig gjennomføring av inngrepet. Slik gjør du det:

1. Anestesiutstyr :
   - Kontroller at anestesivognen er funksjonell og korrekt utstyrt med medisiner, anestesimidler og nødvendig utstyr.
   - Sørg for at anestesikrets, munnbind, ballonger og slanger er rene, i god stand og klare til bruk.
   - Kontroller at oksygen- og bedøvelsessystemene fungerer som de skal.
   - Sørg for at mekanisk ventilasjonsutstyr, for eksempel anestesiventilatoren, er kalibrert og klar til bruk.

2. Overvåkingsenheter :
   - Kontroller monitorer for vitale tegn som hjertefrekvens, blodtrykk, oksygenmetning og respirasjonsfrekvens. Kontroller at de er slått på, fungerer som de skal og er kalibrerte.
   - Klargjør elektrodene og sensorene som trengs for å overvåke pasientens vitale tegn.
   - Kontroller at monitoralarmene er riktig konfigurert for å varsle om kritiske endringer.

3. Sugeinnretninger :
   - Kontroller at sugeinnretningene fungerer og at dreneringsflaskene er riktig montert.
   - Kontroller at kanylene og sugeprobene er klare til bruk og sterile.
   - Test vakuumet for å sikre at det er effektivt.

4. Dokumentasjon :
   - Dokumenter alle utførte kontroller, inkludert enhetens serienummer, funksjonskontroller og kalibreringer.

5. Opplæring av personalet:
   - Sørg for at anestesiteamet er opplært i korrekt bruk av utstyret, løsning av vanlige problemer og håndtering av nødsituasjoner.

6. Kommunikasjon :
   - Kommuniser tydelig med anestesiteamet og operasjonsteamet om utstyrets tilstand og funksjonalitet.

7. Prosedyre for nødstopp :
- Sørg for at anestesiteamet er kjent med prosedyren for å stoppe anestesiapparatene i en nødsituasjon hvis det er nødvendig.

Nøye kontroll av anestesi-, overvåkings- og sugeutstyr før operasjonen bidrar til å forebygge tekniske problemer under inngrepet og ivareta pasientsikkerheten. Det gjør det også mulig for det medisinske teamet å reagere raskt i tilfelle avvik, funksjonsfeil eller nødsituasjoner.

- Klargjøring av elektriske instrumenter og skjæreverktøy

Klargjøring av elektriske instrumenter og skjæreverktøy på operasjonsstuen er avgjørende for pasientsikkerheten og et vellykket kirurgisk inngrep. Slik gjør du det på en effektiv måte:

1. Innledende inspeksjon :
- Før inngrepet må du foreta en visuell kontroll av de elektriske instrumentene og skjæreverktøyene for å sikre at de er i god stand, rene og klare til bruk.

2. Riktig bruk :
- Test hvert enkelt elektrisk instrument for å sikre at det fungerer som det skal. Kontroller brytere, hastighetsinnstillinger og funksjoner som er spesifikke for hvert enkelt instrument.

3. Forebyggende vedlikehold :
- Sørg for at elektriske instrumenter har gjennomgått regelmessig forebyggende vedlikehold i henhold til produsentens anbefalinger.

4. Rengjøring og sterilisering :
- Før inngrepet må du sørge for at de elektriske instrumentene og skjæreverktøyene er rengjort, desinfisert og sterilisert i henhold til aseptiske protokoller og steriliseringsstandarder.

5. Klargjøring av operasjonsområdet :
- Forbered operasjonsfeltet ved å plassere nødvendige elektriske instrumenter og skjæreverktøy innen rekkevidde for kirurgen og teamet.

6. Kontroll av den elektriske tilkoblingen :
   - Kontroller at de elektriske instrumentene er riktig tilkoblet og at strømkablene er i god stand.

7. Elektrisk sikkerhet :
   - Kontroller at stikkontaktene er i god stand og oppfyller sikkerhetsstandardene. Bruk jordingsutstyr for å unngå elektriske farer.

8. Brukes i samsvar med spesifikasjonene:
   - Sørg for at elektriske instrumenter brukes i samsvar med produsentens spesifikasjoner og hensiktsmessig kirurgisk praksis.

9. Team informert :
   - Informer operasjonsteamet om de spesifikke detaljene for de elektriske instrumentene som skal brukes, inkludert navn, serienummer og eventuelle spesielle hensyn.

10. Opplæring av personalet :
    - Sørg for at personalet på operasjonsstuen får opplæring i korrekt og sikker bruk av elektriske instrumenter, inkludert håndteringsteknikker og sikkerhetsregler.

11. Dokumentasjon :
    - Dokumenter klargjøring av elektriske instrumenter og skjæreverktøy i pasientens journal og i registeret på operasjonsstuen.

Nøye forberedelse av elektriske instrumenter og skjæreverktøy bidrar til å minimere risikoen for feil, ivareta pasientsikkerheten og optimalisere det kirurgiske inngrepet.

Forebyggende vedlikehold og feilsøking på utstyr

Det er viktig å planlegge regelmessig vedlikehold av medisinsk utstyr på operasjonsstuen for å sikre at det fungerer som det skal, forebygge sammenbrudd og garantere pasientsikkerheten. Slik utarbeider du en effektiv vedlikeholdsplan:

1. Utstyrsbeholdning :
   * Lag en fullstendig liste over medisinsk utstyr på operasjonsstuen, inkludert instrumenter, anestesiapparater, monitorer, elektrisk utstyr osv.

2. Identifisering av vedlikeholdsbehov :
   * Identifiser de spesifikke vedlikeholdsbehovene for hvert enkelt utstyr ved hjelp av produsentens anbefalinger, retningslinjer fra myndighetene og bransjestandarder.

3. Vedlikeholdsplan :
   * Opprett en regelmessig vedlikeholdsplan for hvert enkelt utstyr, og fastsett hyppigheten av inspeksjoner, reparasjoner og oppdateringer.

4. Forebyggende vedlikehold :
   * Gjennomfør planlagte forebyggende vedlikeholdstiltak for å unngå driftsstans. Dette kan omfatte rengjøring, smøring, kalibrering og utskifting av slitte deler.

5. Korrigerende vedlikehold :
   * Sørg for korrigerende vedlikehold i tilfelle havari eller funksjonsfeil. Sørg for at personalet vet hvordan de skal rapportere problemer og hvem de skal kontakte.

6. Personalansvar :
   * Definer tydelig personalets ansvar for vedlikehold av utstyret. Utpek enkeltpersoner eller team som er ansvarlige for å overvåke, utføre og dokumentere vedlikeholdet.

7. Opplæring av personalet :
   * Gi personalet løpende opplæring i vedlikehold av utstyr, med fokus på god praksis for håndtering, vedlikehold og reparasjon.

8. Overvåking og dokumentasjon :
   * Før en detaljert oversikt over alle vedlikeholdsaktiviteter, inkludert datoer, utførte tiltak, utskiftede deler og løste problemer.

9. Slutt å planlegge :
   * Planlegg nedetiden som trengs for å utføre grundigere vedlikeholdsarbeid uten å forstyrre planlagte kirurgiske prosedyrer.

10. Kvalitetskontroll :
- Etablere kvalitetskontrollprosesser for å kontrollere effektiviteten av vedlikeholdet som utføres, og for å sikre at utstyret fungerer i henhold til de nødvendige standardene.

11. Ressurser og leverandører :
- Identifiser nødvendige ressurser, inkludert kvalifiserte vedlikeholdsleverandører og reservedeler, for å støtte vedlikeholdsplanen.

12. Periodisk gjennomgang :
- Regelmessig gjennomgå og tilpasse vedlikeholdsplanen i tråd med ny informasjon, beste praksis og produsentens oppdateringer.

En velutviklet vedlikeholdsplan sørger for at det medisinske utstyret på operasjonsstuen fungerer pålitelig og sikkert, noe som bidrar til behandlingskvalitet og pasientsikkerhet.

Å løse utstyrssvikt under operasjoner er en viktig ferdighet for operasjonsteamet, spesielt for operasjonssykepleiere. Her er stegene du må følge for å håndtere utstyrssvikt under et kirurgisk inngrep på en effektiv måte:

1. Beholde roen :
- Forbli rolig og rasjonell. En rolig reaksjon vil gjøre teamet i stand til å løse situasjonen mer effektivt.

2. Gi beskjed til teamet:
- Informer umiddelbart kirurgen, anestesilegen og andre medlemmer av operasjonsteamet om utstyrssvikten.

3. Ivaretakelse av pasientsikkerheten :
- Hvis utstyrssvikten utgjør en risiko for pasientsikkerheten, må du iverksette nødvendige tiltak for å ivareta pasientsikkerheten, for eksempel å stanse prosedyren hvis det er hensiktsmessig.

4. Isoler feilen:
- Identifiser den nøyaktige feilkilden ved å undersøke utstyret og kontrollere tilkoblinger, ledninger og komponenter.

5. Løsning :
   - Hvis det er mulig, bør du vurdere en løsning for å opprettholde stabiliteten i prosedyren. Bruk for eksempel annet utstyr eller en alternativ metode hvis det er trygt å gjøre det.

6. Kontakt teknisk service :
   - Hvis feilen ikke kan løses raskt, må du kontakte teknisk service for å få hjelp. For enkelte typer utstyr kan det være nødvendig å få hjelp av en kvalifisert tekniker.

7. Gi beskjed til operasjonsteamet:
   - Hold operasjonsteamet informert om situasjonen og hvilke tiltak som er iverksatt for å løse feilen.

8. Utarbeide en beredskapsplan :
   - Hvis inngrepet ikke kan fortsette på grunn av feilen, må du sørge for at det finnes en nødplan for å stabilisere pasienten og fullføre inngrepet om nødvendig.

9. Dokumentasjon :
   - Dokumenter grundig feilen, tiltakene som er iverksatt for å løse den, og beslutningene som er tatt for å ivareta pasientsikkerheten.

10. Revaluering :
    - Når feilen er utbedret, må du kontrollere at utstyret fungerer som det skal før du fortsetter prosedyren.

11. Tilbakemelding :
    - Etter operasjonen diskuterer dere utstyrssvikten i teamet, hvilke tiltak som ble iverksatt og hvordan den kan unngås i fremtiden.

Effektiv håndtering av utstyrssvikt krever rask kommunikasjon, gode beslutninger og koordinerte tiltak fra det kirurgiske teamet. Pasientsikkerheten har alltid høyeste prioritet.

Bruk av avansert medisinsk teknologi

Opplæring i bruk av toppmoderne utstyr som robotteknologi og avansert bildebehandling på operasjonsstuen er avgjørende for å sikre trygg og effektiv bruk av disse teknologiene. Slik planlegger og gjennomfører du riktig opplæring:

1. Identifisere opplæringsbehov :
   - Identifiser spesifikt avansert utstyr som brukes på operasjonsstuen, for eksempel kirurgiske robotsystemer, avansert bildebehandlingsutstyr (skanner, MR osv.) og annen ny teknologi.

2. Utforming av opplæringsprogrammet :
   - Utvikle et strukturert opplæringsprogram som dekker alle aspekter ved bruk av utstyret, inkludert håndtering, programmering, kalibrering, sikkerhetsprotokoller osv.

3. Innledende opplæring :
   - Gi omfattende innledende opplæring til medlemmer av det kirurgiske teamet, inkludert kirurger, sykepleiere og teknikere, for å sikre en grundig forståelse av utstyrets funksjonalitet og muligheter.

4. Praktisk opplæring :
   - Inkluder praktiske økter for å gi deltakerne praktisk erfaring med utstyret. Bruk simulatorer eller treningsmiljøer for å gjenskape realistiske kirurgiske scenarier.

5. Videreutdanning :
   - Sørg for kontinuerlig opplæring og regelmessige oppdateringer for å holde tritt med den teknologiske utviklingen, nye funksjoner og beste praksis.

6. Gruppesamtaler og individuelle samtaler:
   - Organiser gruppetreningsøkter for å dekke det grunnleggende, samt individuelle økter for å møte de spesifikke behovene til hver enkelt deltaker.

7. Samarbeid med leverandører :
   - Samarbeid med utstyrsleverandører for å få deres ekspertise til å utforme opplæringsprogrammet og organisere utstyrsspesifikke opplæringsøkter.

8. Dokumentasjon og undervisningsmateriell :
   - Tilby referansedokumenter, brukerhåndbøker, feilsøkingsveiledninger og andre opplæringsressurser som støtte for opplæringen.

9. Vurdering av ferdigheter :
   - Evaluer regelmessig deltakernes ferdigheter ved hjelp av praktiske tester eller simuleringer for å sikre at de behersker utstyret.

10. Oppmuntre til eksperimentering :
    - Oppmuntre deltakerne til å utforske funksjonaliteten til utstyret på en trygg og kontrollert måte under tilsyn, noe som styrker deres selvtillit og kompetanse.

11. Tilbakemelding :
    - Oppmuntre deltakerne til å dele erfaringer og spørsmål med andre, noe som fremmer kollektiv læring og utveksling av kunnskap.

Opplæring i bruk av det nyeste utstyret krever en kontinuerlig innsats for å sikre at operasjonsteamet behersker denne avanserte teknologien, noe som bidrar til å forbedre de kirurgiske resultatene og pasientsikkerheten.

Integreringen av teknologi i kirurgiske inngrep har utviklet seg betydelig de siste årene, noe som har ført til betydelige forbedringer når det gjelder presisjon, effektivitet og pasientresultater. Her ser du hvordan teknologi integreres i kirurgiske inngrep:

1. Avansert bildebehandling :
   - Bruken av avansert medisinsk bildebehandling som computertomografi (CT), magnetisk resonanstomografi (MR) og 3D-bilder gir kirurgene en detaljert sanntidsvisning av arbeidsområdet, noe som gjør det enklere å planlegge og navigere under operasjonen.

2. Kirurgisk robotteknologi :
   - Kirurgiske robotsystemer hjelper kirurger med å utføre kirurgiske inngrep med større presisjon. Disse robotene styres av kirurgene ved hjelp av konsoller og muliggjør finere og mer stabile bevegelser.

3. Veiledning og navigasjon :
   - Kirurgiske veiledningssystemer bruker visuelle eller infrarøde signaler til å spore instrumentenes posisjon og veilede kirurgen gjennom inngrepet.

4. Utvidet og virtuell virkelighet :
   - Teknologier for utvidet og virtuell virkelighet gir 3D-visualiseringer av pasientens anatomi i sanntid, slik at kirurgene får en bedre forståelse av de indre strukturene.

5. Endoskopi og miniatyrisering :
   - Miniatyriserte endoskoper og HD-kameraer gir klare og detaljerte bilder av det indre av kroppen, noe som reduserer behovet for store snitt.

6. Intraoperativ avbildning :
   - Intraoperativt avbildningsutstyr gjør det mulig for kirurgene å visualisere det aktuelle området i sanntid, noe som er spesielt nyttig ved komplekse inngrep.

7. Laser og energi :
   - Avansert laser- og energiteknologi brukes til å kutte, koagulere eller fordampe vev under operasjonen, noe som reduserer blødninger og bidrar til raskere rekonvalesens.

8. Robot- og fjernstyrte instrumenter :
   - Robot- eller fjernstyrte instrumenter gjør det mulig for kirurger å utføre presise, komplekse bevegelser med stor stabilitet, selv på trange steder.

9. Telemedisin og eksternt samarbeid :
   - Telemedisinsk teknologi gjør det mulig for kirurgiske eksperter å veilede og gi råd om prosedyrer på avstand, noe som fremmer læring og samarbeid.

10. Data i sanntid:
    - Sensorer og monitorer gir vitale data i sanntid om pasientens vitale tegn, noe som gjør det enklere å ta raske og informerte beslutninger.

11. Elektronisk dokumentasjon :
    - Elektroniske pasientjournaler og sykehusinformasjonssystemer gjør det enklere å håndtere informasjon om pasienter, prosedyrer og resultater.

Integreringen av teknologi i kirurgiske prosedyrer har endret måten operasjoner utføres på, og muliggjort mer presise og mindre invasive inngrep med bedre resultater for pasientene. Det er imidlertid avgjørende at medlemmene i det kirurgiske teamet får opplæring i bruken av disse teknologiene for å maksimere fordelene og sikre trygg bruk.

Bærekraftig forvaltning av instrumenter og utstyr

Det er viktig å forlenge levetiden til kirurgiske instrumenter for å optimalisere bruken av dem og redusere kostnadene forbundet med hyppig utskifting. Her er noen måter å oppnå dette på:

1. Egnet håndtering og lagring :
   - Håndter instrumentene forsiktig for å unngå slag og fall som kan skade de skarpe kantene.

   - Oppbevar instrumentene i spesielle kofferter eller kasser for å beskytte dem mot støv, fuktighet og forurensning.

2. Regelmessig vedlikehold og rengjøring :
   - Rengjør instrumentene umiddelbart etter bruk i henhold til anbefalte prosedyrer.

   - Bruk egnede rengjøringsmidler og unngå korrosive eller slipende produkter.

   - Kontroller instrumentene for skader eller slitasje etter rengjøring.

3. Korrekt sterilisering :
   - Følg de anbefalte retningslinjene for sterilisering for hver type instrument.

   - Unngå for lange steriliseringssykluser som kan skade instrumentene.

4. Regelmessig sliping :
   - Sørg for at skarpe instrumenter slipes regelmessig for å opprettholde effektiviteten, og unngå mer aggressive bevegelser som kan skade dem.

5. Hensiktsmessig bruk :
   - Bruk hvert instrument til det det er beregnet for. Unngå å tvinge et instrument til å utføre en oppgave det ikke er beregnet på.

6. Unngå langvarig nedsenking:
   - Unngå å senke ned instrumentene over lengre tid, da dette kan skade materialer og mekanismer.

7. Smøring og beskyttelse :
   - Bruk egnede smøremidler til leddede eller mekaniske instrumenter for å redusere slitasje og lette bevegelsene.
   - Beskytt skarpe instrumenter med hetter eller hylser når de ikke er i bruk.

8. Regelmessig inspeksjon :
   - Gjennomføre regelmessige inspeksjoner for å identifisere skadede eller slitte instrumenter som må repareres eller skiftes ut.

9. Opplæring av personalet:
   - Sørg for at alle ansatte på operasjonsstuen får opplæring i god praksis for bruk og stell av instrumenter.

10. Dokumentasjon :
    - Hold oversikt over levetid, bruk og vedlikehold av hvert enkelt instrument for å kunne overvåke tilstanden og ta informerte beslutninger.

Ved å følge disse rutinene kan kirurgiske instrumenter holdes i god stand, noe som fører til mer effektive og sikrere operasjoner. Ved å være spesielt oppmerksom på vedlikehold og riktig bruk av instrumentene kan man forlenge deres levetid og sikre at de fungerer optimalt.

Håndtering av medisinsk avfall har en betydelig miljøpåvirkning på grunn av den potensielt farlige naturen til avfallet som produseres i helseinstitusjoner. Her kan du se hvordan håndtering av medisinsk avfall kan påvirke miljøet:

1. Luft-, vann- og jordforurensning :
   - En del medisinsk avfall, som kjemikalier, utgåtte eller ubrukte legemidler og desinfeksjonsmidler, kan forurense luft, vann og jord når det kastes på feil måte.

2. Risiko for menneskers og dyrs helse :
   - Feilaktig håndtering av medisinsk avfall kan utgjøre en risiko for menneskers og dyrs helse, ettersom kjemikalier og patogener kan forurense økosystemer og vannkilder.

3. Bruk av ressurser :
   - Håndtering av medisinsk avfall krever ressurser som vann og energi til behandlings- og deponeringsprosessene, noe som kan bidra til rovdrift på naturressursene.

4. Utslipp av klimagasser :
   - Prosessene som er involvert i behandling og forbrenning av medisinsk avfall kan føre til utslipp av klimagasser og bidra til klimaendringene.

5. Feilaktig avhending av nåler og skarpe gjenstander :
   - Feilaktig avfallshåndtering av kanyler og andre skarpe gjenstander kan føre til potensielt livsfarlige skader på de som er involvert i avfallshåndteringen, så vel som på renovatørene.

6. Antibiotikaresistens :
   - Medisinsk avfall som inneholder medisinrester, inkludert antibiotika, kan bidra til antibiotikaresistens, et voksende folkehelseproblem.

7. Påvirkning på biologisk mangfold :
   - Forurensning av akvatiske og terrestriske økosystemer med kjemikalier og medisinsk avfall kan påvirke det biologiske mangfoldet ved å endre habitater og sette dyre- og plantearter i fare.

For å redusere miljøpåvirkningen fra håndtering av medisinsk avfall er det avgjørende å implementere sikre, effektive og miljøvennlige avfallshåndteringsrutiner. Dette omfatter riktig sortering, innsamling, lagring, behandling og avhending av medisinsk avfall, i tillegg til å fremme ansvarlig bruk av kjemikalier og medisiner. Bevisstgjøring og opplæring av helsepersonell, ansatte ved institusjonene og allmennheten er også avgjørende for å fremme miljøvennlig håndtering av medisinsk avfall.

Overvåking og dokumentasjon av instrumenter og utstyr

Bruk av elektroniske sporingssystemer for å håndtere kirurgiske instrumenter kan forbedre effektiviteten, sporbarheten og sikkerheten på operasjonsstuen betydelig. Slik kan disse systemene brukes:

1. Identifisering og overvåking av instrumenter :
   - Hvert instrument kan utstyres med en RFID-brikke (radiofrekvensidentifikasjon) eller en unik strekkode, slik at bruk, plassering og status kan spores i sanntid.

2. Lagerstyring :
   - Elektroniske systemer kan bidra til å styre lagerbeholdningen i sanntid og automatisk signalisere når det er på tide å bestille nye instrumenter.

3. Planlegging av tiltak :
   - Instrumentene som kreves for en bestemt prosedyre, kan identifiseres og klargjøres på forhånd, slik at man unngår unødvendige forsinkelser.

4. Forebygging av tap og tyveri :
   - Elektroniske systemer kan varsle personalet hvis et instrument forlater operasjonsstuen uten tillatelse, noe som reduserer risikoen for tap eller tyveri.

5. Oppfølging av vedlikehold og kalibrering :
   - Systemene kan registrere datoene for service, sliping og kalibrering av instrumentene, noe som garanterer at de fungerer som de skal og på en sikker måte.

6. Dokumentasjon og rapporter :
   - Informasjon om instrumentbruk kan registreres automatisk og integreres i elektroniske pasientjournaler, noe som gjør det enklere å lage rapporter og analyser.

7. Sporbarhet og samsvar :
- Elektroniske sporingssystemer gjør det mulig å spore hvert enkelt instrument, noe som er avgjørende for å overholde sikkerhets- og steriliseringsstandarder.

8. Håndtering av påminnelser:
- Elektroniske systemer kan automatisk varsle personalet når et instrument tilbakekalles av sikkerhets- eller kvalitetshensyn.

9. Redusere menneskelige feil:
- Ved å automatisere overvåkningen og håndteringen av instrumenter reduseres risikoen for menneskelige feil, for eksempel feil dokumentasjon eller bruk av usterile instrumenter.

10. Forbedre effektiviteten :
- Elektroniske systemer gir rask tilgang til instrumentinformasjon, noe som reduserer søketiden og bidrar til mer effektiv ressursutnyttelse.

Bruk av elektroniske sporingssystemer kan bidra til bedre organisering, mer nøyaktig instrumenthåndtering, økt sikkerhet og en generell forbedring av prosessene på operasjonsstuen. Det er imidlertid viktig å gi personalet tilstrekkelig opplæring for å sikre korrekt og optimal bruk av disse systemene.

Nøyaktig journalføring er avgjørende for å sikre sporbarhet, samsvar og sikkerhet på operasjonsstuen. Slik fører du effektive journaler for disse formålene:

1. Identifisering av instrumenter og utstyr :
- Hvert instrument og utstyr må være tydelig identifisert med serienummer, strekkode eller RFID-brikke for å muliggjøre nøyaktig sporing.

2. Bruk av instrumenter :
- Registrer detaljer om hver instrumentbruk, inkludert pasientnavn, prosedyretype, dato og klokkeslett.

3. Sterilisering og desinfeksjon :
   - Dokumenter steriliserings- og desinfeksjonssyklusene for hvert instrument, med angivelse av datoer, metoder og resultater.

4. Vedlikehold og service :
   - Før journal over vedlikehold, sliping og kalibrering av instrumenter, inkludert datoer og detaljer.

5. Lagerstyring :
   - Overvåke lagerbeholdningen av instrumenter og utstyr for å unngå mangel og overskudd.

6. Overholdelse av standarder :
   - Sikre at registrene er i samsvar med gjeldende standarder og forskrifter, særlig når det gjelder sikkerhet, sterilisering og avfallshåndtering.

7. Pasientens sporbarhet :
   - Knytt hvert instrument som brukes, til en bestemt pasient for å sikre full sporbarhet i tilfelle problemer eller tilbakekallinger.

8. Rapporter og analyser :
   - Bruk loggene til å generere rapporter og analyser for å identifisere trender, potensielle risikoer og forbedringsområder.

9. Elektronisk integrering :
   - Bruk om mulig datasystemer for å registrere informasjon og automatisere generering av rapporter.

10. Opplæring og ansvar:
    - Sørg for at alt personale som er involvert i bruk, sterilisering og vedlikehold av instrumenter, har fått tilstrekkelig opplæring og er klar over hvor viktig det er å føre nøyaktige journaler.

11. Holdbarhet :
    - Følg retningslinjene for hvor lenge registreringer skal oppbevares, og sørg for at de oppbevares så lenge det er nødvendig for sporbarhet og samsvar.

Nøyaktig journalføring er avgjørende for pasientsikkerheten, effektiv ressursforvaltning og overholdelse av standarder og forskrifter. Ved å følge disse rutinene bidrar du til en tryggere, mer effektiv og bedre organisert operasjonsstue.

Kapittel 8

Etter operasjonen og postoperativ behandling

Overføring av pasienten til oppvåkningsrommet

Å forberede pasienten på overføring til oppvåkningsrommet er et viktig skritt for å sikre en myk oppvåkning og en trygg overgang etter operasjonen. Her er de viktigste trinnene i denne forberedelsen:

1. Kontinuerlig overvåking :
   - Før overflyttingen må du sørge for at pasientens vitale tegn er stabile og nøye overvåke eventuelle endringer i helsetilstanden.

2. Kontroll av luftveiene :
   - Sørg for at pasientens luftveier er frie og at vedkommende kan puste fritt.

3. Ekstubering (om nødvendig) :
   - Hvis pasienten er intubert under operasjonen, må du forberede ekstubering ved å følge de aktuelle protokollene.

4. Smertebehandling :
   - Gi smertestillende medisiner etter legens anvisning, slik at pasienten føler seg vel under forflytningen.

5. Passende emballasje :
   - Sørg for at pasienten er komfortabelt og hensiktsmessig kledd for forflytningen, og ta medisinske og sikkerhetsmessige hensyn.

6. Dokumentasjon :
   - Nøyaktig dokumentasjon av pasientens tilstand, administrerte medisiner, vitale tegn og andre relevante opplysninger i journalen.

7. Klargjøring av utstyret :
   - Samle alt utstyr og alle dokumenter som er nødvendige for overføringen, inkludert pasientens journal, medisiner, overvåkningsutstyr og oksygenutstyr.

8. Kommunikasjon :
   - Ta kontakt med teamet på oppvåkningsrommet for å informere dem om den forestående overflyttingen og dele all relevant pasientinformasjon.

9. Klargjøring av båren :
   - Sørg for at båren er ren, komfortabel og utstyrt med alt du trenger til forflytningen, for eksempel tepper og arm- og benstøtter.

10. Pasientinformasjon :
    - Informer pasienten om overflyttingen til oppvåkningsrommet, berolige dem om hva som skal skje og svare på eventuelle spørsmål.

11. Informert samtykke :
    - Innhent om nødvendig informert samtykke fra pasienten eller pasientens juridiske representant til overføringen.

12. Overføringshjelp :
    - Hvis pasienten ikke er i stand til å forflytte seg selv, må du sørge for at du har nok personale til å hjelpe dem på en trygg måte.

Når pasienten er klar, overfører du ham eller henne med forsiktighet og oppmerksomhet i henhold til institusjonens rutiner. Sømløs kommunikasjon mellom operasjonsteamet og teamet på oppvåkningsrommet er avgjørende for å sikre en smidig overgang og kontinuitet i pasientbehandlingen.

Å kommunisere relevant informasjon til oppvåkningsteamet er avgjørende for pasientens sikkerhet og velvære i den postoperative fasen. Slik kommuniserer du effektivt med oppvåkningsteamet:

1. Muntlig rapport :
   - Før pasienten overføres til oppvåkningsrommet, skal du gi en muntlig rapport til oppvåkningssykepleieren eller anestesilegen. Gi viktig informasjon om det kirurgiske inngrepet, pasientens nåværende tilstand, eventuell medisinering, vitale tegn, potensielle problemer og annen relevant informasjon.

2. Medisinsk journal :
   - Sørg for at pasientens medisinske journal, inkludert operasjonsnotater, resepter, prøvesvar og

anestesirapporter, er tilgjengelig og overleveres til oppvåkningsteamet.

3. Skriftlige rapporter :
   - Hvis det er mulig, bør du utarbeide en skriftlig rapport eller bruke standardiserte skjemaer for å formidle viktig informasjon til gjenopprettingsteamet.

4. Pasientidentifikatorer :
   - Sørg for at pasientens identitet kommuniseres tydelig, inkludert fullt navn, fødselsdato og eventuelle andre unike identifikatorer.

5. Kort sammendrag :
   - Gi et kort sammendrag av operasjonen, varigheten av inngrepet, eventuelle komplikasjoner som oppstod under operasjonen og eventuelle spesielle problemer.

6. Legemidler administrert :
   - Informer oppvåkningsteamet om hvilke legemidler som er gitt under operasjonen, spesielt smertestillende, beroligende og bedøvende midler.

7. Allergiske reaksjoner :
   - Oppgi eventuelle kjente legemiddelallergier eller allergiske reaksjoner som har oppstått under operasjonen.

8. Væsker og tap :
   - Kommuniser detaljer om væsketilførsel under operasjonen, samt blod- og væsketap.

9. Overvåking og vitale tegn :
   - Del de siste registrerte vitale tegnene, inkludert hjertefrekvens, blodtrykk, oksygenmetning, temperatur osv.

10. Nevrologisk tilstand :
    - Informer oppvåkningsteamet om pasientens nevrologiske tilstand, spesielt hvis det har skjedd endringer i reflekser, bevissthet eller følsomhet.

11. Spesielle prosedyrer :
- Hvis det ble utført spesielle prosedyrer under operasjonen (for eksempel innleggelse av urinkateter), må du sørge for at oppvåkningsteamet er informert.

12. Spesifikke hensyn :
- Hvis pasienten har spesielle behov, diettbehov, restriksjoner eller andre spesifikke hensyn, må du sørge for at denne informasjonen deles.

Tydelig og kortfattet kommunikasjon av relevant informasjon mellom operasjonsteamet og oppvåkningsteamet sikrer en smidig overgang og riktig håndtering av pasienten i den postoperative fasen.

Overvåking av pasientens vitale tegn og tilstand

Regelmessig overvåking av vitale parametere er viktig for å sikre pasientens sikkerhet og velvære på oppvåkningsrommet og under hele den postoperative rekonvalesensen. Slik overvåker du vitale tegn på en effektiv måte:

1. Hjertefrekvens (HR) :
- Bruk en hjertemonitor for å kontinuerlig overvåke pasientens hjertefrekvens. En betydelig økning eller unormal reduksjon i hjertefrekvensen kan indikere kardiovaskulære problemer eller smerter.

2. Blodtrykk (BP) :
- Mål blodtrykket med jevne mellomrom ved hjelp av en blodtrykksmåler. Betydelige variasjoner i blodtrykket kan indikere hemodynamisk ustabilitet.

3. Oksygenmetning (SaO2) :
- Overvåk pasientens oksygenmetning ved hjelp av et pulsoksymeter. Et fall i oksygenmetningen kan gjøre det nødvendig å øke oksygeninntaket.

4. Respirasjonsfrekvens (RR) :
   - Tell pustene per minutt for å vurdere pasientens pustefrekvens. Unormale endringer kan tyde på pusteproblemer.

5. Kroppstemperatur :
   - Overvåk kroppstemperaturen for tegn på postoperativ feber eller hypotermi.

6. Bevissthetsnivå :
   - Vurder regelmessig pasientens bevissthetsnivå ved å observere pasientens reaktivitet, våkenhet og evne til å reagere på stimuli.

7. Smerte :
   - Be pasienten rapportere smertenivået ved hjelp av en standard smerteskala. Juster smertestillende midler deretter.

8. Luftveier :
   - Overvåk pasientens pust og sørg for at luftveiene er frie for å forebygge pusteproblemer.

9. Volum av urin :
   - Registrer urinvolumet for å vurdere nyrefunksjon og hydrering.

10. Allergiske reaksjoner eller bivirkninger :
    - Vær oppmerksom på tegn på allergiske reaksjoner eller bivirkninger av legemidler som administreres under operasjonen.

11. Respons på stimuli :
    - Kontroller regelmessig pasientens respons på stimuli, og vurder pasientens evne til å bevege seg, svare verbalt og åpne øynene.

12. Nøyaktig dokumentasjon :
    - Nøyaktig registrering av alle målinger i pasientens journal, inkludert tidspunkt for målingene og spesifikke observasjoner.

13. Passende svar :
- Ved avvik eller betydelige svingninger i vitale parametere må du umiddelbart informere lege eller medisinsk team for rask vurdering og intervensjon.

Regelmessig og nøye overvåking av vitale parametere gjør det mulig å oppdage eventuelle endringer i pasientens tilstand raskt og iverksette tiltak for å forebygge eller behandle postoperative komplikasjoner. Dette spiller en avgjørende rolle i den generelle behandlingen av pasienten i rekonvalesensperioden.

Å vurdere pasientens smerte og reaksjon på anestesien er et viktig skritt for å sikre pasientens komfort og sikkerhet i den postoperative fasen. Slik gjør du det:

1. Tidlig vurdering :
   - Så snart pasienten er overført til oppvåkningsrommet, begynner du med en innledende vurdering av pasientens smerter og bevissthetsnivå.

2. Bruke en smerteskala :
   - Be pasienten vurdere smerten på en skala fra 0 til 10, der 0 representerer ingen smerte og 10 representerer den verst tenkelige smerten. Dette kan gi deg en indikasjon på hvor sterke smertene er.

3. Observasjon av tegn på smerte :
   - Se etter ikke-verbale tegn på smerte, for eksempel grimaser, muskelspenninger, rask eller overfladisk pust og urolige bevegelser.

4. Verbal kommunikasjon :
   - Oppmuntre pasientene til å uttrykke smertene verbalt og be dem beskrive smertenes art, lokalisering og intensitet.

5. Vurdering av respons på anestesi :
   - Observer pasientens reaksjoner på bedøvelsen, for eksempel bevissthetsnivå, pust og oksygenmetning. Sørg for at pasienten våkner forsiktig og trygt.

6. Kommunikasjon med anestesilegen :
   - Hvis det oppstår komplikasjoner i forbindelse med anestesien (f.eks. pustevansker, allergiske reaksjoner), skal

anestesilegen kontaktes umiddelbart for råd og instruksjoner.

7. Administrering av smertestillende midler :
   - Hvis pasienten rapporterer om smerter, skal du administrere foreskrevne smertestillende midler i henhold til medisinske forskrifter.

8. Hyppig revurdering :
   - Vurder pasientens smerter regelmessig etter administrering av smertestillende midler for å kontrollere effekten og juster doseringen om nødvendig.

9. Kontinuerlig observasjon :
   - Overvåk pasientens vitale tegn kontinuerlig i denne kritiske perioden, og vær spesielt oppmerksom på pust, oksygenmetning og blodtrykk.

10. Emosjonell støtte :
    - Gi pasienten emosjonell støtte og beroligende forklaringer på situasjonen, svar på spørsmål og hjelp til å håndtere bekymringene.

Vurdering av pasientens smerte og respons på anestesi krever nøye kommunikasjon og kontinuerlig overvåking for å sikre at pasienten våkner opp komfortabelt og trygt etter operasjonen.

Postoperativ smertebehandling

Det er viktig å administrere og overvåke analgetika i henhold til protokollene for effektivt å håndtere pasientenes postoperative smerter og sikre at de føler seg vel. Her er de viktigste trinnene for å administrere og overvåke analgetika på riktig måte:

1. Medisinsk resept :
   - Før du administrerer et smertestillende middel, må du sørge for at du har en nøyaktig og oppdatert resept som angir type smertestillende middel, dose, administrasjonsmåte og hyppighet.

2. Valg av smertestillende :
   - Velg riktig analgetikum i henhold til smertens alvorlighetsgrad, pasientens sykehistorie og eventuelle kjente allergier.

3. Administrasjonsmåte :
   - Analgetika kan administreres oralt, intravenøst, intramuskulært, subkutant eller epiduralt, avhengig av protokoll og pasientens behov.

4. Pasientopplæring :
   - Informer pasienten om hvilken type smertestillende middel som gis, hvordan det virker, mulige bivirkninger og hva som skal gjøres for å rapportere eventuelle bivirkninger.

5. Nøyaktig administrasjon :
   - Følg nøye den foreskrevne doseringen og tidsintervallene mellom dosene. Bruk egnet måleutstyr for å sikre nøyaktig administrering.

6. Kontinuerlig overvåking :
   - Overvåk pasientens vitale tegn regelmessig, spesielt hjertefrekvens, blodtrykk, oksygenmetning og respirasjon, etter hver administrering av analgetika.

7. Vurdering av smerte :
   - Spør pasientene regelmessig om smertenivået og hvordan de føler seg etter at smertestillende er gitt. Bruk smerteskalaer for å kvantifisere og overvåke smerteintensiteten.

8. Revaluering og justering :
   - Avhengig av hvordan pasienten responderer på smertestillende, bør du justere dosen om nødvendig for å forbedre smertekontrollen og samtidig minimere bivirkningene.

9. Forebygging av bivirkninger :
   - Vær oppmerksom på potensielle bivirkninger som sedasjon, kvalme, oppkast, kløe og svimmelhet, og handle deretter.

10. Nøyaktig dokumentasjon :
    - Registrer systematisk i pasientens journal hvilke tider og doser som er gitt, pasientens reaksjoner, hvilke tiltak som er iverksatt og eventuelle bivirkninger som er observert.

11. Tverrfaglig kommunikasjon :
- Kommunisere med det medisinske teamet, inkludert leger, sykepleiere og farmasøyter, for å diskutere effektiviteten av smertebehandlingen og justere behandlingsplanene om nødvendig.

Administrering og overvåking av analgetika må utføres nøye for å sikre tilstrekkelig smertelindring, minimere risikoen for bivirkninger og bidra til at pasienten kommer seg godt etter operasjonen.

I tillegg til analgetika finnes det en rekke ikke-farmakologiske teknikker som er effektive for å redusere postoperative smerter og forbedre pasientens komfort. Disse teknikkene kan brukes alene eller i kombinasjon med medikamenter, avhengig av pasientens behov og preferanser. Her er noen av disse ikke-farmakologiske teknikkene:

1. Avspenning og dyp pusting :
   - Lær pasienten progressiv muskelavslapping og dype pusteteknikker for å redusere angst og muskelspenninger, noe som kan bidra til å redusere smertene.

2. Distraksjonsteknikker :
   - Foreslå distraherende aktiviteter som å lese, lytte til beroligende musikk, se på video eller spille tankespill for å avlede pasientens oppmerksomhet fra smertene.

3. Guidede bilder:
   - Veiled pasienten i å bruke fantasien til å skape positive og avslappende mentale bilder, noe som kan bidra til å redusere smerteopplevelsen.

4. Massasjeterapi :
   - Bruk skånsomme massasjeteknikker for å få musklene til å slappe av og stimulere frigjøringen av endorfiner, kroppens naturlige smertestillende midler.

5. Akupunktur og akupressur :
   - Trykk eller bruk nåler på bestemte punkter på kroppen for å stimulere energiflyten og lindre smerter.

6. TENS (transkutan elektrisk nervestimulering) :
   - Ved hjelp av elektroder sendes svake elektriske strømmer gjennom huden, noe som kan bidra til å blokkere smertesignaler.

7. Varme og kulde :
   - Bruk varme eller kalde omslag på det smertefulle området for å lindre smerte og redusere betennelse.

8. Yoga og meditasjon :
   - Lær pasienten milde yogaøvelser og meditasjonsteknikker for å fremme avspenning og selvbevissthet, noe som kan bidra til å redusere smertene.

9. Hypnose :
   - Veiled pasienten inn i en endret bevissthetstilstand for å fremme dyp avslapning og redusere smerteopplevelsen.

10. Massasjeterapi :
    - Gi profesjonell massasje for å få musklene til å slappe av og stimulere blodsirkulasjonen, noe som kan redusere smerter.

Det er viktig å diskutere med pasienten og samarbeide tett med det medisinske teamet for å velge egnede ikke-farmakologiske teknikker basert på pasientens tilstand, operasjonens art og personlige preferanser. Disse komplementære tilnærmingene kan spille en viktig rolle i håndteringen av postoperative smerter og forbedre pasientens generelle velvære.

Pleie av snitt og bandasjer

Inspeksjon og rengjøring av kirurgiske snitt er en viktig del av den postoperative behandlingen for å forebygge infeksjoner og fremme optimal tilheling. Her er trinnene du må følge for å inspisere og rengjøre kirurgiske snitt på riktig måte:

1. Forberedelse :
   - Før du begynner, må du sørge for at hendene er rene ved å vaske dem grundig med såpe og vann eller bruke håndsprit.

2. Etablering av et rent miljø :
   - Velg et rent, godt opplyst område for inspeksjon og rengjøring. Bruk sterile hansker og maske om nødvendig.

3. Visuell inspeksjon :
   - Undersøk snittet nøye for tegn på infeksjon, betennelse, dehiscens (åpning av snittet) eller unormal drenasje. Se etter rødhet, hevelse, overdreven varme eller tilstedeværelse av puss.

4. Rengjøring av snittet :
   - Hvis snittet må rengjøres, kan du bruke en mild antiseptisk løsning anbefalt av helsepersonell. Legg en steril kompress i bløt i løsningen og rengjør forsiktig rundt snittet uten å gni for mye.

5. Bruk av asepsis :
   - Håndter snittet forsiktig for å unngå kontaminering. Bruk en ren kompress for hver gang for å unngå spredning av bakterier.

6. Tørking :
   - La snittet lufttørke eller tørk forsiktig med en ren, steril kompress. Ikke gni området.

7. Påføring av steril bandasje :
   - Hvis det er nødvendig, legger du på en steril bandasje anbefalt av helsepersonell for å beskytte snittet. Pass på at den sitter godt og ikke er for stram.

8. Dokumentasjon :
   - Ta nøyaktige notater om snittets tilstand, eventuelle uvanlige observasjoner og hvilke tiltak som er iverksatt. Denne informasjonen bør registreres i pasientens journal.

9. Kontinuerlig overvåking :
   - Overvåk snittet regelmessig for å se om det endrer utseende eller tilstand. Rapporter alle tegn på infeksjon eller komplikasjoner til legeteamet umiddelbart.

10. Pasientopplæring :
    - Instruer pasienten om hvilke tegn på infeksjon han/hun skal være oppmerksom på hjemme, hvordan han/hun skal

rengjøre snittet ved behov, og hvor ofte han/hun skal rapportere til legeteamet.

Inspeksjon og rengjøring av kirurgiske snitt er avgjørende for å opprettholde pasientens helse og forebygge komplikasjoner. Sørg for å følge rutinene som er anbefalt av det medisinske teamet, og kommuniser eventuelle bekymringer eller endringer som observeres i snittet.

Bruk av sterile bandasjer og overvåking av tilhelingen er viktige trinn for å sikre optimal tilheling av kirurgiske snitt. Her er stegene du må følge for å legge på sterile bandasjer og overvåke tilhelingen på riktig måte:

1. Forberedelse :
    - Før du begynner, må du sørge for at hendene er rene ved å vaske dem grundig med såpe og vann eller bruke et hånddesinfeksjonsmiddel.

2. Etablering av et rent miljø :
    - Velg et rent, godt opplyst område for å legge på bandasjen. Bruk sterile hansker og maske om nødvendig.

3. Fjerne den gamle bandasjen :
    - Hvis du har brukt en tidligere bandasje, må du fjerne den forsiktig og unngå plutselige bevegelser som kan skade arret eller forårsake smerte.

4. Rengjøring av området :
    - Rengjør området rundt arret forsiktig med et mildt antiseptisk middel anbefalt av helsepersonell. Bruk en steril kompress for å unngå forurensning.

5. Tørking :
    - La området lufttørke eller tørk forsiktig med en ren, steril kompress. Ikke gni på arret.

6. Påføring av steril bandasje :
    - Legg på en steril bandasje som anbefales av legeteamet på arret. Pass på at den sitter godt og dekker området helt.

7. Oppfølging av helbredelse :
   - Kontroller arret regelmessig for tegn på infeksjon, dehiscens eller tilhelingsproblemer. Se etter rødhet, hevelse, unormal væskesekresjon eller pussutflod.

8. Dokumentasjon :
   - Ta nøyaktige notater om arrets tilstand, eventuelle uvanlige observasjoner og hvilke tiltak som er iverksatt. Denne informasjonen bør registreres i pasientens journal.

9. Pasientopplæring :
   - Instruer pasienten om hvordan han/hun skal ta vare på arret hjemme, hvilke tegn på infeksjon han/hun skal være oppmerksom på og hvor ofte han/hun skal melde fra til legeteamet.

10. Skifte av påkledning:
    - Følg legeteamets instruksjoner om hvordan og hvor ofte bandasjen skal skiftes. Vær nøye med hygienen når du skifter bandasje.

11. Fremme helbredelse :
    - Oppfordre pasienten til å opprettholde et balansert kosthold, holde seg hydrert og unngå røyking, noe som kan bidra til optimal tilheling.

12. Medisinsk konsultasjon :
    - Hvis det oppdages problemer med arrdannelse, må du umiddelbart kontakte legeteamet for videre råd og behandling.
    -

Bruk av sterile bandasjer og nøye overvåking av tilhelingen er avgjørende for å unngå komplikasjoner og fremme vellykket rekonvalesens. Ved å samarbeide tett med det medisinske teamet og følge anbefalte protokoller kan du sikre effektiv håndtering av den postoperative tilhelingen.

Forebygging av postoperative komplikasjoner

For å unngå infeksjoner, blodpropp og andre postoperative komplikasjoner er det nødvendig å iverksette en rekke forebyggende tiltak. Her er noen viktige strategier for å minimere risikoen og bidra til en smidig rekonvalesens for pasientene:

Forebygging av infeksjoner :
- **Håndhygiene:** Utfør streng håndhygiene med såpe og vann eller et hånddesinfeksjonsmiddel før og etter all kontakt med pasienten eller instrumentene.

- **Asepsis:** Følg nøye aseptiske protokoller når du klargjør og håndterer instrumenter og legger på bandasjer for å unngå kontaminering.

- **Profylaktisk antibiotika:** Administrer profylaktisk antibiotika i henhold til medisinske retningslinjer før operasjonen for å forebygge infeksjoner.

- **Kontroll av miljøet:** Sørg for at operasjonsstuen er ren og steril. Kontroller temperatur, luftfuktighet og luftfiltrering for å redusere infeksjonsrisikoen.

- **Riktig bruk av utstyr :** Kontroller at alt utstyr er rent, sterilt og fungerer som det skal. Unngå kontaminert eller dårlig vedlikeholdt utstyr.

Forebygging av blodpropp (dyp venetrombose - DVT) :
- **Tidlig mobilitet:** Oppmuntre pasientene til å bevege seg og gå så snart som mulig etter operasjonen for å forhindre at det dannes blodpropper.

- **Støttestrømper:** Bruk støttestrømper for å forbedre blodsirkulasjonen og redusere risikoen for blodpropp.

- **Tromboseprofylakse:** Gi profylaktisk antikoagulasjonsmedisin i henhold til medisinske retningslinjer for å redusere risikoen for blodpropp.

- **Trening:** Lær pasientene enkle øvelser, for eksempel ankelbøyninger, for å stimulere blodsirkulasjonen når de er sengeliggende.

Forebygging av andre komplikasjoner :
- **Medisinsk oppfølging:** Gjennomfør regelmessige medisinske kontroller for å overvåke pasientens tilstand og oppdage eventuelle komplikasjoner på et tidlig stadium.

- **Forebygging av trykksår:** Forebygge trykksår ved å endre pasientens stilling regelmessig og bruke spesialmadrasser.

- **Smertebehandling:** Sørg for at pasienten får tilstrekkelig smertebehandling for å unngå smerterelaterte komplikasjoner som f.eks. pustestopp.

- **Forebygging av lungebetennelse:** Oppmuntre til dype puste- og hosteøvelser for å forebygge postoperativ lungebetennelse.

- **Hydrering:** Sørg for tilstrekkelig hydrering for å fremme blodsirkulasjon og tilheling.

- **Pasientopplæring: Opplys** pasientene om hvilke tegn på komplikasjoner de skal være oppmerksomme på, og hva de skal gjøre hvis noe går galt.

- Forebygging **av forvirring:** For eldre pasienter bør det iverksettes tiltak for å forebygge forvirring og delirium etter operasjonen.

Det er viktig at det medisinske teamet samarbeider tett for å iverksette disse forebyggende tiltakene. Siden hver pasient er unik, kan protokollene variere avhengig av pasientens helsetilstand, type operasjon og andre individuelle faktorer. Ved å følge disse tiltakene nøye er det mulig å redusere risikoen for postoperative komplikasjoner betydelig.

Tidlig mobilisering og pusteøvelser er viktige tiltak for å redusere risikoen for komplikasjoner etter operasjonen. De fremmer blodsirkulasjonen, forebygger infeksjoner, reduserer risikoen for blodpropp og forbedrer lungefunksjonen. Slik bruker du dem effektivt:

Tidlig mobilisering :
- **Tidlig vurdering:** Så snart pasienten er medisinsk stabil, må du vurdere pasientens evne til å bevege seg og stå. Identifiser pasientens spesifikke behov i henhold til helsetilstand og operasjonens art.

- **Mobiliseringsplan:** Utarbeid en personlig mobiliseringsplan for hver enkelt pasient som tar hensyn til pasientens anstrengelsestoleranse og fysiske styrke. Oppmuntre til progressiv mobilisering, og begynn med enkle bevegelser.

- **Mobiliseringsassistanse:** Ved behov kan du hjelpe pasienten med å reise seg, sette seg på sengekanten og gå, eventuelt ved hjelp av hjelpemidler.

- **Hyppighet:** Oppmuntre pasientene til å stå opp og gå rundt flere ganger om dagen. Regelmessig bevegelse fremmer blodsirkulasjonen og forebygger stagnasjon.

- **Forebygging av fall:** Sørg for pasientens sikkerhet ved å gi passende assistanse og bruke hjelpemidler som f.eks. gelender.

Pusteøvelser :
- **Dype pusteøvelser:** Lær pasienten dype pusteøvelser for å forebygge lungekomplikasjoner. Øvelsene består i å puste langsomt inn gjennom nesen, holde luften inne i noen sekunder og deretter puste langsomt ut gjennom munnen.

- **Assistert hoste:** Vis pasienten hvordan man hoster effektivt for å fjerne sekret og forebygge lungebetennelse. Oppmuntre pasienten til å bruke assistert hosteteknikk ved å plassere hendene på magen for å hjelpe sekretet ut.

- **Dype pusteøvelser i stilling:** Oppmuntre pasienten til å utføre dype pusteøvelser mens han/hun skifter stilling (sittende, stående) for å styrke pustemuskulaturen.

- **Insentivspirometri:** Bruk et insentivspirometer for å hjelpe pasientene med å visualisere lungekapasiteten og følge med på utviklingen.

- **Løpende opplæring:** Sørg for at pasienten forstår viktigheten av pusteøvelser og oppmuntre til regelmessig trening, også etter at pasienten er utskrevet fra sykehuset.

Tidlig mobilisering og pusteøvelser må tilpasses pasientens tilstand og operasjonens karakter. De er en integrert del av den postoperative behandlingen for å redusere komplikasjoner og fremskynde rekonvalesensprosessen. Det medisinske teamet, inkludert operasjonssykepleierne, spiller en viktig rolle når det gjelder å oppmuntre til og veilede i disse positive øvelsene.

Håndtering av bivirkninger av anestesi

Overvåking og behandling av kvalme, oppkast og andre bivirkninger etter operasjonen er avgjørende for pasientens velvære og for å forebygge komplikasjoner. Postoperativ kvalme og oppkast (PONV) er vanlige reaksjoner på anestesi og kirurgi. Slik overvåker og behandler du dem effektivt:

Overvåking :
- **Tidlig vurdering:** Så snart pasienten begynner å våkne fra anestesien, må du være oppmerksom på tegn på kvalme, oppkast eller utilpasshet.

- **Risikofaktorer:** Identifiser risikofaktorer som øker sannsynligheten for PONV, f.eks. tidligere postoperativ kvalme, større abdominalkirurgi, operasjonens varighet og type anestesimiddel.

- **Kommunikasjon med pasienten:** Informer pasienten om at kvalme og oppkast kan forekomme etter operasjonen. Oppfordre pasienten til å rapportere eventuelle symptomer så snart de oppstår.

- **Løpende vurdering:** Overvåk kontinuerlig pasientens vitale tegn og observer eventuelle endringer i tilstanden, inkludert verbale eller ikke-verbale tegn på ubehag.

Behandling :
- **Forebygging:** Hvis pasienten har høye risikofaktorer, bør du vurdere å gi forebyggende kvalmestillende medisiner før eller under operasjonen, i henhold til medisinske rutiner.

- **Administrering av medisiner: Ved** kvalme eller oppkast skal det gis kvalmestillende medisiner i henhold til medisinske retningslinjer. Disse kan omfatte serotoninreseptorantagonister, dopaminreseptorantagonister eller andre midler.

- **Hydrering:** Sørg for at pasienten er tilstrekkelig hydrert. Intravenøs væske kan bidra til å forhindre dehydrering på grunn av oppkast.

- **Lett mat:** Tilby pasienten lett, ikke-irriterende mat når symptomene har avtatt. Unngå fet eller krydret mat som kan forverre kvalmen.
- **Lejring:** Hjelp pasienten med å komme i en mer komfortabel stilling, for eksempel ved å heve hodeenden av sengen, for å lindre kvalmen.

- **Distraksjon:** Tilby distraksjonsteknikker, for eksempel myk musikk eller visualisering, for å redusere angst og kvalme.

- **Løpende overvåking:** Etter at du har gitt kvalmestillende medisiner, må du overvåke effekten av behandlingen og reagere deretter. Sørg for at pasienten har det bra og får i seg nok væske.

- **Opplæring:** Instruer pasienten om egenomsorgstiltak for å redusere risikoen for kvalme og oppkast, inkludert langsom bevegelse, hydrering og inntak av lette måltider.

Som operasjonssykepleier spiller du en viktig rolle når det gjelder å overvåke og håndtere symptomer på kvalme, oppkast og andre postoperative bivirkninger. Kommunikasjon med det medisinske teamet og pasientopplæring er avgjørende for å sikre en god rekonvalesens og minimere komplikasjoner knyttet til disse symptomene.

Å trøste pasienten og gi betryggende informasjon er en viktig del av operasjonssykepleierens rolle. Pasienter kan være engstelige og usikre før operasjonen, og ditt medfølende nærvær kan ha stor betydning for pasientens opplevelse. Slik kan du gjøre dette på en effektiv måte:

Før operasjonen :
- **Etablere en kontakt:** Ta deg tid til å snakke med pasienten og skape et tillitsforhold. Lytt til pasientens bekymringer og svar på spørsmål.

- **Preoperativ opplæring:** Forklar trinnene i det kirurgiske inngrepet, hvilke følelser pasienten kan få under bedøvelsen, hvilke tiltak som er iverksatt for å ivareta sikkerheten og tilstedeværelsen av et kompetent medisinsk team.

- **Aktiv lytting:** Vær oppmerksom på pasientens bekymringer og oppmuntre dem til å uttrykke følelsene sine. Lytt uten å dømme og gi empatisk støtte.

- **Detaljert informasjon:** Gi nøyaktig informasjon om forberedelser før operasjonen, postoperativ behandling og tiltak for å minimere smerte og komplikasjoner.

På operasjonsstuen :
- **Beroligende tilstedeværelse:** Vær ved pasientens side mens de forbereder seg til operasjonen, og hold dem i hånden om nødvendig. Berolige dem med hensyn til inngrepet.

- **Beroligende kommunikasjon:** Bruk et rolig og beroligende tonefall når du snakker med pasienten under narkosen. Forklar at teamet er der for å ta vare på ham.

- **Følge med på bedøvelsen:** Hvis pasienten er ved bevissthet når bedøvelsen gis, skal du være ved pasientens side for å berolige ham/henne. Forklar prosessen og oppmuntre pasienten til å konsentrere seg om pusten.

Etter operasjonen :
- **Forsiktig oppvåkning:** Når operasjonen er over, skal du være til stede når pasienten kommer til bevissthet igjen. Forklar kort at inngrepet er over og at alt gikk bra.

- **Fysisk komfort:** Bruk forsiktige bevegelser for å trøste pasienten, for eksempel ved å justere puten eller hjelpe ham/henne med å legge seg i en behagelig stilling.

- **Empatisk kommunikasjon:** Så snart pasienten er våken, innleder du en forsiktig og beroligende samtale. Informer eventuelt om resultatene av operasjonen.
- **Smerteforebygging:** Forklar hvilke tiltak som iverksettes for å håndtere postoperative smerter, og forsikre pasientene om at deres komfort er en prioritet.

- **Tilgjengelighet:** Sørg for at pasienten vet at de kan ringe deg ved behov, og at du er der for å svare på spørsmål og bekymringer.

Din rolle som operasjonssykepleier omfatter mer enn de tekniske aspektene. Ved å gi emosjonell støtte og betryggende informasjon skaper du et miljø som fremmer pasientens trygghet og rekonvalesens. Din medfølelse og ditt trøstende nærvær kan være et viktig bidrag til å forbedre den generelle pasientopplevelsen.

Opplæring av pasienter og pårørende

Etter operasjonen spiller den postoperative pleien en avgjørende rolle for pasientens rekonvalesens. Som operasjonssykepleier spiller du en viktig rolle i å gi informasjon om pleie, medisinering og restriksjoner. Her er noen ting du bør huske på:

Postoperativ behandling :
- **Kontinuerlig overvåking:** Forklar pasienten at han eller hun vil bli overvåket på oppvåkningsrommet og på postanestesiavdelingen for å sikre at tilstanden er stabil.

- **Leiring:** Gi instruksjoner om den beste hvilestillingen, avhengig av hvilken operasjon som er utført. Oppmuntre til

- regelmessige stillingsendringer for å forebygge komplikasjoner.

- **Ernæring og væsketilførsel:** Forklar instruksjonene for ernæring og væsketilførsel etter operasjonen. I noen tilfeller kan pasienten få drikke klare væsker før man gradvis går over til fast føde.

- **Dype puste- og** hosteøvelser   : Oppmuntre til dype puste- og hosteøvelser for å forebygge lungekomplikasjoner og fjerne sekret.

Legemidler :
- **Analgetika:** Forklar pasienten hvilke legemidler som er foreskrevet for å lindre postoperative smerter. Gi instruksjoner om hvor ofte og i hvilke doser de skal tas, og hvordan eventuelle bivirkninger skal håndteres.

- **Antibiotika:** Hvis antibiotika er foreskrevet, må du informere pasienten om viktigheten av å følge hele doseringsregimet for å forebygge infeksjoner.

- **Antikoagulantia:** Forklar pasienter med risiko for blodpropp om bruk av antikoagulantia, advarselssignaler ved kraftig blødning og hvilke tiltak som må iverksettes.

Begrensninger og forholdsregler :
- **Fysisk aktivitet:** Gi klare retningslinjer for restriksjoner på fysisk aktivitet, spesielt med hensyn til løfting av tunge gjenstander og plutselige bevegelser.

- **Personlig hygiene:** Forklar hvordan du dusjer eller bader uten at snitt eller bandasjer blir våte.

- **Unngå infeksjoner:** Gi råd om hvordan du tar vare på kirurgiske snitt, unngår eksponering for stillestående vann og identifiserer tegn på potensielle infeksjoner.

- **Medisinsk oppfølging:** Informer pasienten om oppfølgingsavtaler med legen og om behovet for å rapportere eventuelle endringer eller komplikasjoner.

- **Kosthold og medisinering:** Hvis det er nødvendig med kostholdsrestriksjoner eller legemiddelinteraksjoner, må du tydelig forklare disse retningslinjene.

- **Akutte tegn:** Informer pasienten om symptomer som krever øyeblikkelig legehjelp, for eksempel kraftig blødning, høy feber eller sterke smerter.

Effektiv kommunikasjon av denne informasjonen er avgjørende for at pasienten skal komme seg trygt etter operasjonen. Ved å gi klare instruksjoner, svare på pasientens spørsmål og tilby kontinuerlig støtte bidrar du til å sikre pasientens velvære i denne kritiske perioden.

Å forberede pasienter og pårørende på overgangen til hjemmet etter operasjonen er et viktig skritt for å sikre en vellykket rekonvalesens. Som operasjonssykepleier spiller du en avgjørende rolle i denne prosessen. Slik kan du bidra til å forberede pasienten og familien på denne overgangen:

- **Tidlig opplæring:** Så snart pasienten er ved bevissthet etter operasjonen, bør du begynne å gi informasjon om hjemmesykepleie og hvilke tiltak som må iverksettes for å sikre optimal rekonvalesens.

- **Pleie av snitt:** Gi detaljerte instruksjoner om hvordan du tar vare på kirurgiske snitt, inkludert hvordan du rengjør, skifter bandasjer og overvåker tegn på infeksjon.

- **Medisinering:** Gå gjennom medisinene som er foreskrevet, og forklar hvordan de skal tas, inkludert doser, tidspunkter og eventuelle bivirkninger du må være oppmerksom på.

- **Fysiske aktiviteter:** Gi retningslinjer for hvilke fysiske aktiviteter som er tillatt, og hvilke restriksjoner som må følges. Forklar viktigheten av å balansere hvile og mobilitet.

- **Ernæring og væsketilførsel:** Gi råd om hva slags mat du bør spise, tilstrekkelig væsketilførsel og eventuelle kostholdsrestriksjoner.

- **Smerte og komfort:** Diskuter tiltak for å håndtere smerte hjemme, inkludert foreskrevne analgetika og ikke-farmakologiske teknikker.

- **Advarselstegn:** Informer pasienten og familien om tegn som krever øyeblikkelig legehjelp, for eksempel kraftig blødning, tegn på infeksjon eller luftveiskomplikasjoner.

- **Medisinsk oppfølging: Avtal** oppfølgingsbesøk hos legen og sørg for at pasienten og familien forstår viktigheten av disse besøkene for å overvåke tilhelingen og justere behandlingen om nødvendig.

- **Hjemmehjelp:** Hvis pasienten har behov for hjemmehjelp eller kontinuerlig pleie, bør du informere om hvilke muligheter som finnes og hjelpe til med å koordinere de nødvendige tiltakene.

- **Emosjonell støtte: Gi** emosjonell støtte til pasienten og familien, og oppmuntre dem til å uttrykke sine bekymringer og behov.

- **Koordinering med oppfølgende behandling:** Sørg for at all relevant informasjon videreformidles til det helsepersonellet som skal fortsette å følge opp pasienten.

- **Dokumentasjon:** Gi skriftlige instruksjoner slik at pasienten kan lese informasjonen hjemme. Sørg for at pasienten har alle nødvendige kontakter i tilfelle spørsmål eller bekymringer.

Å forberede pasienten og familien på overgangen til hjemmet er et viktig skritt for å sikre trygg rekonvalesens og kontinuitet i omsorgen. Din rolle som operasjonssykepleier i denne prosessen er å gi tydelig informasjon, emosjonell støtte og koordinere den omsorgen som er nødvendig for å sikre at pasienten har det bra når han eller hun forlater sykehuset.

Overføring av pasienten til pleieenheten

Å forberede pasienten på å bli flyttet ut av oppvåkningsrommet er et avgjørende skritt for å sikre en trygg rekonvalesens. Slik kan du som operasjonssykepleier hjelpe til:

- **Pasientens stabilitet:** Før overflytting må det sikres at pasienten er hemodynamisk, respiratorisk og nevrologisk stabil. Alle vitale parametere må overvåkes og ligge innenfor akseptable verdier.

- **Vurdering etter** anestesi: Kontroller at pasienten har kommet seg tilstrekkelig etter anestesien til å kunne overføres på en sikker måte. Kontroller at kriteriene for overflytting er oppfylt.

- **Klargjøring av utstyr:** Sørg for at pasienten er riktig utstyrt for forflytningen, inkludert kontinuerlig overvåkingsutstyr som hjerte-, oksygenmetnings- og blodtrykksmonitorer.

- **Informasjon til personalet:** Gi en detaljert rapport til personalet på postanestesiavdelingen om pasientens nåværende tilstand, medisinene som er gitt, prosedyrene som er utført og pasientens reaksjoner.

- **Oppvåkningsstimulering:** Oppmuntre om nødvendig pasienten til langsomt å komme til bevissthet, åpne øynene og svare verbalt før forflytningen.

- **Emosjonell støtte:** Sørg for at pasienten føler seg trygg og komfortabel før overflyttingen. Forklar kort overflyttingsprosedyren og svar på eventuelle spørsmål.

- **Luftveissjekk: Kontroller** at pasientens luftveier er frie og at pusten er stabil.

- **Hemodynamisk stabilitet:** Hvis pasienten har fått væske eller medikamenter for å opprettholde blodtrykket, må du kontrollere at blodtrykket er stabilt og at det ikke er tegn på overdreven blødning.

- **Komfort:** Sørg for at pasienten ligger komfortabelt på en båre eller forflytningsseng, med puter som støtter de nødvendige kroppsdelene.

- **Koordinering:** Samarbeid med postanestesiteamet for å sikre en smidig og sømløs overflytting. Sørg for at alt nødvendig utstyr er klart for overflytting.

- **Skriftlig rapport: Utarbeid** en detaljert skriftlig rapport om pasientens nåværende tilstand, tiltakene som er utført, medisinene som er gitt og pasientens respons. Sørg for at all viktig informasjon blir formidlet.

- **Instruksjoner til pasienten:** Hvis det er mulig, bør du gi pasienten instruksjoner om hva han/hun kan forvente når han/hun kommer til den postanestetiske avdelingen, og hvordan han/hun kan delta i oppvåkningen.

Å forberede pasienten på å bli flyttet ut av oppvåkningsrommet krever effektiv kommunikasjon, nøye vurdering og koordinering mellom medlemmene i pleieteamet. Din rolle er å sørge for at pasienten er fysisk og følelsesmessig klar for denne viktige overføringen til neste fase av rekonvalesensen.

Å videreformidle viktig informasjon til teamet på postanestesiavdelingen er et viktig skritt for å sikre kontinuitet i pleien og en trygg rekonvalesens for pasienten. Slik kan du som operasjonssykepleier videreformidle denne informasjonen på en effektiv måte:

- **Muntlig rapport:** Før pasienten overføres, skal du gi en detaljert muntlig rapport til sykepleieren på postanestesiavdelingen. Fortell om pasientens nåværende tilstand, medisinene som er gitt, bedøvelsen, pasientens reaksjoner og eventuelle hendelser eller komplikasjoner som har oppstått under operasjonen.
- **Skriftlig dokumentasjon:** Utarbeid en fullstendig skriftlig rapport i pasientens journal. Ta med detaljer om prosedyrer, legemidler, doser, pasientens respons, utstyr som er brukt, eventuelle komplikasjoner og annen relevant informasjon.

- **Vitale parametere:** Overfør pasientens siste vitale parametere, inkludert hjertefrekvens, blodtrykk, oksygenmetning og respirasjonsfrekvens.

- **Anamnese:** Informer det postanestesiologiske behandlingsteamet om pasientens anamnese, inkludert allergier, eksisterende sykdommer, nåværende medisinering og eventuelle medisinske tilstander som kan påvirke den postoperative behandlingen.

- **Laboratorietester:** Hvis det er utført laboratorietester, vennligst oppgi relevante resultater, for eksempel hemoglobinnivåer, elektrolytter, blodgasser osv.

- **Væsker og medisiner:** Gi informasjon om intravenøse væsker, medisiner og doser som er gitt under operasjonen.

- **Spesifikt utstyr:** Hvis det ble brukt spesifikt utstyr under operasjonen, for eksempel dren eller overvåkningsutstyr, må du sørge for at teamet på postanestesiavdelingen er klar over dette og vet hvordan det skal håndteres.

- **Pleieplan:** Forklar kort den postoperative pleieplanen, inkludert behov for smertestillende, tillatte aktiviteter, restriksjoner og neste trinn i rekonvalesensen.

- **Pasientreaksjoner:** Informer teamet om eventuelle uvanlige reaksjoner eller endringer i pasientens tilstand under operasjonen eller under rekonvalesensen.

- **Spørsmål og bekymringer:** Sørg for at teamet på postanestesiavdelingen vet hvor du kan henvende deg hvis du har spørsmål eller bekymringer.

- **Koordinering:** Tett samarbeid med sykepleieren på postanestesiavdelingen for å legge til rette for en smidig overflytting og sikre god kommunikasjon.

- **Empati og støtte:** Vis empati overfor pasienten og teamet på postanestesiavdelingen, og sørg for at teamet føler seg støttet i pleien av pasienten.

Nøyaktig og fullstendig overføring av viktig informasjon sikrer at teamet på postanestesiavdelingen har all den informasjonen de trenger for å kunne gi pasienten god pleie i oppvåkningsfasen og senere. Effektiv kommunikasjon bidrar til konsekvent og sikker behandling gjennom hele pasientforløpet.

Postoperativ oppfølging og oppfølgingsavtaler

Planlegging av oppfølgingskonsultasjoner med leger og spesialister er et viktig skritt for å sikre at pasienten fortsetter å bli helt frisk etter operasjonen. Som operasjonssykepleier kan du bidra til denne prosessen på følgende måter:

- **Tidlig koordinering:** Så snart operasjonsdatoen er fastsatt, bør du begynne å koordinere med legene og spesialistene som er involvert i den postoperative behandlingen. Identifiser pasientens spesifikke behov for medisinsk oppfølging.

- **Kommunikasjon med legene:** Kontakt legene som er ansvarlige for oppfølgingen av pasienten for å diskutere operasjonen, resultater, anbefalinger etter operasjonen og eventuelle behov for spesialistkonsultasjoner.

- **Planlegging av timeavtaler:** Hjelp til med å planlegge oppfølgingsavtaler med leger og spesialister, med tanke på medisinske krav og pasientens tilgjengelighet.

- **Forberedelse av informasjon:** Utarbeide en komplett pasientjournal, inkludert prøvesvar, operasjonsrapporter, foreskrevet medisinering og annen relevant informasjon, som kan deles med oppfølgende leger.

- **Videreformidling av informasjon:** Gi de oppfølgende legene all nødvendig informasjon om operasjonen, mulige komplikasjoner, utførte prosedyrer og administrerte medisiner.

- **Tverrfaglig samarbeid:** Samarbeid tett med sykepleierne på postanestesiavdelingen og pleieteamet på operasjonsavdelingen for å sikre en smidig overgang til medisinsk oppfølging.

- **Oppfølgingsavtaler:** Sørg for at pasientene blir informert om oppfølgingstidene sine og at de har all nødvendig informasjon, inkludert legens kontaktinformasjon og detaljer om timen.

- **Koordinering av resultater:** Når resultatene av oppfølgingskonsultasjonene foreligger, må du sørge for at de dokumenteres i pasientens journal og deles med de relevante medlemmene av det medisinske teamet.

- **Svar på spørsmål:** Svar på pasientens spørsmål om oppfølgingsavtaler, medisinske anbefalinger og postoperativ behandling.
- **Pasientopplæring:** Informer pasienten om viktigheten av oppfølgingskonsultasjoner, målene for hver konsultasjon og fordelene med regelmessig medisinsk oppfølging.

- **Løpende oppfølging:** Hold kontakt med pasienten etter operasjonen for å sikre at han eller hun følger de medisinske anbefalingene og gjennomfører oppfølgingskonsultasjoner som planlagt.

- **Toveiskommunikasjon:** Sørg for at leger og spesialister også kommuniserer med deg om resultatene av oppfølgingskonsultasjoner og ytterligere anbefalinger.

Effektiv planlegging og koordinering av oppfølgingskonsultasjoner er avgjørende for å sikre at pasienten får riktig medisinsk behandling etter operasjonen. Din rolle i kommunikasjon, dokumentasjon og koordinering bidrar til en smidig overgang til postoperativ behandling og til at pasienten kommer seg etter operasjonen.

Overvåking av pasientens fremgang og håndtering av bekymringer er viktige aspekter ved rollen som operasjonssykepleier. Slik gjør du dette på en effektiv måte:

- **Regelmessig kommunikasjon:** Hold jevnlig kontakt med pasienten og omgivelsene for å følge med på fremgangen og løse problemer. Lytt nøye til tilbakemeldinger og spørsmål.

- **Nøye observasjon:** Overvåk vitale tegn, smertenivåer, reaksjoner på medisiner og andre endringer i pasientens tilstand i den postoperative perioden.

- **Nøyaktig dokumentasjon: Dokumenter** nøye alle detaljer om pasientens tilstand, behandlingen som er gitt, medisinene som er administrert og pasientens reaksjoner i journalen.

- **Systematisk vurdering:** Utfør regelmessige vurderinger av pasientens tilstand i henhold til etablerte protokoller, og noter forbedringer, utfordringer og bekymringer.

- **Reagere på bekymringer:** Når pasienten eller familien uttrykker bekymring, skal du lytte nøye, klargjøre hva som er bekymringsfullt og sørge for at det iverksettes tiltak for å løse problemet.

- **Kommunikasjon med det medisinske teamet:** Kommuniser med leger og andre medlemmer av det medisinske teamet for å diskutere pasientens bekymringer og utvikle en passende handlingsplan.

- **Løpende opplæring:** Gi løpende informasjon til pasienten og familien om stadiene i rekonvalesensen, tillatte aktiviteter, pleie i hjemmet, tegn på komplikasjoner og forholdsregler som må tas.

- **Nødvendige henvisninger:** Hvis det oppstår spesifikke medisinske behov, må du sørge for at pasienten blir henvist til relevante spesialister for en grundig vurdering.

- **Empati og støtte:** Vis empati overfor pasienten og familien, tilby emosjonell støtte og imøtekomme deres behov for informasjon og omsorg.

- **Tverrfaglig samarbeid:** Arbeid tett sammen med sykepleierne på postanestesiavdelingen og andre medlemmer av pleieteamet for å sikre en helhetlig og koordinert pasientbehandling.

- **Langtidsoppfølging: Oppfølgingen av** pasientens fremgang kan fortsette etter at pasienten er utskrevet fra sykehuset. Sørg for å gi klare instruksjoner for hjemmepleie og avtal oppfølgingstimer ved behov.

- **Helhetlig vurdering:** Etter hvert som pasienten kommer seg, skal du vurdere pasientens generelle tilstand, fysiske og psykiske velvære og sørge for at han eller hun når målene sine.

Din rolle som operasjonssykepleier slutter ikke når operasjonen er over. Ved å følge nøye med på pasientens fremgang og raskt løse problemer bidrar du til en god rekonvalesens og pasienttilfredshet. Ditt kontinuerlige engasjement og oppmerksomme omsorg spiller en viktig rolle i helbredelsesprosessen.

Kapittel 9

Faglig utvikling og etikk

Forpliktelse til etter- og videreutdanning

Det er viktig for operasjonssykepleiere å holde seg oppdatert på medisinske fremskritt og ny praksis. Det er viktig for å sikre høy kvalitet, pasientsikkerhet og effektiv yrkesutøvelse. Her er hvorfor det er så viktig:

- **Pasientsikkerhet:** Medisinske fremskritt fører til bedre kirurgiske teknikker, mer effektive medisiner og forbedrede sikkerhetsprotokoller, noe som reduserer risikoen for pasientene.

- **Beste praksis:** Ny praksis er ofte basert på gjeldende vitenskapelig dokumentasjon, noe som betyr at du bruker de mest effektive metodene for pasientbehandling.

- **Redusere feil:** Ved å holde deg oppdatert på nye metoder og teknologier kan du unngå potensielle medisinske feil og iverksette egnede forebyggende tiltak.

- **Optimalisert behandling:** Tilgang til den nyeste informasjonen gjør det mulig å optimalisere behandlingen, redusere intervensjonstiden og bidra til at pasientene kommer seg raskere.

- **Tilpasning til ny teknologi:** Medisinske fremskritt innebærer ofte bruk av banebrytende teknologi. Ved å være informert kan du gjøre deg kjent med disse verktøyene og bruke dem på en kompetent måte.

- **Standarder i utvikling:** Protokoller og behandlingsstandarder utvikler seg over tid. Ved å holde deg oppdatert kan du overholde gjeldende standarder og sikre etisk praksis.

- **Kontinuerlig forbedring:** Ved å innlemme ny kunnskap i praksisen din bidrar du til kontinuerlig forbedring av ferdighetene dine og kvaliteten på behandlingen.

- **Faglig lederskap:** Ved å være i forkant av de medisinske fremskrittene kan du dele kunnskapen din med kolleger og bli en leder på ditt felt.

- **Pasientenes tillit:** Pasienter har en tendens til å ha større tillit til informert og oppdatert helsepersonell.

- **Faglig utvikling:** Å stadig søke ny kunnskap og nye ferdigheter bidrar til din egen faglige utvikling og trivsel på jobben.

- **Svar på utfordringer:** Medisinen er i stadig utvikling, og det å være oppdatert gjør deg i stand til å møte nye utfordringer og ta informerte beslutninger.

- **Yrkesetikk:** Ved å holde deg informert oppfyller du din etiske forpliktelse til å gi behandling basert på den beste tilgjengelige kunnskapen.

For å holde deg oppdatert bør du delta på regelmessige etterutdanningskurs, delta på konferanser, lese medisinske tidsskrifter, følge nye retningslinjer og samarbeide med kolleger for å utveksle kunnskap. Ved å holde deg oppdatert bidrar du til å forbedre pasientbehandlingen og fremme yrket som operasjonssykepleier.

Det er viktig for operasjonssykepleiere å delta på konferanser, workshops og opplæringsprogrammer. Det gir dem mulighet til å holde seg oppdatert på de siste medisinske fremskrittene, forbedre ferdighetene sine og styrke yrkesutøvelsen. Slik kan disse aktivitetene være til nytte for operasjonssykepleiere:

- **Oppdatering av kunnskapen din:** Konferanser, workshops og opplæringsprogrammer holder deg oppdatert på ny forskning, medisinske oppdagelser og beste praksis, slik at du kan holde kunnskapen din ved like.

- **Kontinuerlig læring:** Disse arrangementene gir deg mulighet til kontinuerlig læring, slik at du kan tilegne deg nye ferdigheter og forbedre din yrkesutøvelse.

- **Nye teknikker:** Praktiske workshops gir deg muligheten til å lære nye kirurgiske teknikker, forbedre instrumentkunnskapene dine og oppdage innovative tilnærminger.

- **Nettverksbygging:** Konferanser og workshops er gode muligheter til å møte annet helsepersonell, utveksle ideer og utvikle samarbeid.

- **Den nyeste teknologien:** I opplæringsprogrammene våre blir du eksponert for den nyeste medisinske teknologien og det mest moderne utstyret som brukes på operasjonsstuen.

- **Erfaringsutveksling:** Konferanser gir mulighet til å dele erfaringer og kliniske tilfeller med andre fagpersoner, noe som kan bidra til bedre forståelse og nye ideer.

- **Faglig utvikling:** Deltakelse på disse arrangementene viser at du er opptatt av faglig utvikling og kan styrke CV-en og karrieremulighetene dine.

- **Oppnå etterutdanningspoeng:** Mange opplæringsprogrammer tilbyr etterutdanningspoeng som kreves for å opprettholde lisens og sertifisering.

- **Umiddelbar praktisk anvendelse:** Ferdighetene og kunnskapen du tilegner deg på disse arrangementene kan brukes umiddelbart i din daglige praksis.

- **Utvikling av praksis:** Ved å holde deg oppdatert på de siste trendene og ny praksis kan du bidra til utviklingen av praksis på operasjonsstuen.

Det er viktig å aktivt oppsøke muligheter til å delta på konferanser, workshops og opplæringsprogrammer som er relevante for ditt fagområde. Følg jevnlig med på kunngjøringer om slike arrangementer, søk støtte fra helseorganisasjonen din for å delta, og benytt deg av disse mulighetene til å forbedre ferdighetene dine og kvaliteten på pasientbehandlingen.

Videreutdanne seg til sertifiseringer og spesialiseringer

Operasjonssykepleiere har flere sertifiseringsalternativer som gir dem mulighet til å demonstrere sin kompetanse og sitt engasjement for å oppnå fremragende resultater på sitt felt. Her er noen av de mest anerkjente og relevante sertifiseringene for operasjonssykepleiere:

- **Certified Perioperative Nurse (CNOR):** Denne sertifiseringen utstedes av Association of periOperative Registered Nurses (AORN) og attesterer ferdigheter og kunnskaper på operasjonsstuen. Den dekker ulike aspekter ved operasjonsstuepraksis, inkludert forberedelser, risikohåndtering, pasientbehandling og kirurgiske ferdigheter.

- **Certified Surgical Services Manager (CSSM):** Denne sertifiseringen, som også deles ut av AORN, er beregnet på operasjonssykepleiere som har leder- eller lederstillinger. Den anerkjenner ferdigheter innen ledelse, lederskap og administrasjon i forbindelse med kirurgiske tjenester.

- **Certified Registered Nurse First Assistant (CRNFA):** Denne sertifiseringen er beregnet på operasjonssykepleiere som jobber som førstelinjeassistenter for kirurger. Den sertifiserer avanserte ferdigheter innen kirurgisk assistanse, sutureringsteknikker og perioperativ pleie.

- **Certified Nurse Educator (CNE):** Hvis du er involvert i opplæring og utdanning av fremtidige operasjonssykepleiere, kan denne sertifiseringen være relevant. Den viser dine undervisnings- og opplæringsevner.

- **Advanced Cardiac Life Support (ACLS):** Selv om denne sertifiseringen i avansert hjerte- og lungeredning ikke er spesielt rettet mot operasjonsstuen, kan den være avgjørende for å håndtere nødsituasjoner på operasjonsstuen.

- **Pediatric Advanced Life Support (PALS):** Hvis du ofte jobber med barn på operasjonsstuen, kan denne sertifiseringen i pediatrisk avansert livsstøtte være svært nyttig.

- **Certified Nurse Operating Room (CNOR):** Denne sertifiseringen, som utstedes av Competency &

Credentialing Institute (CCI), bekrefter spesifikke ferdigheter og kunnskaper på operasjonsstuen.

- **Certified Surgical Services Manager (CSSM):** Denne sertifiseringen, som også deles ut av ICC, er beregnet på ledere innen kirurgiske tjenester.

- **Certified Surgical First Assistant (CSFA):** Denne sertifiseringen kan være relevant for sykepleiere som ønsker å bli operasjonsassistenter. Den anerkjenner ferdigheter innen kirurgisk assistanse og støtte til kirurger.

Sørg for å sjekke de spesifikke kravene for hver enkelt sertifisering, inkludert kvalifikasjonskriterier, nødvendige eksamener og krav til etterutdanning. Sertifiseringer gir mange fordeler, blant annet faglig anerkjennelse, bedre jobb- og avansementsmuligheter og større selvtillit på operasjonsstuen.

En sertifisering som operasjonssykepleier kan gi deg flere faglige fordeler og ha stor betydning for karrieren din. Her er noen av fordelene og effektene du kan forvente:

Yrkesmessige fordeler :

- **Anerkjennelse av kompetanse:** Sertifiseringer viser at du er opptatt av å være dyktig, og at du har tilegnet deg høy kompetanse og kunnskap på ditt felt.

- **Jobbmuligheter:** Sertifiseringer kan øke sjansene dine for å få jobb, ettersom arbeidsgivere verdsetter kandidater med spesifikke, anerkjente ferdigheter.

- **Karriereutvikling:** Sertifiseringer kan åpne dører til leder-, tilsyns- og lederstillinger innen kirurgiske avdelinger.

- **Konkurransedyktig lønn:** Sertifiseringer kan ofte være forbundet med lønnsøkning, noe som gjenspeiler den økte verdien du tilfører teamet og organisasjonen.

- **Faglig selvtillit:** Ved å bli sertifisert får du tillit til dine ferdigheter og evner, noe som kan hjelpe deg med å ta informerte beslutninger og gi omsorg av høy kvalitet.

- **Nettverk:** Sertifiseringer gir deg mulighet til å komme i kontakt med andre sertifiserte fagpersoner, noe som kan føre til muligheter for veiledning, kontinuerlig læring og samarbeid.

Påvirkning på steinbruddet :
- **Progresjon til spesialistroller:** Sertifiseringer kan forberede deg på spesialistroller, for eksempel avansert kirurgisk assistanse, ledelse av kirurgiske tjenester eller utdanning.

- **Økt ansvar:** Sertifiseringer kan gi deg større ansvar, for eksempel for å veilede andre sykepleiere, koordinere kirurgiske team eller ta mer komplekse kliniske beslutninger.

- **Faglig prestisje:** Sertifiseringer øker din troverdighet og prestisje som ekspert på ditt felt, noe som kan gi deg muligheter til å bidra i komiteer, forskningsprosjekter eller kliniske initiativer.

- **Yrkesmobilitet:** Kvalifikasjoner kan utvide karrieremulighetene dine og gjøre det mulig for deg å jobbe i ulike helseinstitusjoner, regioner eller land.

- **Yrkesmessig tilfredsstillelse: Å tilegne seg** nye ferdigheter og oppnå sertifiseringer kan gi stor personlig og yrkesmessig tilfredsstillelse som et bevis på ditt engasjement og din fortsatte utvikling.

- **Forbedre pasientbehandlingen:** Ved å tilegne deg inngående kunnskap og anvende beste praksis bidrar du til å forbedre pasientsikkerheten og de kirurgiske resultatene.

Oppsummert kan sertifisering som operasjonssykepleier gi konkrete fordeler i form av faglige muligheter, karriereutvikling og anerkjennelse. De viser at du er opptatt av klinisk ekspertise og kan ha en positiv innvirkning på pasientbehandlingen du gir.

Utvikling av lederegenskaper

Som operasjonssykepleier har du mange muligheter til å påta deg lederroller og lederansvar på operasjonsstuen. Her er noen av ledermulighetene du kan vurdere:

- **Veileder eller teamleder på operasjonsstuen:** Som veileder kan du være ansvarlig for å koordinere daglige aktiviteter, fordele oppgaver, administrere tidsplaner og veilede operasjonsteamet.

- **Sjef for kirurgiske tjenester:** I denne rollen vil du være ansvarlig for den overordnede ledelsen av kirurgiske tjenester, inkludert planlegging, budsjettering, rekruttering, ressursstyring og implementering av retningslinjer og protokoller.

- **Kvalitets- og sikkerhetskoordinator:** Du kan få ansvar for å overvåke og forbedre kvaliteten på den kirurgiske behandlingen, overvåke sikkerhetsprotokoller, sikre at regelverket overholdes og iverksette kontinuerlige forbedringsinitiativer.

- **Klinisk underviser:** Hvis du er interessert i opplæring og faglig utvikling, kan du bli klinisk underviser på operasjonsstuen, lære opp nye sykepleiere, organisere etterutdanningssamlinger og lede pedagogiske workshops.

- **Konsulent i kirurgiske praksiser:** Noen operasjonssykepleiere blir eksterne eller interne konsulenter og tilbyr sin ekspertise for å forbedre kirurgiske praksiser, pasientsikkerhet og driftseffektivitet.

- **Care Quality Manager:** I denne rollen kan du føre tilsyn med tiltak for å sikre kvaliteten på pasientbehandlingen, analysere data, identifisere forbedringsområder og implementere løsninger for å forbedre de kliniske resultatene.

- **Risikostyringsspesialist:** Du kan spille en nøkkelrolle når det gjelder å identifisere, vurdere og håndtere risikoer i forbindelse med kirurgiske inngrep og implementere protokoller for å minimere feil og komplikasjoner.

- **Opplæringskoordinator: Som** opplæringskoordinator kan du få ansvar for å planlegge og koordinere den løpende opplæringen for det kirurgiske teamet og sørge for at teammedlemmene holder ferdighetene sine oppdatert.

- **Direktør for kirurgiske operasjoner:** På store sykehus innebærer denne rollen tilsyn med alle kirurgiske aktiviteter, inkludert planlegging av tidsplaner, styring av arbeidsflyt, koordinering av team og implementering av kvalitetsprotokoller.

- **Direktør for personalforvaltning:** Du kan ha ansvar for personalforvaltningen på operasjonsstuen, inkludert rekruttering, opplæring, prestasjonsevaluering og løsning av personalproblemer.

Disse lederrollene krever ofte en kombinasjon av kliniske ferdigheter og ferdigheter innen ledelse og kommunikasjon. De gir mulighet til å forme kirurgiske operasjoner, forbedre pasientbehandlingen og gi et betydelig bidrag til effektiviteten og sikkerheten på operasjonsstuen.

Teamledelse og konfliktløsning er viktige ferdigheter for operasjonssykepleiere, siden de jobber som en del av et tverrfaglig team og kan komme opp i stressende situasjoner. Her er noen teknikker for effektiv teamledelse og konfliktløsning:

Teamledelse :
- **Åpen kommunikasjon:** Oppmuntre til åpen og transparent kommunikasjon i teamet. Oppmuntre teammedlemmene til å dele sine ideer, bekymringer og forslag.

- **Klare roller og ansvarsområder:** Definer tydelig rollene og ansvarsområdene til hvert enkelt teammedlem. Slik unngår du misforståelser og bidrar til en effektiv arbeidsfordeling.

- **Faglig utvikling:** Oppmuntre til faglig utvikling ved å tilby opplæring og muligheter for kontinuerlig læring for teamet. Dette bygger ferdigheter og selvtillit.

- **Positivt lederskap: Gå foran som et godt** eksempel ved å utvise positivt lederskap, oppmuntre til samarbeid og støtte teammedlemmene.

- **Regelmessige møter:** Hold regelmessige møter for å diskutere problemer, utfordringer og mulige forbedringer. Det fremmer kommunikasjonen og gjør det mulig å løse problemer raskt.

Konfliktløsning :
- **Aktiv lytting:** Lytt nøye til alle de involverte partene i konflikten. Gi dem mulighet til å uttrykke seg og dele sine synspunkter.

- **Gjensidig forståelse:** Oppmuntre partene i konflikten til å sette seg inn i hverandres situasjon og forstå hverandres perspektiver og bekymringer.

- **Finne løsninger: Samarbeid om** å finne løsninger som er akseptable for begge parter. Oppmuntre til kreativitet og åpenhet for å finne kompromisser.

- **Ikkevoldelig kommunikasjon:** Bruk respektfull, ikke-aggressiv kommunikasjon når du løser konflikter. Unngå beskyldninger og kritikk.
- **Mekling:** Hvis det er nødvendig, bør du vurdere å få en nøytral tredjepart til å mekle og bidra til å løse konflikten på en upartisk måte.

- **Fokuser på felles interesser:** Fokuser på felles mål og ønskede resultater i stedet for personlige forskjeller.

- **Stressmestring:** Hjelp teammedlemmene med å håndtere stress, da stress ofte kan forverre konflikter. Oppmuntre til stressmestringsteknikker som dyp pusting og avspenning.

- **Kontinuerlig læring:** Bruk konflikter som lærings- og utviklingsmuligheter for teamet. Identifiser erfaringer og forbedringer som kan gjøres.

Ved å utvikle dine ferdigheter innen teamledelse og konfliktløsning vil du bidra til å opprettholde et positivt arbeidsmiljø, styrke samarbeidet og sikre behandling av høy kvalitet på operasjonsstuen.

Håndtering av stress og utbrenthet

Håndtering av stress og press på operasjonsstuen er avgjørende for å opprettholde optimal ytelse og ivareta pasientsikkerheten. Her er noen teknikker for effektiv håndtering av stress og press:

- **Dyp pusting:** Øv deg på dype pusteteknikker for å roe deg ned og redusere angst. Trekk pusten langsomt og dypt for å slappe av.

- **Mindfulness og meditasjon:** Å praktisere mindfulness og meditasjon kan hjelpe deg med å være til stede i øyeblikket og redusere stress. Noen minutters meditasjon før eller etter operasjonen kan være nyttig.

- **Riktig forberedelse:** Trygghet kommer av forberedelse. Sørg for at du er godt forberedt til hver operasjon, og sjekk journaler, utstyr og prosedyrer på forhånd.

- **Pauser og restitusjon:** Ta korte pauser for å slappe av og lade batteriene. Selv noen få minutter kan bidra til å redusere akkumulert stress.

- **Tidsstyring:** Planlegg realistisk for å unngå å bli overveldet. Organiser deg effektivt og sett av nok tid til hver oppgave.

- **Teamsolidaritet:** Skap et støttende miljø med kollegene dine på operasjonsstuen. Å dele erfaringer, bekymringer og strategier kan bidra til å redusere stress.

- **Fysisk trening:** Regelmessig trening kan redusere stress ved å frigjøre endorfiner, som er velværehormoner. Finn tid til regelmessig fysisk aktivitet utenfor jobben.

- **Søvn:** Sørg for å få nok søvn for å opprettholde optimal helse og takle stress. En god natts søvn kan styrke motstandskraften din.

- **Humor og perspektiv:** Finn tid til å le og ha et positivt syn på tilværelsen. Humor kan være en fin måte å løse opp spenninger på.

- **Avspenningsteknikker:** Øv deg på avspenningsteknikker som yoga, tai chi eller selvhypnose for å redusere stress og forbedre ditt generelle velvære.

- **Snakk med en mentor eller veileder:** Hvis stresset blir overveldende, må du ikke nøle med å snakke med en mentor, veileder eller psykolog. De kan gi støtte og råd.

- **Kontinuerlig læring:** Invester i din egen faglige utvikling ved å delta i workshops om stressmestring og lære nye strategier for å takle press.

- **Koble av:** Når du forlater operasjonsstuen, bør du forsøke å koble av mentalt og følelsesmessig fra arbeidet. Gi deg selv tid til fritid, hobbyer og familie.

- **Sosial støtte:** Oppretthold positive sosiale relasjoner utenfor jobben. Å tilbringe tid med venner og familie kan bidra til å styrke motstandskraften din.

Det er viktig å velge de teknikkene som fungerer best for deg, og innlemme dem i din daglige rutine. Ved å ta i bruk strategier for stressmestring kan du opprettholde et høyt prestasjonsnivå, sikre ditt eget velvære og bidra til pasientsikkerheten på operasjonsstuen.

Forebygging av utbrenthet og opprettholdelse av velvære er avgjørende for operasjonssykepleiere i et krevende og stressende miljø. Her er noen strategier som kan hjelpe deg med å unngå utbrenthet og fremme trivsel:

- **Balanse mellom jobb og privatliv:** Sett klare grenser mellom jobb og privatliv. Gi deg selv tid til fritid, familie og venner for å lade batteriene.

- **Regelmessig egenomsorg:** Prioriter å ta vare på deg selv. Tren regelmessig, spis sunt og sørg for å få nok søvn. Disse vanene fremmer fysisk og mental motstandskraft.

- **Stressmestring:** Lær og praktiser stressmestringsteknikker som meditasjon, dyp pusting og yoga. Disse metodene kan hjelpe deg med å holde deg rolig i stressende situasjoner.

- **Sosial støtte:** Omgi deg med positive kolleger, venner og familie som kan støtte deg følelsesmessig. Å dele dine erfaringer kan bidra til at du føler deg forstått og støttet.

- **Personlig utvikling:** Invester i din personlige utvikling ved å drive med aktiviteter du brenner for utenfor jobben. Dyrk interessene og hobbyene dine for å slappe av.

- **Kontinuerlig læring: Vær** nysgjerrig og lær stadig nye ting. Dette kan hjelpe deg med å opprettholde entusiasmen for arbeidet og unngå monotoni.

- **Tidsstyring:** Organiser tiden din effektivt for å unngå å føle deg overveldet. Identifiser prioriterte oppgaver og bruk tidsstyringsverktøy for å holde orden.

- **Praktiser takknemlighet:** Ta deg tid hver dag til å reflektere over hva du er takknemlig for. Det kan bidra til en følelse av velvære og positivitet.

- **Digital frakobling:** Unngå å sjekke jobbmailen eller meldingene dine hele tiden utenom arbeidstiden. Gi deg selv perioder med digital avkobling for å lade opp.

- **Profesjonell støtte:** Hvis du føler tegn på utbrenthet, må du ikke nøle med å be om hjelp. Snakk med en mentor, veileder eller psykolog for å få støtte.

- **Avslappende aktiviteter: Legg** inn avslappende aktiviteter i hverdagen, for eksempel å ta et varmt bad, lese en bok, lytte til beroligende musikk eller drive med kunst.

- **Unngå overarbeid:** Vær klar **over hvor** grensene dine går, og unngå å ta på deg for mye ansvar. Lær deg å si nei når du er overbelastet.
- **Fri og pauser:** Bruk fridagene dine og ta regelmessige pauser i løpet av arbeidsdagen for å hvile og lade opp.
- **Profesjonelle råd:** Hvis stresset eller utbrentheten vedvarer, bør du vurdere å oppsøke psykisk helsepersonell for å få råd og støtte.

Ved å ta i bruk disse strategiene og ta vare på ditt fysiske og emosjonelle velvære kan du redusere risikoen for utbrenthet og opprettholde en positiv og robust holdning på operasjonsstuen.

Overholdelse av etiske og faglige standarder

Det er viktig for operasjonssykepleiere å anvende de etiske prinsippene om autonomi, velgjørenhet, ikke-velgjørenhet og rettferdighet for å sikre kvalitet i pleien og respekt for pasientenes rettigheter og verdighet. Slik kan disse prinsippene brukes:

- **Autonomi:** Å respektere pasientens autonomi innebærer å anerkjenne og respektere pasientens rett til å ta informerte beslutninger om egen behandling. Sykepleiere må informere pasientene om behandlingsalternativer, risiko og fordeler og innhente pasientens informerte samtykke før kirurgiske inngrep. De må også respektere pasientens valg, selv om de avviker fra det som er anbefalt.

- **Velgjørenhet:** Velgjørenhetsprinsippet innebærer å gjøre godt og søke pasientens velvære. Sykepleiere bør bestrebe seg på å gi god pleie og fremme pasientens velvære under hele oppholdet på operasjonsstuen. Dette omfatter blant annet smertelindring, forebygging av infeksjoner og ivaretakelse av pasientsikkerheten.

- **Non-maleficence:** Dette prinsippet krever at man ikke forsettlig påfører pasienten skade og minimerer potensielle risikoer. Sykepleiere må sørge for at alle prosedyrer utføres på en kompetent og sikker måte, slik at medisinske feil og unødvendige komplikasjoner unngås. De må også rapportere eventuelle bekymringer om pasientsikkerheten til legeteamet.

- **Rettferdighet:** Å anvende rettferdighetsprinsippet innebærer å sikre en rettferdig fordeling av omsorg, ressurser og behandling. Sykepleiere må sørge for at alle pasienter får kvalitetsbehandling, uavhengig av sosial opprinnelse, økonomisk status eller andre kjennetegn. De må også arbeide for å forebygge ulikheter i tilgang til pleie og fremme rettferdighet.

Ved å anvende disse etiske prinsippene kan operasjonssykepleiere ta etisk og moralsk riktige beslutninger, yte kvalitetspleie og opprettholde tilliten hos pasienter og pårørende. Det bidrar også til å skape et respektfullt, trygt og medmenneskelig pleiemiljø på operasjonsstuen.

I det kirurgiske miljøet kan sykepleiere stå overfor potensielle interessekonflikter som krever gjennomtenkte etiske beslutninger. Her er noen vanlige situasjoner og hvordan de kan håndteres på en etisk forsvarlig måte:

- **Forholdet til leverandører:** Sykepleiere kan bli kontaktet av representanter for legemiddelindustrien eller leverandører av medisinsk utstyr for å markedsføre eller bruke deres produkter. Det er viktig å ta beslutninger basert på hva som er best for pasienten, og ikke på økonomiske insentiver. Sørg for at beslutninger om bruk av produkter er basert på vitenskapelig dokumentasjon og pasientens behov.

- **Personlige og profesjonelle interesser:** Sykepleiere kan komme i situasjoner der deres personlige interesser (f.eks. personlige forhold til pasienter) kommer i konflikt med deres faglige ansvar. I slike situasjoner må pasientens behov og sikkerhet prioriteres. Unngå situasjoner som kan kompromittere objektiviteten eller kvaliteten på pleien.

- **Allokering av begrensede ressurser:** I det kirurgiske miljøet kan det være begrenset med ressurser som tid, utstyr eller personell. Sykepleiere må ta rettferdige beslutninger basert på pasientenes kliniske behov. Ressursallokeringen må styres av rettferdighetsprinsippet for å sikre en rettferdig fordeling.

- **Tverrprofesjonelt samarbeid:** Sykepleiere jobber i team med annet helsepersonell, noe som noen ganger kan føre til uenighet om hva som er best for pasienten. Åpen kommunikasjon, gjensidig respekt og felles beslutningstaking er avgjørende for å håndtere potensielle interessekonflikter og sikre de beste resultatene for pasienten.

- **Konfidensialitet og informasjonsdeling :** Sykepleiere må beskytte konfidensialiteten til pasientenes medisinske opplysninger. Det kan imidlertid oppstå situasjoner der det er nødvendig å dele informasjon for å ivareta pasientsikkerheten eller koordinere pleien. Det er viktig å finne en balanse mellom å respektere konfidensialiteten og å ta etiske avgjørelser for å sikre pasientens ve og vel.

- **Pasientens advokat: Som pasientens** advokat må sykepleiere være forberedt på å forsvare pasientens rettigheter og interesser, selv om dette kommer i konflikt med preferansene til andre medlemmer av det medisinske teamet. Sørg for at du kjenner pasientens rettigheter og samarbeider med annet helsepersonell for å ta etiske, pasientsentrerte beslutninger.

Håndtering av potensielle interessekonflikter i det kirurgiske miljøet krever et solid etisk fundament, åpen kommunikasjon og beslutningstaking basert på profesjonelle verdier og etiske prinsipper. Ved alltid å sette pasientens velvære og sikkerhet først, kan sykepleiere navigere i slike komplekse situasjoner.

Konfidensialitet og databeskyttelse

Det er svært viktig å respektere reglene for konfidensialitet når det gjelder pasienters medisinske opplysninger i det kirurgiske miljøet, der sensitiv informasjon utveksles og behandles daglig. Her er noen viktige retningslinjer for å sikre konfidensialitet:

- **Kjenn til regelverket:** Gjør deg kjent med lovene og forskriftene som regulerer konfidensialiteten til medisinske opplysninger i din jurisdiksjon. I USA setter for eksempel HIPAA (Health Insurance Portability and Accountability Act) strenge standarder for beskyttelse av helseopplysninger.

- **Begrenset tilgang:** Sørg for at bare autoriserte personer har tilgang til pasientenes medisinske opplysninger. Beskytt journaler, datamaskiner og elektronisk utstyr med sikkerhetstiltak som sterke passord og fysiske sikringstiltak.

- **Sikker kommunikasjon:** Når du diskuterer pasientsaker, må du sørge for at du befinner deg i et privat og sikkert miljø. Unngå å diskutere sensitive detaljer på offentlige steder eller foran uvedkommende.

- **Informert samtykke:** Før du deler medisinsk informasjon med andre medlemmer av behandlingsteamet, må du sørge for å innhente pasientens informerte samtykke. Forklar pasienten hvorfor denne kommunikasjonen er nødvendig, og få pasientens samtykke.

- **Riktig bruk av journaler:** Bruk journaler kun til legitime, profesjonelle formål knyttet til pasientbehandling. Unngå å få tilgang til pasientinformasjon uten gyldig grunn.

- **Anonymisering av data:** Under undervisningspresentasjoner eller casediskusjoner må du sørge for å anonymisere pasientinformasjon ved å fjerne all personlig identifiserbar informasjon.

- **Sikker avhending:** Når du arbeider med papirdokumenter eller elektroniske medier som inneholder medisinsk informasjon, må du sørge for at de avhendes på en sikker måte, for eksempel ved å makulere dem eller bruke metoder for sletting av data.

- **Løpende opplæring:** Hold deg oppdatert på den nyeste praksisen og regelverket for konfidensiell behandling av medisinske opplysninger ved å delta på regelmessige kurs og workshops.

- **Bevisstgjøring av teamet:** Gjør de andre medlemmene av det kirurgiske teamet oppmerksomme på viktigheten av konfidensialitet for medisinsk informasjon og oppmuntre til en kultur for respekt for personvernet.

- **Reaksjon ved brudd på** taushetsplikten: Hvis det oppstår et potensielt brudd på taushetsplikten, må du umiddelbart rapportere hendelsen til din overordnede eller personen som er ansvarlig for samsvar, slik at korrigerende tiltak kan iverksettes.

Respekt for reglene om konfidensialitet for medisinsk informasjon er avgjørende for å skape tillit mellom pasienter og helsepersonell, garantere sikkerheten til sensitive data og opprettholde en høy etisk standard på det kirurgiske området.

Håndtering av journaler og sensitiv informasjon er et viktig ansvar for operasjonssykepleiere. Her er noen viktige fremgangsmåter for å sikre effektiv og sikker håndtering av journaler og sensitiv informasjon:

- **Begrenset tilgang:** Begrens tilgangen til journaler til autorisert helsepersonell som trenger informasjonen for å behandle pasienten. Bruk IT-sikkerhetssystemer for å kontrollere elektronisk tilgang til journalen.
- **Fysisk beskyttelse:** Oppbevar papirjournaler i låste skap eller sikre oppbevaringsområder. La aldri journaler ligge uten tilsyn på offentlige områder.
- **Konfidensialitet på nettet:** Når du arbeider med elektroniske pasientjournaler, må du sørge for å koble deg til sikre nettverk og bruke sterke passord. Unngå å la medisinsk informasjon ligge synlig på dataskjermer uten tilsyn.
- **Datakryptering:** Hvis du sender medisinsk informasjon elektronisk, må du sørge for at den er kryptert for å beskytte konfidensialiteten under overføringen.
- **Tilgangsrevisjon:** Før oversikt over hvem som har tilgang til journalen, inkludert dato, klokkeslett og årsak til tilgangen. Dette kan bidra til å overvåke riktig bruk av informasjon.
- **Sikker destruksjon:** Når filene ikke lenger er nødvendige, må de destrueres på en sikker måte i henhold til gjeldende regelverk. Dette kan omfatte makulering av papirdokumenter eller sikker sletting av elektroniske filer.

- **Sikker overføring:** Hvis medisinske opplysninger må overføres til en annen avdeling eller helsepersonell, må du sørge for at overføringen er sikker og autorisert.

- **Bevisstgjøring av teamet:** Opplær medlemmene av det kirurgiske teamet om viktigheten av medisinsk konfidensialitet og hensiktsmessig behandlingspraksis.

- **Personlig ansvar:** Vær bevisst dine egne handlinger og respekter alltid taushetsplikten for medisinsk informasjon.

- **Overholdelse av** lover og **regler:** Gjør deg kjent med lokale og nasjonale lover og regler for håndtering av pasientjournaler, og sørg for at du til enhver tid overholder dem.

Riktig håndtering av journaler og sensitiv informasjon er avgjørende for å sikre pasientenes personvern, forhindre brudd på taushetsplikten og opprettholde en høy etisk standard i operasjonssykepleiepraksisen.

Påvirkningsarbeid for pasienter og behandling av høy kvalitet

Å fremme pasientrettigheter og informert beslutningstaking er en viktig del av sykepleiepraksisen på operasjonsstuen. Her er noen strategier for å sikre at pasientene er fullt informert og involvert i sin egen kirurgiske behandling:

- **Omfattende informasjon:** Gi pasientene fullstendig og forståelig informasjon om deres medisinske tilstand, behandlingsalternativer, planlagte kirurgiske inngrep, risikoer og fordeler. Bruk et enkelt språk og unngå kompliserte medisinske termer.

- **Informert samtykke:** Sørg for at pasienten har gitt sitt informerte samtykke før inngrepet. Forklar detaljer om inngrepet, mulige alternativer og potensielle risikoer i detalj. Svar på alle spørsmål.

- **Gi pasientene tid til å bestemme seg:** Gi pasientene den tiden de trenger til å tenke seg om og ta en beslutning. Unngå å presse dem, og oppmuntre dem til å stille spørsmål og diskutere sine bekymringer.

- **Involvere familien:** Hvis pasienten ønsker det, kan du involvere familien i beslutningsprosessen. Støtte fra familien kan bidra til å redusere angst og gjøre det mulig å ta informerte beslutninger.

- **Dokumentasjon:** Sørg for å dokumentere diskusjonene med pasientene nøye, inkludert informasjon som gis, spørsmål som stilles og beslutninger som tas. På denne måten kan du dokumentere at du har tatt en informert beslutning.

- **Opplæringsmateriell:** Bruk visuelle hjelpemidler som brosjyrer, forklaringsvideoer eller diagrammer for å hjelpe pasientene med å forstå komplisert medisinsk informasjon.

- **Aktiv lytting:** Vær en oppmerksom lytter når pasienter uttrykker bekymring, frykt eller spørsmål. Svar med empati og sørg for at de føler seg hørt.

- **Respektere valg: Respekter pasientenes** avgjørelser, selv om du personlig ikke er enig i dem. Pasienter har rett til å ta avgjørelser i tråd med egne verdier og preferanser.

- **Konsultasjon med leger:** Samarbeid tett med leger for å sikre at medisinsk informasjon formidles korrekt til pasientene og at alle behandlingsalternativer presenteres tydelig.

- **Etterutdanning:** Hold deg oppdatert på ny medisinsk informasjon og fremskritt innen kirurgiske prosedyrer, slik at du kan gi nøyaktig og oppdatert informasjon til pasientene.

Å fremme pasientrettigheter og informert beslutningstaking styrker tilliten mellom pasienter og helsepersonell, forbedrer kvaliteten på behandlingen og gjør det mulig for pasientene å spille en aktiv rolle i sin egen helbredelsesprosess.

Å forsvare pasientsikkerheten og forbedre praksis er grunnleggende aspekter ved operasjonssykepleierens rolle. Slik kan du bidra på disse områdene:

- **Rapportere hendelser:** Vær proaktiv ved å rapportere potensielle hendelser eller feil til ledergruppen eller pasientsikkerhetssjefen. Dette bidrar til å identifisere problemer og iverksette forebyggende tiltak.

- **Deltakelse i sikkerhetsvurderinger:** Samarbeid med teamet for å delta i regelmessige sikkerhetsvurderinger av prosedyrer og protokoller. Foreslå ideer til forbedringer og bidra til handlingsplaner.

- Overvåke **kvalitetsindikatorer:** Overvåke og dokumentere kvalitetsindikatorer som postoperative infeksjoner, komplikasjoner og reinnleggelser. Identifiser trender og samarbeid med teamet for å iverksette korrigerende tiltak.

- **Etterutdanning: Fortsett med** egen opplæring for å holde deg oppdatert på beste praksis innen pasientsikkerhet. Delta på kurs, seminarer og workshops om sikkerhet i kirurgisk behandling.

- **Bevisstgjøring av teamet: Lær** opp teammedlemmene om sikkerhetsspørsmål, protokoller og nye anbefalinger. Oppmuntre til en åpen sikkerhetskultur der alle føler seg komfortable med å rapportere potensielle problemer.

- **Bruk av verktøy for kontinuerlig forbedring:** Bruk av metoder for kontinuerlig forbedring, for eksempel Lean eller Six Sigma, for å identifisere flaskehalser, optimalisere prosesser og redusere risiko.

- **Årsaksanalyse:** Når en hendelse inntreffer, må du foreta en grundig analyse for å forstå de underliggende årsakene og iverksette korrigerende tiltak for å forhindre gjentakelse.

- **Implementere standardiserte protokoller:** Bruk standardiserte protokoller og sjekklister for kirurgiske inngrep. Dette kan bidra til å unngå feil og sikre ensartet behandling.

- **Effektiv kommunikasjon:** Oppmuntre til åpen og transparent kommunikasjon i det kirurgiske teamet. Oppmuntre til diskusjon om sikkerhetsspørsmål og ideer til forbedringer.

- **Sikkerhetsledelse:** Vær en sikkerhetsleder ved å aktivt fremme en sikkerhetskultur, oppmuntre til rapportering av hendelser og iverksette forbedringstiltak.

Å ivareta pasientsikkerheten og forbedre praksis krever et konstant engasjement for kvalitet i pleien. Ved å ha en proaktiv tilnærming og samarbeide tett med teamet vil du bidra til å skape et trygt pleiemiljø og kontinuerlig forbedre kvaliteten på kirurgiske tjenester.

Faglig integritet og etisk atferd

Å opptre profesjonelt og etisk korrekt overfor pasienter og kolleger er avgjørende for å sikre kvalitet i pleien og tillit i det medisinske teamet. Slik kan du oppnå dette som operasjonssykepleier:

- **Respekt og omsorg:** Behandle alle pasienter med respekt, medfølelse og verdighet. Vær oppmerksom på deres følelsesmessige behov og sørg for å opprettholde et respektfullt, ikke-diskriminerende miljø.

- **Konfidensialitet:** Respekter konfidensialiteten til pasientenes medisinske opplysninger. Ikke del personlig eller medisinsk informasjon uten nødvendig samtykke.

- **Åpen kommunikasjon :** Oppmuntre til åpen og transparent kommunikasjon med pasienter og kolleger. Lytt nøye, vær ærlig og del informasjon på en tydelig og forståelig måte.

- **Tverrfaglig samarbeid:** Ha et nært samarbeid med medlemmer av det kirurgiske teamet, inkludert kirurger, anestesileger og operasjonsassistenter. Være en aktiv og respektfull bidragsyter i tverrfaglige beslutningsprosesser.

- **Respekter profesjonelle grenser:** Unngå upassende personlige relasjoner med pasienter eller kolleger. Oppretthold en profesjonell distanse samtidig som du er empatisk og forståelsesfull.

- **Ærlighet:** Vær ærlig i all interaksjon. Hvis du ikke vet svaret på et spørsmål, si det, og søk deretter etter nødvendig informasjon.

- **Konflikthåndtering: Håndter** uenigheter og konflikter på en profesjonell og respektfull måte. Lytt til ulike perspektiver og samarbeid for å finne løsninger.

- **Integritet:** Følg de høyeste etiske og profesjonelle standarder. Unngå enhver form for urettferdig eller uredelig atferd.

- **Etisk refleksjon: Bruk** etisk dømmekraft når du vurderer komplekse situasjoner. Hvis du står overfor etiske dilemmaer, bør du rådføre deg med kolleger, yrkesetiske retningslinjer og tilgjengelige etiske ressurser.

- **Løpende opplæring:** Hold deg oppdatert på etiske standarder og beste praksis ved å delta på løpende kurs og holde deg oppdatert på oppdateringer innen helsevesenet.

- **Egenomsorg:** Ta vare på ditt eget fysiske og følelsesmessige velvære for å unngå utbrenthet. Hvis du anerkjenner dine egne behov, kan du gi optimal pasientbehandling og opprettholde positive relasjoner til kolleger.
- **Rollemodell: Som** sykepleier er du en rollemodell for andre teammedlemmer. Gå foran som et godt eksempel ved konsekvent å vise profesjonell og etisk atferd.

Profesjonell og etisk atferd bidrar ikke bare til å ivareta pasientenes sikkerhet og velvære, men styrker også troverdigheten og tilliten i det medisinske teamet. Dette er et avgjørende aspekt ved sykepleiepraksis på operasjonsstuen og har direkte innvirkning på kvaliteten på pleien som gis.

Som operasjonssykepleier har du et viktig personlig ansvar for å opprettholde og styrke yrkets omdømme. Slik kan du bidra til dette:

- **Eksemplarisk profesjonalitet:** Opptre profesjonelt til enhver tid. Respekter de etiske standardene, verdiene og atferden som forventes av yrket. Oppførselen din skal gi et positivt inntrykk av sykepleieryrket.

- **Kompetanse og kontinuerlig opplæring:** Oppretthold og forbedre dine faglige ferdigheter. Hold deg oppdatert på de nyeste medisinske fremskrittene og beste praksis. Kompetanse styrker tilliten til sykepleierne og kvaliteten på pleien.

- **Åpen kommunikasjon:** Kommuniser åpent og transparent med pasienter, kolleger og andre medlemmer av helseteamet. Effektiv kommunikasjon bidrar til pasientsikkerhet og gjensidig forståelse.

- **Respektere pasientenes rettigheter: Respekter** pasientenes rett til selvbestemmelse, konfidensialitet og informasjon. Inkluder dem i beslutningsprosessen, og informer dem tydelig og ærlig.

- **Samarbeid og teamarbeid: Samarbeid** effektivt med andre medlemmer av pleieteamet. Teamarbeid fremmer optimale pasientresultater og skaper tillit til yrket.

- **Unngå interessekonflikter:** Unngå situasjoner der dine personlige interesser kan komme i konflikt med pasientenes interesser eller yrkesetikken. Vis integritet og åpenhet i dine handlinger.

- **Fremme pasientsikkerheten:** Bidra aktivt til pasientsikkerheten ved å følge protokoller, rapportere sikkerhetsproblemer og bidra til å forbedre praksis.

- **Overholdelse av retningslinjer og forskrifter: Følg retningslinjene** og forskriftene som gjelder i helseinstitusjonen. Dette viser at du forplikter deg til å opprettholde en høy standard for pleie og omsorg.

- **Deltakelse i kontinuerlige forbedringer:** Bidra til kontinuerlige kvalitetsforbedringsinitiativer ved å foreslå ideer, rapportere hendelser og delta i evalueringen av praksis.

- **Engasjement** for **yrket:** Vær en positiv ambassadør for sykepleieryrket ved å informere offentligheten om operasjonssykepleiernes rolle, delta på faglige arrangementer og dele din ekspertise.

- **Etisk refleksjon:** Utvis grundig etisk refleksjon i alle beslutninger og handlinger du foretar deg. Respektere grunnleggende etiske prinsipper for å opprettholde profesjonens integritet.

- **Selvkorreksjon og ansvar:** Hvis du gjør en feil, må du erkjenne det, informere din overordnede eller teamet ditt og jobbe for å få på plass korrigerende tiltak. Å ta ansvar skaper tillit til helsepersonell.

Din atferd og dine handlinger som sykepleier har en direkte innvirkning på hvordan sykepleieryrket oppfattes av pasienter, kolleger og samfunnet som helhet. Ved å opptre ansvarlig og profesjonelt bidrar du til å opprettholde og styrke operasjonssykepleieryrkets positive omdømme.

Karrieremuligheter og -utsikter

Operasjonssykepleiere har mulighet til å utforske ulike karriereveier som gir dem mulighet til å utvikle seg faglig og utvide sine ferdigheter. Her er noen av de mulige karriereveiene for operasjonssykepleiere:

- **Spesialisert operasjonssykepleier:** Du kan velge å spesialisere deg ytterligere innen et spesifikt kirurgisk område, for eksempel hjerte- og karkirurgi, ortopedi, nevrokirurgi eller barnekirurgi. Dette gir deg mulighet til å utvikle inngående kompetanse på området og delta i komplekse kirurgiske inngrep.

- **Anestesisykepleier: Med** videreutdanning kan du bli anestesisykepleier og få ansvar for å gi anestesi til pasienter før operasjoner. Anestesisykepleiere jobber tett sammen med anestesileger for å ivareta pasientsikkerheten.

- **Klinisk forskningssykepleier:** Hvis du er interessert i forskning, kan du jobbe som klinisk forskningssykepleier. Du deltar i kliniske studier og bidrar til å øke den medisinske kunnskapen ved å samle inn data og samarbeide med forskere og leger.

- **Surgical Care Management Nurse:** Du kan gå videre til en lederstilling der du har ansvar for den daglige driften av operasjonsstuen, inkludert personalledelse, operasjonsplanlegging og kvalitetssikring.

- **Undervisningssykepleier:** Hvis du er interessert i å undervise, kan du bli kirurgisk veileder for sykepleiere under utdanning eller nye medlemmer av det kirurgiske teamet. Du kan jobbe på sykepleierskoler, etterutdanningsprogrammer eller helseinstitusjoner.

- **Konsulent innen medisinsk utstyr:** Hvis du har kompetanse innen håndtering av instrumenter og utstyr på operasjonsstuen, kan du jobbe som konsulent for medisinske selskaper for å hjelpe til med å utvikle, teste og implementere nye kirurgiske instrumenter.

- **Helsesykepleier:** Du kan jobbe med folkehelse og bidra til å forebygge sykehusinfeksjoner, fremme pasientsikkerhet og implementere helsepolitikk.

- **Kvalitetssykepleier:** Du kan jobbe som kvalitetssykepleier med fokus på kontinuerlig forbedring av kirurgisk praksis og pasientsikkerhet i hele helsevesenet.

- **Klinisk forsker:** Hvis du brenner for forskning og innovasjon, kan du jobbe som klinisk forsker innen kirurgi. Du kan være med på å utvikle nye kirurgiske teknikker, teknologier og protokoller.

- **Sykepleier i palliativ pleie og omsorg ved livets slutt:** Hvis du ønsker å jobbe med uhelbredelig syke pasienter, kan du spesialisere deg i palliativ pleie og omsorg ved livets slutt på operasjonsstuen. Du kan hjelpe til med å håndtere smerte og gi emosjonell støtte til pasienter og pårørende.

Disse karriereveiene er bare noen av mange muligheter. Det er viktig å videreutdanne seg, søke faglige utviklingsmuligheter og utforske de områdene du brenner for, for å forme din karriere som operasjonssykepleier.

Å gå over til en leder-, utdannings- eller forskningsrolle som operasjonssykepleier kan være et givende skritt for dem som ønsker å utvide sitt innflytelsesområde og gi et betydelig bidrag til å forbedre helsevesenet. Her er noen tips til hvordan du kan gripe an disse overgangene:

- Ledelsesroller :
  - **Operasjonsstuesjef: Som** operasjonsstuesjef er du ansvarlig for å overvåke den daglige driften, administrere menneskelige og materielle ressurser og sørge for at protokoller og sikkerhetsstandarder overholdes.
  - **Director of Surgical Care:** Denne rollen innebærer å føre tilsyn med hele den kirurgiske avdelingen ved helseinstitusjonen og samarbeide med andre avdelinger for å sikre optimal koordinering av den kirurgiske behandlingen.
  - **Kvalitets- og sikkerhetssjef:** Som kvalitetssjef er du ansvarlig for å iverksette tiltak for å forbedre pasientsikkerheten, overholdelse av standarder og kvaliteten på den kirurgiske behandlingen.
- Pedagogiske roller :
  - **Kirurgisk lærer:** Du kan jobbe på en sykepleierskole eller et opplæringssenter og lære bort kirurgiske ferdigheter til sykepleierelever og medlemmer av det kirurgiske teamet.
  - **Kirurgisk utdanningskoordinator:** Denne rollen innebærer å planlegge og koordinere etterutdanningsprogrammer for kirurgisk personale og sørge for at de holder seg oppdatert på de nyeste fremskrittene og beste praksis.

- Forskningsroller :
  - **Sykepleieforsker:** Du kan være involvert i forskningsprosjekter som tar sikte på å forbedre kirurgiske metoder, pasientsikkerhet eller kvaliteten på pleien. Dette kan innebære innsamling og analyse av data, samt publisering av forskningsartikler.

  - **Klinisk forskningskonsulent:** I denne rollen kan du samarbeide med medisinske forskere om å utforme og gjennomføre kliniske studier og sørge for at protokoller følges og data samles inn på en grundig måte.

For å gjøre overgangen til disse rollene kan du vurdere følgende trinn:

- **Tilleggsutdanning:** Noen leder-, utdannings- eller forskningsroller kan kreve høyere utdanning, for eksempel en mastergrad i helseadministrasjon, sykepleieutdanning eller klinisk forskning. Sørg for at du får den opplæringen du trenger for å være kompetent i din nye rolle.

- **Relevant erfaring:** Se etter muligheter for å ta på deg leder-, utdannings- eller forskningsansvar i helsevesenet. Du kan også vurdere midlertidige stillinger eller deltidsstillinger på disse områdene for å skaffe deg erfaring.

- **Nettverksbygging:** Knytt kontakter med fagpersoner som allerede jobber i disse bransjene, og se etter mentorer som kan veilede deg i overgangen.

- **Kompetanseutvikling:** Identifiser de spesifikke ferdighetene som kreves i den aktuelle stillingen, og se etter muligheter for å utvikle disse ferdighetene. Dette kan omfatte workshops, nettkurs, sertifiseringer og andre muligheter for faglig utvikling.

- **Fremhev dine nåværende ferdigheter:** Sørg for at din erfaring som operasjonssykepleier fremhever overførbare ferdigheter som effektiv kommunikasjon, tidsstyring, rask beslutningstaking og problemløsning.

Det er viktig å være klar over at hvert karriereskifte har sine egne utfordringer og krav. Ta deg tid til å tenke gjennom dine interesser, styrker og mål, og ikke nøl med å søke råd fra fagfolk som allerede har fulgt disse karriereveiene.

Kapittel 10

Uttalelser fra erfarne sykepleiere

Variert yrkeskarriere og erfaring fra operasjonssalen

Sykepleiere kan følge en rekke ulike karriereveier avhengig av interesser, ferdigheter og ambisjoner. Her er et tilbakeblikk på noen av de vanligste karriereveiene sykepleiere har valgt i løpet av karrieren:

- **Klinisk sykepleier:** Dette er den tradisjonelle veien der sykepleieren arbeider direkte med pasienter på sykehus, klinikker, sykehjem osv. Kliniske sykepleiere gir direkte pasientpleie, administrerer medisiner, overvåker vitale tegn, gir råd og koordinerer pleien.

- **Spesialsykepleier:** Noen sykepleiere velger å spesialisere seg innen spesifikke områder som pediatri, kardiologi, onkologi, kirurgi osv. De tilegner seg inngående kompetanse innen sitt spesialfelt og jobber ofte sammen med spesialiserte leger for å gi omsorg av høy kvalitet. De tilegner seg dybdekunnskap innen sitt spesialfelt og jobber ofte sammen med spesialiserte leger for å kunne gi behandling av høy kvalitet.

- **Anestesisykepleier:** Anestesisykepleiere er helsepersonell som har gjennomgått avansert opplæring i å administrere anestesi og overvåke pasienter under kirurgiske inngrep. De spiller en avgjørende rolle når det gjelder smertebehandling og sikkerhet under kirurgiske inngrep.

- **Advanced Practice Nurse (APN):** Avansert praktiserende sykepleiere, som f.eks. behandlersykepleiere og psykiatriske sykepleiere, har bredere kompetanse og kan utføre diagnostiske vurderinger, foreskrive medisiner, behandle visse medisinske tilstander og gi selvstendig pleie innen sitt spesialområde.

- **Operasjonssykepleier:** Operasjonssykepleiere har ansvar for å forberede pasienten og operasjonssalen, assistere kirurger og anestesileger og koordinere pleien under kirurgiske inngrep.

- **Klinisk forskningssykepleier:** Disse sykepleierne jobber med kliniske forskningsprosjekter, samler inn data, overvåker pasienter som deltar i kliniske studier og sørger for at forskningsprotokollene følges.

- **Utdanningssykepleier:** Utdanningssykepleiere jobber på sykepleierskoler, opplæringssentre eller helseinstitusjoner for å utdanne neste generasjons sykepleiere. De utformer undervisningsprogrammer, holder kurs og vurderer studentenes prestasjoner.

- **Kvalitets- og sikkerhetssykepleier:** Disse sykepleierne fokuserer på kontinuerlig forbedring av helsetjenester ved å sikre at kvalitets- og sikkerhetsstandarder overholdes. De kan spille en nøkkelrolle i risikostyring og kvalitetssikring.

- **Sykepleierkonsulent :** Sykepleierkonsulenter tilbyr ekspertise på områder som helseforvaltning, medisinsk dataanalyse, overholdelse av regelverk osv. De arbeider ofte som uavhengige tjenesteleverandører for helseinstitusjoner.

- **Sykepleierentreprenør:** Noen sykepleiere velger å starte sin egen virksomhet, for eksempel en hjemmesykepleieklinikk, et helsebyrå eller et helsekonsulentfirma.

Det er viktig å merke seg at disse karriereveiene ikke er uttømmende, og at det finnes mange andre muligheter for sykepleiere. Det fine med sykepleieyrket er mangfoldet og fleksibiliteten, som gir sykepleiere muligheten til å utvikle seg og utvikle karrieren i tråd med egne interesser og lidenskaper.

Sykepleierens tidligere erfaring og spesialisering spiller en viktig rolle i rollen på operasjonsstuen. Disse faktorene kan ha betydning for hvordan sykepleieren samhandler med operasjonsteamet, hvilke ferdigheter han/hun kan bidra med og hvilket ansvar han/hun får. Her kan du se hvordan tidligere erfaring og spesialisering kan påvirke rollen på operasjonsstuen:

- **Erfaring innen klinisk** pleie: Sykepleiere med solid bakgrunn innen klinisk pleie vil ha en bedre forståelse av pasientens behov, medisinske protokoller og kirurgiske prosedyrer. Deres evne til raskt å vurdere endringer i pasientens tilstand og ta informerte beslutninger vil bidra til en smidig koordinering under operasjonen.

- **Medisinske spesialiseringer:** Sykepleiere med spesifikke medisinske spesialiseringer, for eksempel kardiologi, ortopedisk kirurgi eller nevrokirurgi, tilfører verdifull kompetanse til operasjoner som er relatert til deres felt. Den inngående kunnskapen de har om spesifikke prosedyrer og utstyr kan bidra til å forbedre kvaliteten på pleien og pasientsikkerheten.

- **Anestesiutdanning:** Sykepleiere med anestesiutdanning har inngående kjennskap til anestesimedisiner, overvåkningsteknikker og luftveishåndtering. De kan spille en nøkkelrolle i administrering og overvåking av anestesi under operasjonen.

- **Erfaring med** intensivbehandling**:** Sykepleiere som har jobbet på intensiv- eller koronaravdelinger, har kompetanse i å håndtere kritiske pasienter, noe som kan være avgjørende i situasjoner der pasienter gjennomgår komplekse eller risikofylte operasjoner.
- **Kirurgisk utdanning:** Sykepleiere med kirurgisk utdanning kan ha spesialkompetanse i håndtering av instrumenter, klargjøring av operasjonsområder og lukking av snitt. Deres ekspertise kan bidra til nøyaktig og effektiv gjennomføring av kirurgiske inngrep.

- **Erfaring med akuttbehandling:** Sykepleiere med erfaring med akuttbehandling kan reagere raskt og effektivt på uventede komplikasjoner under operasjonen, noe som bidrar til å minimere risikoen for pasienten.

- **Erfaring med risikostyring:** Sykepleiere med erfaring innen risikostyring kan bidra til å forebygge medisinske feil og forbedre pasientsikkerheten ved å identifisere og redusere potensielle risikoer.

- **Spesialisering i pediatrisk** pleie: Sykepleiere som har spesialisert seg i pediatrisk pleie, har en spesiell sensitivitet og kompetanse i arbeidet med barn på operasjonsstuen. De vet hvordan de skal berolige barn, kommunisere effektivt med dem og skreddersy pleien etter deres unike behov.

Samlet sett beriker sykepleiernes tidligere erfaring og spesialisering deres bidrag til det kirurgiske teamet og til kvaliteten på pleien. Disse elementene gjør det mulig for sykepleiere å spille en rekke ulike roller på operasjonsstuen og gi et betydelig bidrag til pasientens sikkerhet og bedring.

Utfordringer og erfaringer fra operasjonsstuen

- **Uventede komplikasjoner:** Under en abdominaloperasjon fikk pasienten plutselig alvorlige indre blødninger. Kirurgteamet måtte handle raskt for å kontrollere blødningen. Operasjonssykepleieren koordinerte administrering av blodprodukter, overvåket vitale tegn og sørget for tydelig kommunikasjon mellom teamet. Hans reaksjonsevne og effektive håndtering av situasjonen bidro til å stabilisere pasienten.

- **Allergisk reaksjon:** Under en ortopedisk operasjon fikk pasienten en alvorlig allergisk reaksjon på bedøvelsesmidlet. Sykepleieren måtte raskt varsle anestesilegen og operasjonsteamet, samtidig som han iverksatte tiltak for å behandle den allergiske reaksjonen. Hans raske kommunikasjon og evne til å håndtere situasjonen gjorde det mulig å stabilisere pasienten og fortsette operasjonen på en trygg måte.

- **Nødbeslutning:** Under en hjerteoperasjon oppdaget teamet et alvorlig avvik som ikke hadde blitt oppdaget under de preoperative vurderingene. Det var nødvendig med en rask beslutning for å justere operasjonsplanen og samtidig ivareta pasientens sikkerhet. Sykepleieren spilte en viktig rolle i å formidle den nye informasjonen på en effektiv måte og bidra til å koordinere de nødvendige justeringene.

- **Pediatrisk pasient:** Under en nevrokirurgisk operasjon på et barn måtte teamet håndtere spesielle utfordringer knyttet til følsomheten i hjernevev og -strukturer. Sykepleieren jobbet tett med kirurgene for å opprettholde sterile forhold, overvåke pasientens følsomme vitale tegn og berolige bekymrede foreldre.

- **Etisk dilemma:** Under en organtransplantasjon ble teamet stilt overfor et etisk dilemma i forbindelse med tildeling av et sjeldent organ. Sykepleieren deltok i de etiske diskusjonene og tok hensyn til prinsippene om rettferdighet og velgjørenhet, samtidig som hun sørget for at den endelige beslutningen ble tatt til pasientens beste.

- **Håndtering av postoperative komplikasjoner:** Etter en karkirurgisk operasjon fikk pasienten lungeemboli. Sykepleieren på oppvåkningsrommet overvåket pasienten nøye, justerte behandlingen og kommuniserte med legeteamet for rask intervensjon. Sykepleierens inngripen stabiliserte pasienten og forhindret ytterligere komplikasjoner.

Disse historiene viser mangfoldet av utfordringer som operasjonssykepleiere står overfor, og de ulike ferdighetene som kreves for å kunne ta raske og informerte beslutninger. De illustrerer også den viktige rollen sykepleierne spiller når det gjelder å bidra til positive pasientresultater og sørge for sikkerhet og velvære under kirurgiske inngrep.

Å lære av feil og suksesser over tid på operasjonsstuen er uvurderlig for å forbedre praksis og sikre optimal pasientbehandling. Her er noen viktige ting operasjonssykepleiere kan lære:

Feil :
- **Tydelig kommunikasjon:** Feil skyldes ofte utilstrekkelig eller forvirrende kommunikasjon. Åpen og transparent kommunikasjon mellom medlemmene i det kirurgiske teamet er avgjørende for å unngå misforståelser og feil.

- **Dobbeltsjekk:** Feil ved medisinering og utstyr kan unngås ved å innføre rutiner for dobbeltsjekk. Ved å sikre at doser og instrumenter er korrekte før bruk, kan man forebygge feil.

- **Løpende opplæring:** Feil kan være knyttet til manglende kompetanse. Ved å investere i kontinuerlig opplæring kan sykepleierne holde seg oppdatert på nye teknikker, teknologier og prosedyrer og dermed redusere risikoen for feil.

- **Stressmestring:** Feil kan skje når stresset er høyt. Å lære seg å håndtere stress og opprettholde konsentrasjonen i kritiske øyeblikk er avgjørende for å unngå feil.

Suksesshistorier :
- **Effektivt samarbeid:** Suksess er ofte et resultat av harmonisk samarbeid mellom teammedlemmene. Å jobbe sammen, utveksle informasjon og støtte hverandre gir bedre resultater.

- **Grundige forberedelser:** Suksess er ofte et resultat av grundige forberedelser. Å sørge for at alt utstyr er i orden, at journalene er komplette og at teamet er godt informert, fører til mer vellykkede intervensjoner.

- **Åpen kommunikasjon:** Suksess er avhengig av tydelig og åpen kommunikasjon med pasienter og pårørende. Nøyaktig informasjon om inngrepet, forventninger etter operasjonen og pleie hjemme bidrar til en positiv pasientopplevelse.

- **Kontinuerlig læring:** Suksess forsterkes av en forpliktelse til kontinuerlig læring. Sykepleiere som hele tiden søker å forbedre ferdighetene sine og holde seg oppdatert på de nyeste medisinske fremskrittene, er bedre rustet til å oppnå positive resultater.

- **Etikk og respekt:** Suksess er nært knyttet til etisk praksis og respekt for pasientenes rettigheter og verdighet. Å opprettholde høye standarder for omsorg og profesjonell atferd bidrar til positive resultater.

Til syvende og sist er hver eneste feil og hver eneste suksess en mulighet til å lære. Operasjonssykepleiere må være forberedt på å se kritisk på det de gjør, dele sine erfaringer med kolleger og gjennomføre endringer for kontinuerlig å forbedre pasientsikkerheten, pleien og resultatene.

Samarbeid i det kirurgiske teamet

Her er noen uttalelser fra helsepersonell som jobber på operasjonsstuen, og som understreker viktigheten av

tverrprofesjonell kommunikasjon og relasjoner i det kirurgiske teamet:
- Uttalelse fra en operasjonssykepleier:

"Å jobbe på en operasjonsstue har fått meg til å innse hvor viktig tverrprofesjonell kommunikasjon er. Kirurger, anestesileger, sykepleiere og operasjonsassistenter må jobbe hånd i hånd for å ivareta pasientsikkerheten. Stille stunder der vi deler viktig informasjon om pasienten og inngrepet er avgjørende. De tillitsfulle relasjonene vi har bygget opp gjennom årene, har bidratt til å gjøre hver operasjon smidig og godt koordinert."

- Uttalelse fra en kirurg :

"Operasjonssalen er en kompleks symfoni, og kommunikasjonen mellom teammedlemmene er avgjørende for å holde melodien harmonisk. Tett samarbeid med sykepleiere og anestesileger er avgjørende for å sikre at alle faser av operasjonen går knirkefritt. Preoperative diskusjoner og utvekslinger i sanntid hjelper oss med å ta informerte beslutninger og reagere raskt på det uventede."

- Uttalelse fra en anestesilege :

"Som anestesilege er kommunikasjonen med operasjonsteamet avgjørende. Jeg må sørge for at pasienten er trygg under hele operasjonen. Det betyr at jeg må forklare risikoen ved anestesi, dele informasjon om pasientens tilstand og kontinuerlig overvåke vitale tegn. Åpen kommunikasjon med sykepleierne og kirurgene sikrer at vi jobber sammen for pasientens beste."

- Utsagn fra en assistent på en operasjonsstue:

"Min rolle som operasjonsassistent innebærer tett kommunikasjon med kirurgen og sykepleierne. Å klargjøre instrumenter, forutse behov og være i takt med operasjonsfasene krever presis koordinering. Ikke-verbal kommunikasjon er også viktig - et enkelt blikk kan indikere at det er behov for et instrument. Vår gjensidige forståelse utgjør hele forskjellen.

- Uttalelse fra en sykepleier på oppvåkningsrommet:

"Min rolle begynner når pasienten forlater operasjonsstuen. Jeg kommuniserer med anestesilegen for å få et fullstendig bilde av pasientens tilstand. Den tverrfaglige kommunikasjonen gjør det mulig for meg å overvåke vitale tegn, håndtere smerte og reagere raskt på eventuelle komplikasjoner. Å jobbe som en del av et team gir meg trygghet til å sikre en smidig overgang til oppvåkningsfasen.

Disse vitnesbyrdene viser i hvor stor grad tverrprofesjonell kommunikasjon er avgjørende for at kirurgiske inngrep skal være sikre og vellykkede. Tillitsfulle relasjoner og tett samarbeid mellom teammedlemmene er hjørnesteinen i en effektiv og godt koordinert operasjonsstue.

Her er noen historier og vitnesbyrd som illustrerer øyeblikkene med samhold og koordinering i det kirurgiske teamet, samt samarbeidsutfordringene på operasjonsstuen:

- Øyeblikk av samhørighet :
"Jeg husker en komplisert operasjon der alt klaffet perfekt. Teamet, som besto av kirurger, anestesileger, sykepleiere og operasjonsassistenter, jobbet synkront. Alle visste hva de skulle gjøre, bevegelsene var presise, og kommunikasjonen gikk som smurt. Det var som en velorkestrert dans, og pasienten kom seg uten problemer. Disse øyeblikkene av samhold styrker tilliten til teamet og ferdighetene våre.

- Utfordringer knyttet til samarbeid :
"Samarbeidet på operasjonsstuen kan noen ganger bli satt på prøve i akutte situasjoner. Under en kompleks operasjon oppsto det en uventet komplikasjon som krevde rask beslutningstaking. Det var ulike meninger om hva som var den beste fremgangsmåten. Dette skapte en anspent situasjon i teamet. Men takket være åpen kommunikasjon og aktiv lytting valgte vi til slutt den tryggeste løsningen for pasienten. Denne hendelsen viste hvor viktig det er å overvinne uenigheter for pasientens beste."

- Øyeblikk av samhørighet :
"Under en delikat vaskulær reparasjonskirurgi ble jeg imponert over hvordan teamet håndterte hvert trinn med presisjon. Sykepleierne forutså behovet for instrumenter, anestesilegen opprettholdt hemodynamisk stabilitet og kirurgen utførte en feilfri operasjon. Til slutt så vi alle på hverandre med en følelse av mestring. Teamets upåklagelige koordinering hadde gjort det mulig å gjennomføre et komplekst inngrep på en vellykket måte."

- Utfordringer knyttet til samarbeid :
"Kommunikasjonen vanskeliggjøres noen ganger av personligheter og hierarkier i teamet. Under en akuttoperasjon opplevde jeg at rollefordelingen var uklar, noe som førte til midlertidig forvirring. Heldigvis rettet vi raskt opp i situasjonen ved å etablere en åpen kommunikasjon og avklare alles forventninger. Det øyeblikket fikk meg til å innse viktigheten av det uformelle hierarkiet på operasjonsstuen og behovet for å løse misforståelser raskt."

- Øyeblikk av samhørighet :
"Etter en spesielt komplisert og langvarig operasjon kom vi alle sammen til et kort teammøte. Alle uttrykte sin takknemlighet overfor hverandre for hardt arbeid og engasjement. Dette styrket båndet mellom oss som team og skapte en følelse av kollektiv stolthet. Disse øyeblikkene med refleksjon og takknemlighet styrker vårt engasjement for arbeidet vårt og pasientene vi betjener."

- Utfordringer knyttet til samarbeid :
"Det har hendt at språkbarrierer har vanskeliggjort kommunikasjonen. Når man jobber i et flerkulturelt miljø, er det noen ganger vanskelig å formidle informasjon nøyaktig og raskt. Men ved å bruke visuelle kommunikasjonsverktøy, gester og tålmodighet har vi overvunnet disse hindringene. Dette har styrket vår evne til å finne kreative løsninger for å sikre effektiv kommunikasjon."

Disse historiene illustrerer hvordan samhold og koordinering i det kirurgiske teamet er avgjørende for å sikre positive resultater, samtidig som de belyser de potensielle utfordringene ved å jobbe sammen. Åpen kommunikasjon, gjensidig forståelse og proaktiv problemløsning er avgjørende for å skape et harmonisk og effektivt arbeidsmiljø på operasjonsstuen.

Minneverdige øyeblikk og innvirkning på pasientene

- **En ny begynnelse:** "Jeg overvar en hjertetransplantasjon på en pasient hvis liv var avhengig av operasjonen. Etter flere timer med intens kirurgi begynte det transplanterte hjertet å slå av seg selv. Det var utrolig tilfredsstillende å se pasienten våkne opp med et nytt liv og se følelsene i legeteamets øyne. Det var en sterk påminnelse om hvilken positiv innvirkning vi kan ha på pasientenes liv."

- **Reparasjonens magi:** "Jeg deltok i en operasjon for å korrigere en leppe-ganespalte hos et spedbarn. På slutten av operasjonen, da kirurgen lyktes med å reparere spalten og vi hørte babyens første skrik, var det et virkelig rørende øyeblikk. Det var en livsforandrende opplevelse å vite at arbeidet vårt bidro til å gi barnet en sjanse til et normalt liv."

- **Presisjonens kunst:** "Jeg overvar en ryggoperasjon på en pasient med alvorlig skoliose. Da jeg så kirurgen bruke kompliserte teknikker for å korrigere krumningen og stabilisere ryggraden, ble jeg forbløffet over den kirurgiske kunsten. Det var en utrolig opplevelse å se pasienten stå og gå med forbedret holdning etter operasjonen."

- **A Special Link:** "Jeg jobbet med en barnepasient med en medfødt hjertefeil. Etter en vellykket operasjon som korrigerte problemet, ble jeg venn med pasientens familie. Det var en belønning i seg selv å se dem komme tilbake på oppfølgingsbesøk med et friskere barn og et smil om munnen. Å bygge relasjoner med pasienter og deres familier er noe av det mest givende med denne jobben."

- **Et komplekst tilfelle løst:** "Vi behandlet nylig en pasient med en sjelden og kompleks hjernesvulst. Det medisinske teamet jobbet tett sammen for å planlegge og gjennomføre operasjonen nøyaktig. Etter en vellykket operasjon overvåket vi pasientens rekonvalesens. Det var svært gledelig å se pasienten bli frisk og gjenoppta et normalt liv, noe som beviste at utholdenhet og ekspertise kan overvinne selv de vanskeligste utfordringer."

- Virkningen **av et dedikert team:** "Jeg var vitne til en nyretransplantasjon der et organ donert av en levende donor ble transplantert til mottakeren. Begge pasientene kom seg raskt og kunne vende tilbake til et normalt liv takket være det medisinske teamets engasjement og harde arbeid. Denne erfaringen har vist meg hvor mye samarbeid og engasjement fra teamet kan ha en direkte positiv innvirkning på pasientenes liv."

Disse historiene forteller om øyeblikkene av tilfredshet, glede og følelser som operasjonssykepleiere kan oppleve når de bidrar til vellykkede kirurgiske inngrep og forbedrer pasientenes livskvalitet. Disse spesielle øyeblikkene forsterker følelsen av faglig mestring og minner oss om viktigheten av arbeidet som utføres i det kirurgiske teamet.

- **Healing a Serious Injury:** "Jeg overvar en rekonstruktiv operasjon for en pasient som hadde vært i en bilulykke og fått alvorlige skader i ansiktet. Etter en grundig operasjon og måneder med oppfølging så pasienten ikke bare normal ut igjen, men han hadde også fått tilbake selvtilliten. Da jeg så det strålende smilet og takknemligheten hans, ble jeg påminnet om hvor stor innvirkning en operasjon kan ha på livskvaliteten til en person."

- **Ny hørsel:** "Jeg hadde æren av å være til stede ved en cochleaimplantasjon på et ungt døvt barn. Da han noen uker etter operasjonen hørte moren si 'jeg elsker deg' for første gang, ble jeg overveldet av følelser. Denne hendelsen understreket hvordan arbeidet vårt på operasjonsstuen kan skape magiske øyeblikk og forandre livene til pasientene og familiene deres."

- **Hjertemirakelet:** "Vi utførte en bypassoperasjon på en pasient med fremskreden hjertesykdom. Etter operasjonen fortalte han meg at brystsmertene hadde forsvunnet og at han følte seg revitalisert. Historien hans vitner om den umiddelbare effekten en operasjon kan ha på pasientens helse og livskvalitet."

- **Un Sourire Retrouvé:** "Jeg deltok i en leppespalteoperasjon på et barn. Noen måneder etter operasjonen viste moren meg bilder av sønnens strålende smil, som hadde blitt forvandlet takket være operasjonen. Denne opplevelsen minnet meg om hvor mye glede og selvtillit arbeidet vårt kan gi pasientene, spesielt de aller yngste.

- **The Independence March:** "Etter en hofteoperasjon fulgte jeg rekonvalesensen til en eldre pasient som hadde slitt med å gå i årevis på grunn av smerter. Noen uker etter operasjonen gikk han uten hjelpemidler for første gang på lenge. Å se ansiktet hans stråle av stolthet og selvstendighet var en givende og motiverende opplevelse."

- **Bright Futures:** "Jeg overvar en ryggoperasjon på en tenåring med alvorlig skoliose. Etter operasjonen fortalte han meg hvor mye mer komfortabel og tryggere han følte seg i kroppen. Han fortalte meg at han gledet seg til å gjenoppta aktiviteter han hadde måttet gi opp. Denne opplevelsen har vist hvor mye vårt arbeid kan åpne dører til en lysere fremtid."

Disse historiene belyser de emosjonelle, transformerende og helbredende øyeblikkene som operasjonssykepleiere kan oppleve mens de bidrar til kirurgisk behandling. Hver historie er en påminnelse om hvor viktig vår rolle er når det gjelder å forbedre pasientenes helse og velvære, og å skape meningsfulle øyeblikk som etser seg inn i folks hukommelse.

Tilpasning til den teknologiske utviklingen

- **Robotassistert kirurgi:** "Da jeg først ble introdusert for robotassistert kirurgi, ble jeg overrasket over presisjonen og fleksibiliteten denne teknologien gir. Jeg fikk muligheten til å utføre en robotprostatektomi og ble imponert over 3D-visualiseringen og robotarmens presise bevegelser. Denne opplevelsen åpnet en ny dimensjon i karrieren min og viste meg hvor mye teknologien kan forbedre våre kirurgiske evner."

- **Avansert bildediagnostikk:** "Innføringen av avansert bildediagnostikk har endret vår tilnærming på operasjonsstuen radikalt. Jeg var med på en vaskulær operasjon der vi brukte sanntidsbilder til å styre inngrepet. Dette gjorde det mulig for oss å optimalisere plasseringen av stenten og dramatisk forbedre pasientresultatene. Det var utrolig å se hvordan sammensmeltningen av radiologiske og kirurgiske data kunne endre prosedyrene våre."

- **Kirurgisk navigasjon:** "Jeg ble introdusert for kirurgisk navigasjon under komplekse ortopediske operasjoner. Navigasjonsteknologien gjorde det mulig for oss å planlegge og spore hvert eneste trinn med ekstrem presisjon. Dette forbedret ikke bare nøyaktigheten ved implantasjon av utstyr, men reduserte også risikoen for pasienten. Det var en øyeåpnende opplevelse som styrket min tillit til å ta i bruk ny teknologi."

- **Telemedisin i sanntid:** "Takket være telemedisin i sanntid kunne jeg samarbeide med eksperter på den andre siden av kloden under en komplisert ryggoperasjon. Vi delte bilder og data i sanntid, slik at ekspertene kunne gi uvurderlige råd. Dette virtuelle samarbeidet styrket teamet vårt og bidro til at operasjonen ble vellykket. Det var et konkret bevis på den positive innvirkningen global oppkobling har på kirurgisk behandling."

- **3D-printing for kirurgisk planlegging:** "Da vi begynte å bruke 3D-printing til å lage pasientspesifikke anatomiske modeller, endret det alt. Jeg var så heldig å få være med på en rekonstruktiv ansiktsoperasjon der vi på forhånd hadde skrevet ut en modell av pasientens hodeskalle. Dette gjorde det mulig for oss å planlegge hvert snitt og hvert trinn med utrolig presisjon. Det var svært tilfredsstillende å se teknologien materialisere seg i operasjonssalen."

- **Avansert kirurgisk endoskopi:** "Avansert kirurgisk endoskopi har åpnet nye muligheter innen minimalinvasiv kirurgi. Jeg var med på en laparoskopisk kolecystektomi, der vi brukte et HD-kamera og miniatyrinstrumenter. Sårene var bittesmå, og pasienten kom seg mye raskere. Denne opplevelsen viste meg hvordan banebrytende teknologi kan revolusjonere vår kirurgiske tilnærming.

Disse historiene illustrerer hvordan integrasjonen av ny teknologi og avanserte teknikker har endret kirurgisk praksis, forbedret resultatene for pasientene og åpnet nye, spennende perspektiver for operasjonsstuepersonalet. De understreker hvor viktig det er å være åpen for innovasjon og kontinuerlig læring for å kunne levere best mulig pasientbehandling.

Den teknologiske utviklingen på det medisinske og kirurgiske området byr på både enorme muligheter og spennende utfordringer for personalet på operasjonsstuen. Her er noen tanker om disse aspektene:

Muligheter :
- **Forbedret presisjon:** Teknologiske fremskritt muliggjør større kirurgisk presisjon, noe som reduserer risikoen for feil og forbedrer pasientresultatene. Verktøy som robotteknologi, kirurgisk navigasjon og 3D-avbildning styrer operasjonene med uovertruffen presisjon.

- **Minimalinvasiv kirurgi:** Teknologien muliggjør minimalinvasive teknikker som reduserer antall snitt, rekonvalesenstid og postoperative komplikasjoner. Dette forbedrer pasientkomforten, samtidig som det gir sammenlignbare eller til og med bedre resultater.

- **Virtuelt samarbeid:** Telemedisinske plattformer gjør det mulig for kirurger å samarbeide med eksperter fra hele verden i sanntid. Dette åpner døren for kunnskapsutveksling, kontinuerlig læring og løsning av komplekse tilfeller.

- **Persontilpasset behandling:** Avansert teknologi, som 3D-printing, gjør det mulig å lage pasientspesifikke anatomiske modeller, noe som letter den kirurgiske planleggingen og forbedrer resultatene ved å ta hensyn til hver enkelt persons unike egenskaper.

Utfordringer :
- **Løpende opplæring:** Å ta i bruk ny teknologi krever intensiv og kontinuerlig opplæring av personalet på operasjonsstuen. Læringskurven kan være bratt, men de langsiktige fordelene er vel verdt det.

- **Kostnader og tilgjengelighet:** Avansert utstyr og teknologi kan være dyrt å anskaffe og vedlikeholde. Tilgangen til disse teknologiene kan variere avhengig av geografisk beliggenhet og økonomiske ressurser.

- **Teknologiavhengighet:** Selv om teknologien forbedrer kirurgisk praksis, bør den ikke betraktes som en mirakelløsning. Tradisjonelle kliniske ferdigheter er fortsatt avgjørende for å ivareta pasientsikkerheten i tilfelle teknologisk svikt.

- **Etikk og konfidensialitet:** Bruken av avansert teknologi reiser etiske spørsmål, særlig når det gjelder konfidensialiteten til data og beslutninger som tas på grunnlag av informasjon fra teknologisk utstyr.

- **Motstand mot endring:** Noen fagpersoner kan motsette seg endring og foretrekker tradisjonelle metoder. Vellykket innføring av ny teknologi krever et åpent sinn og en lærende kultur.

Til syvende og sist kan den teknologiske utviklingen på operasjonsstuen bidra til å forbedre pasientbehandlingen, utvide de faglige ferdighetene og fremme globalt samarbeid. Utfordringene kan overvinnes med kontinuerlig opplæring, en etisk tilnærming og vilje til å tilpasse seg nye medisinske realiteter.

Balanse mellom karriere og privatliv

Håndtering av tid, stress og velvære er viktig for sykepleiere som jobber på operasjonsstuen, der dagene kan være intense og krevende. Her er noen betraktninger om disse viktige aspektene ved operasjonssykepleiernes arbeidshverdag:

Tidsstyring :
- **Forhåndsplanlegging:** Nøye forberedelser før hver operasjon er avgjørende for å optimalisere tiden. Dette inkluderer klargjøring av nødvendig utstyr, instrumenter og dokumenter.

- **Prioritering:** Lær deg å identifisere prioriterte oppgaver og håndtere dem først. God prioritering minimerer forsinkelser og nødssituasjoner i siste liten.

- **Samarbeid:** Å jobbe som et team og kommunisere effektivt betyr at oppgaver kan koordineres og dobbeltarbeid unngås. Et velfungerende samarbeid kan gjøre prosessene raskere.

- **Håndtering av avbrudd :** Lær deg å håndtere avbrytelser på en strategisk måte slik at du ikke mister verdifull tid. Finn passende tidspunkter for å svare på spørsmål og bekymringer.

Stressmestring :
- **Puste- og** avslapningsteknikker : Dype puste- og avslapningsteknikker kan bidra til å redusere stresset i løpet av dagen. Bruk noen minutter på å slappe av mellom øktene.

- **Håndtering av følelser:** Lær å gjenkjenne og håndtere følelsene dine i sanntid. Mindfulness-meditasjon kan bidra til å opprettholde et rolig perspektiv.

- **Sosial støtte:** Bygg positive relasjoner til kollegene dine. Sosial støtte kan hjelpe deg med å dele utfordringer og finne løsninger sammen.

- **Koble av:** Ta deg tid til å koble helt av ved siden av jobben. Tilbring tid med dem du er glad i, dyrk hobbyer og tidsfordriv som gir deg glede.

Trivsel :
- **Balanse** mellom **jobb og privatliv:** Finn en balanse mellom karriere og privatliv. Gi deg selv tid til aktiviteter som gir deg ny energi utenfor operasjonssalen.

- **Fysisk aktivitet:** Regelmessig mosjon kan bidra til å redusere stress og opprettholde fysisk og mental energi.

- **Sunt kosthold: Et** balansert kosthold kan ha en positiv innvirkning på energinivået og motstandskraften mot stress.
- **Kvalitetssøvn:** Sørg for at du får den søvnkvaliteten du trenger for å yte ditt beste på jobb.

- **Løpende opplæring: Ved å** fortsette å utvikle ferdighetene og kunnskapene dine kan du øke selvtilliten og trivselen på jobben.

Å håndtere tid, stress og velvære er en kontinuerlig reise. Ved å innarbeide effektive håndteringsstrategier i den daglige rutinen kan du ikke bare forbedre din egen livskvalitet, men også gi optimal pasientbehandling og bidra til et positivt arbeidsmiljø på operasjonsstuen.

Å opprettholde en sunn balanse mellom jobb og privatliv er avgjørende for ditt velvære på lang sikt. Her er noen tips som kan hjelpe deg med å finne denne balansen som operasjonssykepleier:

- Etablere **klare grenser: Sett klare** grenser mellom jobb og privatliv. Forsøk å ikke ta med deg jobben hjem, og koble av fra ditt profesjonelle ansvar utenfor arbeidstiden.

- **Planlegg tiden din:** Bruk en kalender eller et tidsstyringsprogram til å planlegge dine profesjonelle og personlige oppgaver. På den måten unngår du tidskonflikter og kan sette av tid til dine personlige aktiviteter.

- **Prioriter helse: Ta vare på din** fysiske og psykiske helse ved å trene regelmessig, spise et balansert kosthold og praktisere stressmestringsteknikker.

- **Lær deg å si nei:** Ikke overvurder din evne til å påta deg ekstra forpliktelser på jobben. Lær deg å si nei når det er nødvendig for å beskytte din egen tid.

- **Oppmuntre til fleksibilitet:** Se etter jobbmuligheter som tilbyr en viss grad av fleksibilitet, for eksempel fleksibel arbeidstid eller mulighet for å jobbe deltid.

- **Skap kvalitetsstunder: Sett av** kvalitetstid til dine nærmeste og favorittaktivitetene dine. Slå av elektronikken og vær fullt og helt til stede i disse øyeblikkene.

- **Utvikle interesser utenfor jobben:** Dyrk hobbyer, lidenskaper eller kreative aktiviteter utenfor jobben. Dette kan være en kilde til personlig tilfredsstillelse.

- **Avspasering og ferie:** Bruk friperioder og ferier til å slappe av, lade batteriene og utforske nye steder.

- **Be om støtte:** Hvis det er nødvendig, kan du snakke med arbeidsgiveren din om muligheten for å justere arbeidstiden eller ta ut ekstra fridager.

- **Ta vare på deg selv:** Ta deg tid til å skjemme deg bort. Det kan være massasje, avslappende bad, lesing av en bok, meditasjon eller andre aktiviteter som gir deg velvære.

- **Vær bevisst** : Vær oppmerksom på dine behov og dine grenser. Hvis du begynner å føle deg stresset eller utmattet, bør du ta grep for å justere balansen.

- **Kommuniser med teamet ditt:** Hvis du føler at du har problemer med å opprettholde balansen, bør du snakke med kollegene eller lederen din. Åpen kommunikasjon kan føre til gode løsninger.

- **Unngå perfeksjon: Søk** en realistisk balanse, ikke perfeksjon. Det er normalt å ha dager da balansen tipper mer til den ene siden enn til den andre.

Husk at balansen mellom jobb og privatliv er en konstant reise. Det kan kreve periodiske justeringer avhengig av livssituasjonen din. Ved å ta like mye hensyn til ditt personlige og profesjonelle velvære vil du være bedre rustet til å bli en vellykket og tilfreds operasjonssykepleier.

Karriereutvikling og fremtidige ambisjoner

Som erfaren operasjonssykepleier er det naturlig å tenke på framtidsutsikter og muligheter. Her er noen tanker om hva du bør tenke på:

- **Klinisk lederskap:** Din erfaring og kompetanse på operasjonsstuen gjør deg godt rustet til å påta deg kliniske lederroller. Som teamleder eller koordinator kan du bidra til å optimalisere arbeidsflyten, forbedre protokoller og veilede nye teammedlemmer.

- **Undervisning og opplæring: Det kan** være givende å gi kunnskapen din videre til nye generasjoner sykepleiere. Du kan vurdere å bli operasjonsstueinstruktør, delta i etterutdanningsprogrammer eller til og med undervise på sykepleierskoler.

- **Risiko- og kvalitetsstyring:** Hvis du brenner for pasientsikkerhet, kan du vurdere å jobbe med risikostyring eller kvalitetsforbedring på sykehuset. Din erfaring fra operasjonsstuen gir deg et unikt innblikk i hvilke områder som trenger spesiell oppmerksomhet.

- **Klinisk forskning:** Hvis du er nysgjerrig og interessert i å utforske nye medisinske fremskritt, kan klinisk forskning være noe for deg. Din forståelse av kirurgiske prosedyrer og ekspertise innen pasientbehandling gjør deg til en verdifull ressurs i kliniske studier.

- **Avansert spesialisering:** Hvis du har utviklet en spesiell interesse for et bestemt område innen kirurgi, kan det være lurt å vurdere en avansert spesialisering. Dette kan for eksempel være hjertekirurgi, nevrokirurgi, plastikkirurgi eller andre fagområder du brenner for.

- **Konsulent for medisinsk utstyr: Med** inngående kunnskap om kirurgiske instrumenter og medisinsk utstyr kan du jobbe som konsulent for selskaper som utvikler medisinsk utstyr, og bidra til design, utvikling og opplæring av nye produkter.

- **Avansert praksis:** Hvis du ønsker å ha en mer selvstendig rolle i pasientbehandlingen, kan du vurdere å utdanne deg til operasjonssykepleier. Da kan du diagnostisere, behandle og administrere pasientbehandlingen på en mer selvstendig måte.

- **Faglig representasjon: Som** erfaren sykepleier kan du vurdere å engasjere deg i fagforeninger og spille en aktiv rolle i å fremme operasjonssykepleieyrket på lokalt, nasjonalt eller internasjonalt nivå.

- **Opplæringskonsulent:** Hvis du har utviklet pedagogiske ferdigheter, kan du bli opplæringskonsulent for helseinstitusjoner og bidra til å utvikle og implementere opplæringsprogrammer for kirurgiske team.

- **Entreprenørskap:** Hvis du har innovative ideer for å forbedre kirurgisk praksis eller pleie og omsorg, kan du vurdere å starte din egen bedrift innen helsetjenester eller opplæring.

Mulighetene er mange og avhenger av dine personlige interesser, ferdigheter og karrieremål. Ved å tenke over hvilke områder du brenner mest for og fortsette å lære, kan du skape deg en givende fremtid full av muligheter som erfaren operasjonssykepleier.

Råd til nyutdannede operasjonssykepleiere

For at du skal lykkes og trives i rollen som operasjonssykepleier, er det noen praktiske anbefalinger du bør ta hensyn til:

- **Forpliktelse til pasientsikkerhet :** Sett alltid pasientsikkerheten først. Følg nøye protokollene for asepsis, sterilisering og infeksjonskontroll for å minimere risikoen.

- **Etterutdanning:** Hold deg oppdatert på nye medisinske fremskritt, teknologier og beste praksis. Delta i opplæringsprogrammer og workshops for å utvikle ferdighetene dine.

- **Kommunikasjonsevner:** Forbedre dine verbale og ikke-verbale kommunikasjonsevner. Effektiv kommunikasjon med medlemmer av operasjonsteamet og pasienter er avgjørende.

- **Stressmestring:** Lær hvordan du håndterer stress og krisesituasjoner. Å kontrollere følelsene dine i kritiske situasjoner er avgjørende for å kunne ta raske og effektive beslutninger.

- **Lagånd:** Vis samarbeid og respekt for alle teammedlemmene. Bidra til å skape et positivt og harmonisk arbeidsmiljø.

- **Tilpasningsevne:** Operasjonsstuen er dynamisk. Vær klar til å tilpasse deg endringer og uforutsette situasjoner samtidig som du opprettholder kvaliteten på behandlingen.
- **Pasientbehandling:** Gi personlig oppmerksomhet til pasientenes behov og bekymringer. Gi betryggende informasjon og emosjonell støtte for å forbedre pasientens opplevelse.

- **Lederskap og initiativ:** Ta initiativ til å forbedre prosesser og rutiner. Vær forberedt på å påta deg lederansvar når det er nødvendig.

- **Yrkesetikk:** Respektere etiske prinsipper og faglige standarder. Behandle pasienter, kolleger og konfidensiell informasjon med integritet.

- **Tidsstyring:** Mestre tidsstyring for å optimalisere effektiviteten i prosedyrene. Planlegg fremover og prioriter oppgaver etter hvor viktige de er.

- **Egenomsorg:** Ta vare på ditt eget fysiske og følelsesmessige velvære. Balanse mellom jobb og privatliv er viktig for å unngå utbrenthet.

- **Kontinuerlig læring:** Vær åpen for læring og forbedring. Ta imot konstruktive tilbakemeldinger og se hele tiden etter måter å utvikle deg på.

- **Respekt for mangfold: Vis respekt for** pasienters og kollegers ulike kulturer, tro og bakgrunn.

- **Empati:** Utvikle evnen til å forstå og dele pasientenes følelser. Empati styrker relasjoner og bidrar til bedre behandling.

- **Mentorer:** Oppsøk erfarne mentorer som kan veilede deg på din karrierevei. Del også kunnskapen din med mindre erfarne sykepleiere.

- **Karriereplanlegging:** Identifiser dine langsiktige mål og planlegg din karrierevei. Utforsk mulighetene for spesialisering, videreutdanning og lederskap.

- **Opprettholde** balansen: Finn en **balanse** mellom yrkesrollen og privatlivet ditt. Ta deg tid til å slappe av og lade opp med jevne mellomrom.

- **Selvtillit:** Vær trygg på egne ferdigheter og beslutninger. Selvtillit er avgjørende for å kunne ta initiativ og håndtere komplekse situasjoner.

Ved å innlemme disse anbefalingene i den daglige praksisen vil du være bedre rustet til å lykkes og trives som operasjonssykepleier, gi pleie av høy kvalitet og samtidig opprettholde din egen faglige trivsel og tilfredsstillelse.

Det er viktig å legge til rette for integrering av nykommere på operasjonsstuen for å sikre en smidig overgang og en praksis av høy kvalitet. Her er noen kloke tips basert på erfaring for å hjelpe nye sykepleiere med å tilpasse seg:

- **Innbydende veiledning:** Utnevn en erfaren mentor til å følge den nyankomne. Mentoren kan svare på spørsmål, gi råd og tips om hvordan man navigerer i operasjonsmiljøet.

- **Progressiv læring:** Introduser nykommere for prosedyrer og oppgaver gradvis. Begynn med enkle oppgaver og øk kompleksiteten etter hvert som de blir tryggere.

- **Strukturert opplæring: Implementer** et strukturert opplæringsprogram som dekker de ferdighetene som trengs på operasjonsstuen. Sørg for at nyansatte får tilstrekkelig opplæring i protokoller, teknikker og utstyr.

- **Åpenhet for å stille spørsmål:** Oppmuntre nye sykepleiere til å stille spørsmål og uttrykke sine bekymringer. Skap et miljø der de føler seg komfortable med å be om avklaring.

- **Emosjonell støtte:** Overgangen kan være stressende. Tilby emosjonell støtte ved å oppmuntre til åpen kommunikasjon og dele dine egne erfaringer fra den første tiden.

- **Konstruktiv tilbakemelding:** Gi konstruktive tilbakemeldinger på prestasjonene til nyansatte. Det hjelper dem til å forstå hva som er deres sterke sider og hva de kan forbedre.

- **Ressursdeling: Lag** en liste over nyttige ressurser, for eksempel håndbøker, kliniske referanser og relevante dokumenter. Dette gjør det mulig for nykommere å finne den informasjonen de trenger.

- **Introduksjon til teammedlemmer: Introduser** nye medlemmer av det kirurgiske teamet for andre ansatte, inkludert kirurger, anestesileger og operasjonsassistenter.

- **Deltakelse på møter:** Oppfordre nykommere til å delta på preoperative møter og teamdiskusjoner. På den måten får de en bedre forståelse av operasjonsplaner og forventninger.

- **Progressiv utvikling av selvstendighet:** La nye sykepleiere ta ansvar gradvis etter hvert som de får økt kompetanse og selvtillit.

- Skap **et positivt miljø:** Skap en kultur der læring verdsettes, og der feil blir sett på som en mulighet til å forbedre seg i stedet for å bebreides.

- **Oppmuntre til gjensidig tilbakemelding:** Oppfordre nykommere til å dele sine observasjoner og ideer til forbedring av eksisterende prosesser og rutiner.

- **Opprettholde balansen:** Minn dem på viktigheten av en sunn balanse mellom jobb og privatliv. Oppfordre dem til å ta vare på seg selv for å unngå utbrenthet.

- **Feire suksess:** Feire suksessene og prestasjonene til nyansatte, fra små seire til store milepæler.

Ved å følge disse tipsene kan du bidra til å skape et innbydende og støttende miljø for nye operasjonssykepleiere, noe som fremmer en vellykket integrering og faglig utvikling.

De varige konsekvensene av en karriere på operasjonsstuen

Som operasjonssykepleier har du muligheten til å etterlate deg en varig arv og positiv innflytelse som vil vare langt utover din egen karriere. Her er noen avsluttende tanker som kan inspirere deg til å gjøre en meningsfull innsats i denne rollen:

- **Forbedre behandlingen:** Ditt engasjement for pasientsikkerhet, teknisk ekspertise og medfølelse vil bidra til å forbedre den kirurgiske behandlingen og sikre positive resultater for pasientene. Ditt engasjement for å opprettholde høye standarder vil få ringvirkninger i hele teamet.

- **Mentorskap og kunnskapsoverføring:** Ved å dele dine ferdigheter og erfaringer med nye generasjoner sykepleiere bidrar du til å skape kompetente og selvsikre fagfolk. Mentorskapet ditt vil bidra til å opprettholde høye standarder for praksis på operasjonsstuen.

- **Tverrfaglig samarbeid:** Din evne til å samarbeide effektivt med andre medlemmer av det kirurgiske teamet skaper tillit og respekt. Din positive holdning til kommunikasjon og koordinering styrker en kultur preget av sikkerhet og samarbeid.

- **Etisk integritet:** Ditt engasjement for etisk praksis og respekt for grunnleggende prinsipper styrer hele teamets atferd. Din integritet skaper tillit og fremmer en kultur preget av respekt og profesjonalitet.

- **Innovasjon og tilpasning:** Ved å holde deg oppdatert på de nyeste teknologiske og medisinske fremskrittene oppmuntrer du til innovasjon og tilpasning til nye teknikker og praksisstandarder. Din åpenhet for endringer stimulerer til kontinuerlig forbedring.

- **Inspirerende lederskap:** Din evne til å gå foran som et godt eksempel, overvinne utfordringer og fremme et positivt miljø påvirker teamets moral. Ditt lederskap bidrar til å skape en kultur der alle kan blomstre.

- **Menneskelig følsomhet:** Din evne til å gi emosjonell støtte til pasienter og pårørende gir trøst i vanskelige tider. Ditt medfølende nærvær setter et uutslettelig preg på dem du betjener.

- **Pasientsikkerhet :** Din årvåkenhet og oppmerksomhet på detaljer for å forebygge feil og infeksjoner bidrar til å skape et trygt miljø for pasientene. Ditt engasjement for sikkerhet har en direkte innvirkning på kvaliteten på pleien.

- **Inspirasjon for fremtidige generasjoner:** Ved å etterlate deg en arv av engasjement for pasientene, faglig kompetanse og respekt for kollegene dine, inspirerer du fremtidige generasjoner av operasjonssykepleiere til å holde en høy standard.

- **Følelse av å ha oppnådd noe:** Ditt bidrag til operasjonssykepleieryrket gir deg en dyp følelse av mestring og stolthet. Arbeidet ditt har en konkret innvirkning på pasientenes liv og bidrar til samfunnets velferd.

Din rolle som operasjonssykepleier gir deg en unik mulighet til å sette et positivt og varig preg på kirurgien. Ditt engasjement, din kompetanse og din medfølelse kan påvirke livet til mange pasienter på en positiv måte og skape et eksepsjonelt pleiemiljø.

Kapittel 11

Operasjonssykepleierens fremtid

Utviklingen innen medisinsk teknologi

Teknologiske fremskritt har i stor grad endret praksisen på operasjonsstuen, åpnet opp for nye perspektiver og forbedret kvaliteten på den kirurgiske behandlingen betraktelig. Effekten av disse fremskrittene er omfattende og påvirker ulike aspekter av kirurgien, fra forberedelser til postoperativ rekonvalesens. Her ser du hvordan teknologien har påvirket praksisen på operasjonsstuen:

- **Robotassistert kirurgi:** Robotkirurgiske systemer gir større presisjon, mindre snitt og raskere rekonvalesens for pasientene. Kirurgene kan styre robotarmene med stor presisjon, noe som er spesielt nyttig ved ømfintlige inngrep.

- **Avansert bildebehandling: Fremskritt** innen medisinsk bildebehandling, for eksempel computertomografi (CT), magnetisk resonanstomografi (MR) og intraoperativ ultralyd, gir kirurgene bedre sanntidsvisualisering av den anatomiske strukturen, slik at de kan planlegge og utføre operasjoner med større presisjon.

- **Intraoperativ veiledning:** Kirurgiske navigasjonssystemer hjelper kirurgene med å følge tredimensjonale anatomiske modeller i sanntid, noe som kan være spesielt nyttig ved komplekse inngrep.

- **Laser- og elektrokirurgisk teknologi:** Moderne laser- og elektrokirurgisk utstyr gir mer presise snitt og mer effektiv koagulering, noe som reduserer blødninger og skader på omkringliggende vev.

- **Endoskopi og minimalinvasiv kirurgi:** Miniatyrkameraer og delikate instrumenter har revolusjonert kirurgien ved å muliggjøre mindre snitt og redusere skader på omkringliggende vev, noe som gir kortere rekonvalesenstid.

- **Datahåndtering og journalsystemer:** Datastyrte datahåndteringssystemer gjør det lettere å overvåke vitale tegn i sanntid, dokumentere nøyaktig og kommunisere mellom medlemmene i det medisinske teamet.

- **Bruk av virtuell og utvidet virkelighet:** Disse teknologiene kan brukes til preoperativ planlegging, opplæring av kirurger og til og med til å veilede operasjoner ved å vise informasjon direkte i kirurgens synsfelt.

- **Avanserte steriliseringsteknologier:** Steriliseringsmetodene er forbedret med blant annet hurtigsyklus-autoklaver, noe som garanterer instrumentsikkerhet og infeksjonsforebygging.

- **Forbedret kommunikasjon:** Intraoperative toveiskommunikasjonsenheter muliggjør sanntidskoordinering mellom teammedlemmene, noe som bidrar til rask problemløsning.

- **Telemedisin og fjernsamarbeid:** Telemedisin gjør det mulig for kirurger å få konsultasjoner og råd på avstand, noe som utvider omfanget av medisinsk ekspertise.

- **Avansert overvåkingsutstyr:** Utstyr for overvåking av vitale tegn og fysiologiske parametere er blitt mer sofistikert og hjelper sykepleiere og leger med å holde nøyaktig oversikt over pasientens tilstand.

Disse teknologiske fremskrittene har unektelig forbedret pasientsikkerheten, presisjonen i operasjonene og de generelle resultatene på operasjonsstuen. Det er imidlertid viktig å merke seg at teknologien ikke kan erstatte helsepersonellets kliniske ekspertise og erfaring. Sykepleiere og kirurger må fortsette å utvikle sine ferdigheter og opprettholde en tett kommunikasjon for å sikre at pasientene får trygg og effektiv behandling.

Det er viktig for operasjonssykepleiere å tilpasse seg innovative kirurgiske verktøy og nye teknikker. Den stadige utviklingen på det medisinske området gjør at ferdighetene må oppdateres jevnlig for å garantere behandling av høy kvalitet og maksimal pasientsikkerhet. Slik kan sykepleiere tilpasse seg innovative kirurgiske verktøy og teknikker:

- **Etterutdanning:** Sykepleiere må delta i etterutdanningsprogrammer for å holde seg oppdatert på de nyeste teknologiene og kirurgiske teknikkene. Workshops, konferanser og spesialiserte kurs er tilgjengelige for å tilegne seg de nødvendige ferdighetene.

- **Veiledning:** Ved å jobbe sammen med erfarne kolleger og kirurger kan sykepleierne lære seg avanserte teknikker og få praktiske råd om bruk av nye verktøy.

- **Bruk av simulatorer:** Kirurgiske simulatorer gir et trygt miljø for å øve på komplekse teknikker før de brukes på virkelige pasienter. Dette gjør det mulig for sykepleierne å bli kjent med verktøyene og finpusse ferdighetene sine.

- **Tverrprofesjonelt samarbeid:** Tett samarbeid med kirurger, anestesileger og andre medlemmer av det medisinske teamet oppmuntrer til gjensidig læring og utveksling av ekspertise.

- **Selvstudium:** Sykepleiere kan bruke tid på forskning og selvstudium av nye kirurgiske teknikker ved hjelp av nettressurser, medisinske tidsskrifter og opplæringsvideoer.

- **Deltakelse i casestudier:** Deltakelse i gruppediskusjoner om komplekse og innovative caser kan hjelpe sykepleierne til å utvikle en inngående forståelse av nye teknikker.

- **Tilpasningsevne og nysgjerrighet:** Å være åpen for endringer og nysgjerrig på å lære nye ting er avgjørende for å kunne tilpasse seg utviklingen i kirurgisk praksis.

- **Erfaringsutveksling:** Sykepleiere kan organisere erfaringsutvekslingsmøter i teamet for å diskutere utfordringer og erfaringer med bruk av ny teknologi.

- **Oppmuntre til innovasjon:** Sykepleiere kan spille en aktiv rolle i innføringen av nye teknikker og nytt utstyr ved å dele sine ideer med det kirurgiske teamet.

- **Personlig utvikling:** Ved å investere i personlig utvikling, for eksempel bedre kommunikasjon, tidsstyring og problemløsningsferdigheter, kan sykepleiere tilpasse seg bedre til skiftende kirurgiske miljøer.

Det er viktig at sykepleiere forstår hvor viktig det er å holde seg oppdatert og kontinuerlig utvikle ferdighetene sine for å sikre optimal og trygg pasientbehandling. Å tilpasse seg ny teknologi og nye teknikker er en kontinuerlig prosess som krever engasjement, dedikasjon og lidenskap for kontinuerlig forbedring av praksis på operasjonsstuen.

Integrering av virtuell og utvidet virkelighet

Bruken av Virtual Reality (VR) og Augmented Reality (AR) i kirurgisk planlegging og opplæring har utviklet seg betydelig og gir betydelige fordeler for operasjonssykepleiere. Disse teknologiene tilbyr interaktive og oppslukende virtuelle miljøer som kan forbedre forståelsen, forberedelsene og gjennomføringen av kirurgiske inngrep. Her ser du hvordan VR og AR brukes i denne sammenhengen:

Kirurgisk planlegging :
- **Presis visualisering:** Kirurger, sykepleiere og andre teammedlemmer kan bruke VR til å visualisere de anatomiske strukturene til pasienten som skal opereres i 3D. Dette gir en bedre forståelse av vevets geometri og utforming, noe som kan være til hjelp i planleggingen av det kirurgiske inngrepet.

- **Preoperativ simulering:** VR gjør det mulig å simulere spesifikke kirurgiske prosedyrer før de utføres på den virkelige pasienten. Dette gjør det mulig for sykepleierne å forutse hva som kreves av utstyr, instrumenter og team.

- **Identifisering av potensielle problemer:** Sykepleiere kan samarbeide med kirurger om å identifisere og løse potensielle problemer i et virtuelt miljø, noe som minimerer risiko og komplikasjoner.

Opplæring og utdanning :
- **Oppslukende opplæring:** Sykepleiere kan øve på komplekse prosedyrer ved hjelp av virtuelle simuleringer

og lære praktiske ferdigheter uten å sette pasientsikkerheten på spill.

- **Få erfaring:** VR og AR gir mulighet til å delta i realistiske simuleringer av kirurgiske inngrep og akuttsituasjoner, slik at sykepleierne kan utvikle sin kompetanse og selvtillit.

- **Kompetansemåling:** Sykepleiere kan få vurdert sine prestasjoner ved hjelp av VR/AR-simuleringsscenarier, noe som gir objektiv vurdering og muligheter for forbedring.

- **Tverrfaglig opplæring:** VR og AR gjør det mulig for sykepleiere å samarbeide med annet helsepersonell, for eksempel kirurger og anestesileger, i simulerte miljøer for å forbedre koordinering og kommunikasjon.

Globale fordeler :
- **Risikoreduksjon:** VR/AR-trening og -planlegging kan redusere menneskelige feil og prosedyrerisiko, noe som fører til økt pasientsikkerhet.

- **Tidsbesparelser:** Ved å bruke VR/AR til planlegging kan den preoperative prosessen effektiviseres, slik at tiden på operasjonsstuen kan fordeles bedre.

- **Kostnadseffektivitet:** VR/AR-simuleringer kan redusere kostnadene forbundet med bruk av ekte utstyr og operasjonsstue-timer.

- **Forbedret kommunikasjon:** Sykepleiere og kirurger kan bruke augmented reality-verktøy til å se medisinsk informasjon direkte i synsfeltet, noe som gjør det enklere å kommunisere og ta beslutninger i sanntid.

Det er imidlertid viktig å merke seg at implementeringen av VR og AR i helsevesenet krever god opplæring og gradvis integrering for å sikre trygg og effektiv bruk. Sykepleiere må være åpne for å ta i bruk disse teknologiene og være forberedt på å delta i kontinuerlig læring for å maksimere fordelene med VR og AR på operasjonsstuen.

Virtual Reality (VR) har et stort potensial for å simulere medisinske prosedyrer og forbedre ferdighetene til helsepersonell, inkludert operasjonssykepleiere. Her kan du se hvordan VR kan brukes til disse formålene:

- **Nøyaktig simulering:** VR gjør det mulig å skape realistiske virtuelle miljøer som gjengir anatomiske strukturer og kliniske scenarier. Dette gjør det mulig for sykepleiere å trene på spesifikke prosedyrer ved å reprodusere virkelige forhold på operasjonsstuen.

- **Oppslukende læring:** Ved hjelp av VR kan sykepleiere fordype seg i interaktive virtuelle miljøer der de kan utføre medisinske prosedyrer, bruke instrumenter og samhandle med virtuelle pasienter. Dette gir en mer oppslukende og engasjerende læringsopplevelse enn tradisjonelle metoder.

- **Risikofri repetisjon:** Sykepleiere kan repetere prosedyrer så mange ganger som nødvendig i VR, uten å risikere pasientsikkerheten. Dette øker selvtilliten og kompetansen før man går over til faktiske prosedyrer.

- **Komplekse scenarier:** VR gjør det mulig å simulere komplekse og sjeldne scenarier som kan være vanskelige å gjenskape i virkeligheten. Dette gjør det mulig for sykepleiere å forberede seg på kritiske situasjoner eller nødsituasjoner.

- **Prestasjonsvurdering:** VR-simulatorer kan registrere handlingene og beslutningene sykepleierne tar, noe som muliggjør en objektiv vurdering av prestasjonene. Opplærerne kan gi detaljerte tilbakemeldinger for å identifisere forbedringsområder.

- **Tverrprofesjonell opplæring:** VR legger til rette for samarbeid og kommunikasjon mellom ulike medlemmer av det medisinske teamet. Sykepleiere kan trene i team med kirurger, anestesileger og annet helsepersonell.

- **Tilpasningsdyktighet og skreddersøm:** VR-scenarier kan tilpasses sykepleiernes individuelle ferdighetsnivå, noe som gir mulighet for gradvis progresjon og personlig tilpasset opplæring.

- **Tids- og ressursbesparelser:** VR-trening kan redusere behovet for å bruke ekte operasjonsstuer eller mobilisere ekstra personale for opplæring.

- **Kontinuerlig innovasjon:** VR gjør det mulig for sykepleierne å sette seg inn i de siste teknologiske fremskrittene, nye instrumenter og nye kirurgiske teknikker.

- **Stressmestring:** VR-simulering kan hjelpe sykepleiere med å forberede seg mentalt på stressende situasjoner, noe som kan forbedre deres motstandskraft og evne til å ta beslutninger under press.

Ved å bruke VR til å simulere prosedyrer og forbedre ferdigheter kan sykepleiere øke sin kompetanse og selvtillit, samtidig som pasientsikkerheten økes. Det er imidlertid viktig å være klar over at VR-trening ikke er en fullstendig erstatning for erfaring fra en ekte operasjonsstue, men kan være et verdifullt supplement for å forbedre sykepleiernes ferdigheter og beredskap.

Automatisering og robotteknologi innen kirurgi

Robotsystemer spiller en stadig større rolle i kirurgiske inngrep og forandrer medisinsk praksis. Kirurgiske roboter gir store fordeler når det gjelder presisjon, kontroll og tilgang til vanskelige anatomiske områder. Som operasjonssykepleier er det viktig å forstå denne voksende rollen og dens innvirkning på kirurgisk praksis. Her er noen punkter du bør tenke på:

- **Kirurgisk assistanse:** Kirurgiske roboter, som Da Vinci-roboten, er utviklet for å hjelpe kirurger med å utføre komplekse, minimalt invasive inngrep. Som sykepleier kan du spille en avgjørende rolle ved å hjelpe til med å klargjøre, sette opp og vedlikeholde roboten, samt sørge for at alt nødvendig utstyr er klart til inngrepet.

- **Økt presisjon:** Robotene har ekstremt høy presisjon takket være stabiliserte mekaniske armer og 3D-teknologi. Du kan være med på å sette opp instrumentene og klargjøre komponentene som trengs for at roboten skal fungere optimalt.

- **Opplæring og support:** Du kan være involvert i opplæring av kirurger og personale i bruk av roboten. Du kan også spille en rolle under inngrepet ved å forutse behovet for instrumenter og gi teknisk støtte i tilfelle problemer.

- **Overvåking og sikkerhet:** Kirurgiske roboter krever nøye overvåking for å sikre at de fungerer problemfritt under hele inngrepet. Du kan være ansvarlig for å overvåke robotens indikatorer og alarmsystemer og rapportere eventuelle problemer til operasjonsteamet.

- **Kommunikasjon og koordinering:** Kommunikasjon med operasjonsteamet er avgjørende når roboten er i bruk. Du kan spille en sentral rolle i koordineringen av robotens bevegelser i forhold til behovene under inngrepet, og du kan videreformidle informasjon mellom kirurgen, anestesilegen og andre medlemmer av teamet.

- **Vedlikehold og problemhåndtering:** Som sykepleier kan du få opplæring i å utføre rutinekontroller av roboten og løse mindre problemer som kan oppstå under prosedyren. Dette kan omfatte utskifting av deler, rekalibrering og løsning av tekniske problemer.

- **Teknisk kunnskap:** Selv om du ikke kommer til å håndtere roboten direkte, er det viktig at du har en solid forståelse av hvordan den fungerer og hva den kan gjøre for å støtte det kirurgiske teamet. Du kan bli involvert i å søke informasjon om oppdateringer av roboten og nye tilhørende kirurgiske teknikker.

- **Kommunikasjon med pasienten:** Hvis pasienten er ved bevissthet før inngrepet, kan du ha en rolle i å forklare hvordan roboten fungerer og hvordan den påvirker inngrepet. Dette kan bidra til å dempe pasientens bekymringer.

Det er viktig at du holder deg oppdatert på utviklingen innen robotkirurgi og deltar i løpende opplæring for å sikre at du er forberedt på å støtte robotassisterte kirurgiske prosedyrer på en effektiv måte. Ved å jobbe tett sammen med det kirurgiske teamet og forstå de spesifikke kravene og behovene ved hvert enkelt inngrep, vil du spille en viktig rolle i den vellykkede bruken av robotsystemer på operasjonsstuen.

Arbeid med operasjonsroboter krever spesifikke ferdigheter og omfattende opplæring for å sikre trygg og effektiv bruk av denne avanserte teknologien på operasjonsstuen. Her er de viktigste elementene i opplæringen og ferdighetene du som operasjonssykepleier trenger for å jobbe med operasjonsroboter:

- **Teknisk opplæring: Det** er viktig med grundig opplæring i bruken av operasjonsroboten. Dette inkluderer å lære seg robotens funksjonalitet, de spesifikke instrumentene som brukes og de tilhørende kontrollene. Du må forstå hvordan roboten skal klargjøres for inngrepet, kalibreres, posisjoneres og kontrolleres.

- **Anatomisk kunnskap:** En solid forståelse av menneskets anatomi er nødvendig for å kunne forutse kirurgens behov under robotoperasjonen. Du må vite hvordan du plasserer roboten optimalt for å nå målområdene og unngå skade på det omkringliggende vevet.

- **Koordinering og kommunikasjon: Det** er avgjørende å jobbe i team med kirurgen, anestesilegen og andre medlemmer av operasjonsteamet. Du må kunne kommunisere effektivt og koordinere robotens bevegelser i sanntid i forhold til inngrepets behov.

- **Sikkerhet og problemhåndtering:** Du må være opplært til å gjenkjenne potensielle problemer med roboten og til å løse dem raskt. Dette kan omfatte evnen til å kalibrere roboten på nytt om nødvendig, løse mindre tekniske problemer og rapportere større problemer til operasjonsteamet.

- **Forberedelse og vedlikehold:** Forberedelse av roboten til inngrepet og regelmessig vedlikehold er viktige aspekter ved din rolle. Du må vite hvordan du klargjør instrumentene, tilbehøret og selve roboten, og hvordan du utfører rutinekontroller og egnede rengjøringsprosedyrer.

- **Løpende opplæring:** Ettersom robotteknologien utvikler seg raskt, er det viktig å delta i løpende opplæring for å holde seg oppdatert på de siste fremskrittene. Dette kan omfatte opplæring i nye robotkirurgiske teknikker, programvareoppdateringer og teknologiske forbedringer.

- **Stress- og presshåndtering:** Å jobbe med kirurgiske roboter kan være intenst og krevende. Du må utvikle evnen til å håndtere stress, holde deg rolig under press og ta raske og nøyaktige beslutninger når det er nødvendig.

- **Tverrfaglig samarbeid:** Robotkirurgi krever tett samarbeid med kirurger, anestesileger og andre teammedlemmer. Du må kunne arbeide harmonisk i et tverrfaglig miljø.

- **Etikk og konfidensialitet:** Når du arbeider med avansert teknologi, må du respektere etiske standarder og ivareta konfidensialiteten til sensitiv medisinsk informasjon.

- **Tilpasningsevne:** Robotteknologien kan variere fra robot til robot. Du må kunne tilpasse deg raskt til ulike robottyper og deres spesifikke egenskaper.

Kort sagt krever arbeid med kirurgiske roboter en kombinasjon av tekniske ferdigheter, medisinsk kunnskap, effektiv kommunikasjon og stressmestring. Omfattende og kontinuerlig opplæring er avgjørende for å være et kompetent og verdifullt medlem av det kirurgiske teamet i et miljø der det brukes robotteknologi.

Forberedelse på epidemier og pandemier

Håndtering av folkehelsekriser på operasjonsstuen krever grundige forberedelser for å ivareta pasientenes og personalets sikkerhet og kontinuiteten i behandlingen. Her er noen forberedende tiltak du bør vurdere:

- **Opplæring og bevisstgjøring:** Sørg for at operasjonsteamet er godt informert om den aktuelle folkehelsekrisen, dens symptomer, smittemåter og forebyggende tiltak. Organiser opplærings- og bevisstgjøringsmøter for å oppdatere teamets kunnskap.

- **Protokoller og prosedyrer: Få på plass** spesifikke protokoller og prosedyrer for håndtering av pasienter som mistenkes for eller har fått bekreftet at de har den aktuelle sykdommen. Dette kan omfatte ytterligere forholdsregler, forsterket desinfeksjon og spesifikke håndteringsteknikker.

- **Personlig verneutstyr:** Sørg for at alle ansatte på operasjonsstuen har tilgang til egnet personlig verneutstyr, inkludert masker, hansker, frakker, vernebriller osv. Verneutstyret må være tilgjengelig i tilstrekkelige mengder og brukes riktig. Verneutstyr må være tilgjengelig i tilstrekkelige mengder og brukes riktig.

- **Preoperativ vurdering:** Gjennomgå pasientens sykehistorie for å identifisere potensielle risikoer knyttet til folkehelsekrisen. Dette kan omfatte en vurdering av symptomer, nylige reiser, kontakt med syke mennesker osv.

- **Kommunikasjon:** Sørg for at kommunikasjonen mellom medlemmene i operasjonsteamet er tydelig og effektiv. Bruk kommunikasjonsverktøy for å dele informasjon om pasientens status, forholdsregler og eventuelle endringer i prosedyrene.

- **Ressursplanlegging:** Planlegg for ekstra ressurser ved behov, for eksempel erstatningspersonell, ekstra personlig verneutstyr, desinfeksjonsutstyr osv.

- **Arealplanlegging:** Tilpass utformingen av operasjonsstuen for å redusere risikoen for smitte. Organiser utstyret slik at væskesirkulasjonen forenkles og unødvendig rot unngås.

- **Avfallshåndtering: Implementere** spesifikke protokoller for håndtering av medisinsk avfall og brukt personlig verneutstyr for å minimere risikoen for kontaminering.

- **Symptomovervåking: Overvåk** kontinuerlig symptomene til medlemmene av operasjonsteamet og pasientene. Ved mistanke om symptomer, iverksett egnede tiltak, inkludert isolering om nødvendig.

- **Plan for kontinuitet i behandlingen:** Utvikle en plan for kontinuitet i behandlingen i tilfelle fravær av et sentralt medlem av det kirurgiske teamet på grunn av folkehelsekrisen.

- **Opplæring og simulerte øvelser:** Organiser opplæring og simulerte øvelser for å øve på rutiner i tilfelle en folkehelsekrise. Dette vil gjøre teamet kjent med tiltakene som skal iverksettes og styrke beredskapen.
- **Ekstern kommunikasjon:** Hold kontakt med helsemyndighetene og følg deres anbefalinger. Kommuniser med andre sykehusavdelinger for å koordinere beredskapstiltak.

Til syvende og sist er beredskapen for folkehelsekriser på operasjonsstuen avhengig av kommunikasjon, koordinering, opplæring og implementering av spesifikke tiltak for å ivareta sikkerheten til alle teammedlemmer og pasienter.

Det er viktig å tilpasse sikkerhetsprotokoller og -prosedyrer i tilfelle en pandemi for å ivareta pasientenes og personalets sikkerhet og minimere smittespredning. Her er noen viktige trinn for å tilpasse protokollene på operasjonsstuen i tilfelle en pandemi:

- **Situasjonsvurdering:** Forstå pandemiens natur, smittemåtene og de forebyggende tiltakene som anbefales av helsemyndighetene.

- **Gjennomgå eksisterende protokoller:** Gå gjennom eksisterende sikkerhetsprotokoller for operasjonssalen og identifiser områder som må justeres som følge av pandemien.

- **Forsterkede forholdsregler:** Iverksett ytterligere forholdsregler, for eksempel obligatorisk bruk av egnet personlig verneutstyr, hyppig håndvask og regelmessig desinfeksjon av overflater.

- **Forberedelse av personalet:** Sørg for at alle ansatte har fått opplæring i de oppdaterte protokollene og vet hvordan de skal bruke verneutstyret riktig.

- **Vurdering av pasienten: Gjør** en grundig vurdering av pasientene før operasjonen for å oppdage eventuelle tegn på sykdom. Pasienter som har symptomer eller er eksponert for pandemien, kan kreve spesielle forholdsregler.
- **Planlegging av plass:** Omorganiser operasjonsstuen slik at væskesirkulasjon muliggjøres samtidig som den anbefalte fysiske avstanden overholdes.
- **Begrense antall ansatte:** Begrens antall ansatte på operasjonsstuen til det som er strengt nødvendig for inngrepet. Dette reduserer risikoen for smitte.
- **Avfallshåndtering: Implementere** spesifikke protokoller for håndtering av medisinsk avfall, inkludert brukt personlig verneutstyr, for å forhindre kontaminering.
- **Kommunikasjon:** Etabler klare og effektive kommunikasjonskanaler for å informere det kirurgiske teamet om tiltak som skal iverksettes og oppdateringer.
- **Plan for kontinuitet i pleien:** Utarbeid en plan for kontinuitet i pleien i tilfelle omplassering av personale, fravær eller nødsituasjoner.
- **Overvåking og evaluering:** Overvåk kontinuerlig effektiviteten av protokollene og foreta nødvendige justeringer etter hvert som pandemisituasjonen utvikler seg.
- **Opplæring og bevisstgjøring:** Organiser regelmessige opplærings- og bevisstgjøringsmøter for å holde de ansatte informert og forpliktet til å iverksette sikkerhetstiltak.
- **Ekstern kommunikasjon:** Hold kontakt med lokale og nasjonale helsemyndigheter for å få oppdaterte retningslinjer og dele relevant informasjon.

Tilpasning av protokoller i tilfelle en pandemi krever nøye planlegging, effektiv kommunikasjon og fleksibilitet til å reagere på skiftende utfordringer. Det er viktig å prioritere sikkerheten og beskyttelsen av alle teammedlemmer og pasienter på operasjonsstuen.

Trender innen persontilpasset omsorg

Persontilpasset medisin, også kjent som presisjonsmedisin, er en medisinsk tilnærming som tar hensyn til pasientens individuelle egenskaper, inkludert genetikk, sykehistorie, livsstil og andre faktorer, for å tilpasse diagnoser, behandlinger og medisinske inngrep. Denne tilnærmingen har en betydelig innvirkning på kirurgiske inngrep på flere måter:

- **Nøyaktig diagnose:** Persontilpasset medisin gjør det mulig å stille mer nøyaktige diagnoser ved å analysere pasientens genetiske egenskaper. Dette kan føre til tidligere og mer nøyaktig identifisering av sykdommer som krever kirurgi.

- **Persontilpasset kirurgisk planlegging:** Ved hjelp av genetisk informasjon og pasientspesifikke data kan kirurger planlegge og skreddersy kirurgiske inngrep etter individuelle behov. Dette kan forbedre effektiviteten og resultatene av inngrepene.

- **Risikoreduksjon:** Ved å ta hensyn til genetiske faktorer og individuelle disposisjoner kan kirurgene bedre vurdere risikoen forbundet med en spesifikk operasjon. Dette kan bidra til å minimere postoperative komplikasjoner.

- **Valg av optimale behandlinger:** Persontilpasset medisin kan veilede valget av de mest hensiktsmessige kirurgiske behandlingene basert på pasientens genetiske profil, noe som kan gjøre inngrepene mer effektive og redusere uønskede bivirkninger.

- **Forebygging av individuelle reaksjoner:** Noen pasienter kan reagere ulikt på legemidler og bedøvelsesmidler på grunn av sine gener. Persontilpasset medisin gjør det mulig å forutsi disse reaksjonene og tilpasse behandlingsprotokollene deretter.

- **Optimalisering av rekonvalesensen:** Ved å forstå pasientens spesifikke biologiske mekanismer kan kirurgene skreddersy postoperativ behandling for å fremskynde rekonvalesensen og redusere komplikasjoner.

- **Bruk av målrettede behandlinger:** I noen tilfeller kan persontilpasset medisin identifisere spesifikke målrettede behandlinger eller legemidler som kan brukes før eller etter operasjonen for å forbedre resultatene.

- **Langtidsoppfølging:** Persontilpasset medisin muliggjør en mer effektiv langtidsoppfølging ved å overvåke pasientens genetiske utvikling og tilpasse behandlingen deretter, noe som kan være spesielt viktig ved langvarige kirurgiske inngrep.

- **Redusere postoperative komplikasjoner:** Ved å forstå de genetiske faktorene som påvirker kroppens respons på en operasjon, kan kirurgene iverksette forebyggende tiltak for å redusere risikoen for postoperative komplikasjoner.

Oppsummert har persontilpasset medisin potensial til å forbedre sikkerheten, effekten og resultatene av kirurgiske inngrep ved å skreddersy behandlinger og prosedyrer til hver enkelt pasients unike egenskaper. Integreringen av persontilpasset medisin i kirurgisk praksis krever imidlertid et tett samarbeid mellom kirurger, genetikere, forskere og helsepersonell.

Samarbeid med tverrfaglige team er en viktig del av moderne helsetjenester, særlig når det gjelder kirurgiske inngrep. Å jobbe i team med fagpersoner fra ulike fagområder gjør det mulig å gi individuell og omfattende pasientbehandling. Slik kan samarbeid med tverrfaglige team bidra til individualisert kirurgisk behandling:

- **Global vurdering av pasienten:** Medlemmene i et tverrfaglig team bidrar med ulike ferdigheter og ekspertise for å vurdere alle aspekter ved pasientens helse, inkludert sykehistorie, fysisk tilstand, psykososiale behov og miljøfaktorer. Dette gir en bedre forståelse av pasientens individuelle behov før operasjonen.

- **Persontilpasset planlegging:** Ved å samle kunnskapen og synspunktene til ulike typer helsepersonell er det mulig å lage personlige behandlings- og operasjonsplaner som tar hensyn til pasientens spesifikke behov. For eksempel kan en kirurg, en anestesilege, en spesialsykepleier og en fysioterapeut samarbeide om å utvikle en omfattende behandlingsplan.

- **Risikominimering:** Tverrfaglig samarbeid gjør det mulig å identifisere og håndtere potensielle risikoer forbundet med operasjonen på en mer effektiv måte ved å ta hensyn til medisinske, psykologiske og sosiale faktorer. Dette kan bidra til å redusere postoperative komplikasjoner.

- **Optimalisering av resultater:** Tverrfaglige team kan samarbeide for å optimalisere kirurgiske resultater ved å fokusere på preoperative forberedelser, postoperativ behandling og rehabilitering. Dette kan bidra til bedre rekonvalesens og økt livskvalitet for pasientene.

- **Integrert behandling:** Koordinering mellom de ulike fagdisiplinene muliggjør integrert behandling, der hver enkelt fagperson gir et unikt bidrag til å møte de komplekse behovene til kirurgiske pasienter. På denne måten unngår man dobbeltarbeid og sikrer en helhetlig og konsekvent tilnærming.

- **Bedre kommunikasjon:** Regelmessig og åpen kommunikasjon i det tverrfaglige teamet oppmuntrer til utveksling av relevant informasjon, noe som kan føre til mer informerte beslutninger og bedre koordinering av behandlingen.

- **Helhetlig tilnærming:** Ved å ta hensyn til pasientens generelle velvære, inkludert emosjonelle, psykologiske og sosiale behov, tilbyr tverrfaglige team en helhetlig tilnærming som bidrar til individualisert og helhetlig behandling.

- **Tilpasning til nye oppdagelser:** Medisinske og vitenskapelige fremskritt skjer raskt. Ved å samarbeide med tverrfaglige team kan helsepersonell holde seg oppdatert på de nyeste oppdagelsene og tilpasse behandlingsplanene deretter.

Tverrfaglige team gjør det mulig for operasjonssykepleiere og annet helsepersonell å samarbeide om å gi pasientene individuell og helhetlig behandling. Denne tilnærmingen bidrar til å optimalisere de kirurgiske resultatene og forbedre pasientenes livskvalitet på lang sikt.

Utvidelse av praksis og ferdigheter

Operasjonssykepleiere har mulighet til å ta ytterligere spesialiseringer og ansvarsområder som gir dem mulighet til å utdype sine ferdigheter og utvide sin rolle i det kirurgiske teamet. Noen av de nye spesialiserings- og ansvarsområdene for operasjonssykepleiere er blant annet:

- **Surgical First Assistant Nurse:** Noen operasjonssykepleiere velger å utdanne seg til Surgical First Assistant Nurses (SFAN). De jobber tett sammen med kirurgen for å assistere ved kirurgiske inngrep, håndtere suturer og hemostase og hjelpe til med å forberede og lukke snitt. FSSA er høyt spesialiserte og spiller en avgjørende rolle for at operasjonen skal bli vellykket.

- **Sirkulerende sykepleier :** Sirkuleringssykepleieren håndterer de logistiske og administrative aspektene ved operasjonsstuen, for eksempel kontroll av utstyr, koordinering av teammedlemmer og utarbeidelse av dokumentasjon. De sørger for at operasjonssalen er klar og at alt går som det skal under inngrepet.

- **Infeksjonssykepleier på operasjonsstuen:** Denne rollen fokuserer på forebygging og kontroll av nosokomiale infeksjoner på operasjonsstuen. Infeksjonssykepleieren sørger for at aseptiske rutiner overholdes, overvåker steriliserings- og hygienerutiner og gir opplæring i infeksjonsforebygging til personalet.

- **Perioperativ operasjonssykepleier:** Denne sykepleieren er ansvarlig for å koordinere pleien gjennom hele den perioperative syklusen, fra preoperativ til postoperativ. De spiller en sentral rolle i planlegging, forberedelse, gjennomføring og overvåking av kirurgiske inngrep.

- **Ambulante operasjonssykepleiere:** I takt med økningen i poliklinisk kirurgi kan sykepleiere spesialisere seg på å håndtere pleie før og etter kirurgiske inngrep som ikke krever sykehusinnleggelse. De overvåker pasientene under det korte postoperative oppholdet og sørger for effektiv kommunikasjon med pasienter og pårørende.

- **Opplærings- og utdanningssykepleier på operasjonsstuen:** Erfarne sykepleiere kan velge å dele sin kunnskap og erfaring ved å bli operasjonsstueinstruktører eller -pedagoger. De gir opplæring til nye teammedlemmer, organiserer workshops og deltar i faglig videreutvikling.

- **Klinisk forskningssykepleier på operasjonsstue:** For sykepleiere som er interessert i forskning, innebærer denne rollen å delta i kliniske studier og samle inn data knyttet til kirurgiske inngrep. De bidrar til forbedring av evidensbasert praksis og utvikling av kirurgisk behandling.

- **Operasjonssykepleier med personalansvar:** Denne rollen innebærer å administrere timeplaner, bemanning, håndtere konflikter og koordinere personalressursene på operasjonsstuen. Sykepleiere kan spille en viktig rolle i effektiv ledelse av det kirurgiske teamet.

- **Sykepleier innen robotkirurgi:** I takt med utbredelsen av robotkirurgi kan sykepleiere spesialisere seg på å assistere kirurger under robotinngrep. De har ansvar for å konfigurere og vedlikeholde robotsystemet, samt å gi assistanse under inngrepet.

- **Smertebehandlingssykepleier på operasjonsstuen:** Denne sykepleieren fokuserer på å håndtere pasientenes postoperative smerter. De jobber tett sammen med anestesileger for å utvikle effektive, personlige smertebehandlingsplaner.

Det er viktig å merke seg at hver spesialisering kan kreve ytterligere opplæring, sertifiseringer og spesifikk kompetanse. Operasjonssykepleiere har mulighet til å forme karrieren etter egne interesser og ferdigheter, fortsette å utvikle seg i rollen sin og gi et viktig bidrag til kirurgisk behandling.

Operasjonssykepleiere spiller en stadig viktigere rolle innen medisinsk datahåndtering og klinisk forskning. Deres inngående kunnskap om kirurgiske prosedyrer, perioperativ behandling og pasientenes tilstand gjør dem til uvurderlige bidragsytere i innsamling, analyse og tolkning av medisinske data. Slik kan de bidra på dette området:

- **Datainnsamling og dokumentasjon:** Operasjonssykepleiere er ansvarlige for detaljert dokumentasjon av hvert trinn i det kirurgiske inngrepet, medisinene som administreres, pasientens reaksjoner og hendelsene under operasjonen. Disse dataene er avgjørende for medisinske journaler, forskning og senere analyser.
- **Klinisk forskning:** Operasjonssykepleiere kan være involvert i kliniske forskningsprosjekter. De kan bidra til å samle inn biologiske prøver, overvåke pasientene under og etter inngrepet og dokumentere resultatene. Sykepleiernes kompetanse bidrar til å sikre kvaliteten og påliteligheten til de innsamlede dataene.
- **Evidensbasert forbedring av praksis:** Operasjonssykepleiere kan bidra til å forbedre kirurgisk praksis ved å analysere data for å identifisere trender, forbedringsområder og beste praksis. Dette kan føre til justeringer i protokoller og innføring av nye evidensbaserte metoder.
- **Opplæring og bevisstgjøring:** Ved å dele sin kunnskap og erfaring med datainnsamling kan operasjonssykepleiere bevisstgjøre sine kolleger om viktigheten av nøyaktig og fullstendig dokumentasjon. Dette bidrar til å opprettholde datakvaliteten og støtter forskning.
- **Tverrfaglig samarbeid:** Operasjonssykepleiere jobber tett sammen med helsepersonell fra ulike spesialiteter. Deres involvering i håndtering av medisinske data fremmer kommunikasjon og koordinering mellom teammedlemmene, noe som fører til omfattende, integrert pasientbehandling.
- **Håndtering av komplikasjoner og uønskede hendelser:** Operasjonssykepleiere bidrar til håndteringen av komplikasjoner og uønskede hendelser ved raskt å

identifisere problemer, iverksette korrigerende tiltak og dokumentere responsen. Denne informasjonen er avgjørende for hendelsesanalyse og kontinuerlig forbedring av pleien.

- **Bruk av teknologi:** Operasjonssykepleiere kan bruke medisinske databehandlingssystemer og IT-verktøy for å forenkle innsamling, lagring og analyse av informasjon. De kan også bidra til å ta i bruk ny teknologi for å forbedre nøyaktigheten og effektiviteten i dokumentasjonen.

Ved å bidra til medisinsk datahåndtering og klinisk forskning har operasjonssykepleiere et unikt og verdifullt perspektiv som bidrar til bedre kirurgisk behandling, medisinsk innovasjon og pasientsikkerhet.

Fremme sikkerheten og kvaliteten på behandlingen

Forbedring av sikkerhets- og kvalitetsstandardene på operasjonsstuen er en konstant og avgjørende faktor for å sikre optimal pasientbehandling. Operasjonssykepleiere spiller en sentral rolle i dette arbeidet ved å samarbeide tett med operasjonsteamet for å implementere strenge rutiner og protokoller. Her er noen pågående tiltak for å forbedre sikkerhets- og kvalitetsstandardene på operasjonsstuen:

- **Opplæring og etterutdanning:** Operasjonssykepleiere må delta i etterutdanningsprogrammer for å holde seg oppdatert på de siste medisinske fremskrittene, beste praksis og nye kirurgiske teknikker. Etterutdanningen sikrer at sykepleierne har den kunnskapen de trenger for å yte omsorg av høy kvalitet og implementere de nyeste sikkerhetsstandardene.

- **Overvåking av kvalitetsindikatorer:** Operasjonsstueteamene kan sette opp dashboards og sporingssystemer for å overvåke kvalitetsindikatorer, for eksempel infeksjonsrater, postoperative komplikasjoner, reinnleggelsesrater og så videre. Dette gjør det mulig å identifisere potensielle problemer raskt og iverksette korrigerende tiltak.

- **Verifisering og validering:** Før hver operasjon utfører operasjonssykepleierne grundige kontroller for å sikre at alt nødvendig utstyr, instrumenter og dokumenter er tilgjengelig og fungerer som de skal. Nøye validering reduserer risikoen for feil og komplikasjoner.

- **Infeksjonsforebygging :** Strenge rutiner for infeksjonskontroll er avgjørende for å redusere risikoen for nosokomiale infeksjoner. Dette innebærer tiltak som riktig rengjøring og desinfeksjon av operasjonsstuen, adekvat sterilisering av instrumenter og overholdelse av aseptisk praksis.

- **Forbedre kommunikasjonen:** Tydelig og effektiv kommunikasjon mellom medlemmene i operasjonsteamet er avgjørende for å unngå feil og misforståelser. Operasjonssykepleiere bør oppmuntre til åpen kommunikasjon, stille spørsmål når noe er uklart og rapportere eventuelle bekymringer.

- **Hendelsesanalyse og tilbakemelding:** Analyse av hendelser og komplikasjoner bidrar til å forstå de underliggende årsakene og identifisere forbedringsmuligheter. Teamene på operasjonsstuen kan organisere møter for å diskutere hendelser og tilbakemeldinger, noe som fremmer kollektiv læring.

- **Opplæring i uønskede hendelser:** Operasjonssykepleiere må få opplæring i å håndtere uønskede hendelser og krisesituasjoner. Simulering av krisescenarier og opplæring i responsprotokoller gjør sykepleierne bedre rustet til å reagere riktig i kritiske situasjoner.

- **Deltakelse i kvalitetssikringsinitiativer:** Operasjonssykepleiere kan delta i kvalitetssikrings- og risikostyringsinitiativer i helseorganisasjonen. Dette kan omfatte pasientsikkerhetskomiteer, kvalitetsarbeidsgrupper og regelmessige gjennomganger av kirurgisk praksis.
- **Innføring av innovativ teknologi:** Ny teknologi, som sanntidsovervåkingssystemer, virtual reality-verktøy for opplæring og planlegging og datahåndteringsløsninger, kan integreres for å forbedre sikkerheten og kvaliteten på operasjonsstuen.

Det kontinuerlige arbeidet med å forbedre sikkerhets- og kvalitetsstandardene på operasjonsstuen krever samarbeid mellom hele operasjonsteamet, inkludert operasjonssykepleierne. Ved hjelp av koordinert innsats, robuste protokoller og en sikkerhetskultur kan helseorganisasjoner tilby pasientene eksepsjonell og sikker kirurgisk behandling.

Samarbeid med tilsynsorganer er en viktig del av arbeidet med å påvirke helsepolitikken og bidra til å forbedre sikkerhets- og kvalitetsstandardene på operasjonsstuen. Operasjonssykepleiere kan spille en aktiv rolle i denne prosessen ved å bidra med sin ekspertise og sitt praktiske perspektiv til å påvirke politiske beslutninger. Her er noen av måtene operasjonssykepleiere kan samarbeide med tilsynsorganer på for å påvirke helsepolitikken:

- **Deltakelse i rådgivende grupper:** Tilsynsorganer, som helsedepartementer eller helsestyrelser, kan opprette rådgivende grupper bestående av helseeksperter, inkludert operasjonssykepleiere. Ved å delta i disse gruppene kan sykepleierne dele sin kunnskap og sine bekymringer direkte med beslutningstakerne.

- **Gi vitnesbyrd og case-studier:** Operasjonssykepleiere kan gi vitnesbyrd og case-studier basert på egne yrkeserfaringer for å illustrere de reelle problemene de står overfor og helsepolitikkens innvirkning på kirurgisk praksis og pasientsikkerhet.

- **Deltakelse i forskningsinitiativer:** Forskning utført av operasjonssykepleiere kan generere viktige vitenskapelige data som støtter behovet for spesifikke helsepolitiske tiltak. Resultatene av disse studiene kan deles med tilsynsorganer som grunnlag for deres beslutninger.

- **Påvirkningsarbeid for pasientsikkerhet:** Operasjonssykepleiere kan engasjere seg i tiltak for pasientsikkerhet og forbedrede kvalitetsstandarder på operasjonsstuen. Dette kan innebære bevisstgjøringskampanjer, presentasjoner på konferanser og kontakt med media.

- **Deltakelse i offentlige høringsprosesser:** Når reguleringsorganer ber om offentlige innspill i helsespørsmål, kan operasjonssykepleiere bidra med sine perspektiver og anbefalinger for å forbedre eksisterende eller foreslåtte retningslinjer.

- **Samarbeid med profesjonsforeninger:** Profesjonsforeninger for operasjonssykepleiere har ofte etablerte relasjoner med regulerende organer. Sykepleiere kan samarbeide aktivt med disse foreningene for å delta i diskusjoner og initiativer for å påvirke helsepolitikken.

- **Deltakelse i standardiseringskomiteer:** Noen tilsynsorganer samarbeider med standardiseringskomiteer for å utvikle retningslinjer og standarder for praksis. Operasjonssykepleiere kan delta i disse komiteene for å bidra til utviklingen av evidensbaserte anbefalinger.

- **Etterutdanning og bevisstgjøring:** Operasjonssykepleiere kan delta på kurs om regulatoriske og helsepolitiske aspekter for å få en bedre forståelse av beslutningsprosessen og helsepolitikkens innvirkning på deres arbeidsområde. Deretter kan de dele denne informasjonen med kolleger og sitt faglige nettverk.

Samarbeid med tilsynsmyndigheter krever aktivt engasjement og åpen kommunikasjon. Ved å dele sin kunnskap og ekspertise kan operasjonssykepleiere bidra til å utforme retningslinjer som fremmer pasientsikkerhet og kontinuerlig forbedring av kirurgiske rutiner.

Opplæring og etterutdanning

Sykepleierens rolle som utdanner og opplærer av fremtidige generasjoner er av stor betydning i helsevesenet, også på operasjonsstuen. Erfarne sykepleiere har muligheten til å dele sin ekspertise, kunnskap og ferdigheter med nye rekrutter, noe som bidrar til å forme yrkets fremtid og sikre trygg pasientbehandling av høy kvalitet. Her er noen aspekter ved operasjonssykepleiernes rolle som utdanner og kursholder:

- **Formidling av kliniske ferdigheter:** Erfarne sykepleiere kan lære nyansatte de tekniske ferdighetene som trengs for å jobbe på operasjonsstuen, for eksempel klargjøring av instrumenter, sterilisering, overvåking av vitale tegn osv. De kan også bidra til å utvikle ferdigheter i tverrprofesjonell kommunikasjon og teamledelse. De kan også bidra til å utvikle ferdigheter i tverrprofesjonell kommunikasjon og teamledelse.

- **Deling av beste praksis:** Erfarne sykepleiere kan dele beste praksis og sikkerhetsprotokoller som er utprøvd og testet over tid. De kan forklare hvilke feil man bør unngå, og hvilke strategier man kan bruke for å håndtere komplekse situasjoner på en effektiv måte.

- **Opplæring i teknologi og utstyr:** Med den konstante utviklingen av medisinsk teknologi og utstyr på operasjonsstuen kan erfarne sykepleiere lære opp nye teammedlemmer i riktig og sikker bruk av disse verktøyene.

- **Mentorskap og støtte:** Erfarne sykepleiere kan fungere som mentorer for nyansatte og tilby emosjonell støtte, råd og veiledning for å lette overgangen til rollen som operasjonssykepleier.

- **Undervisning i etiske prinsipper og pasientsikkerhet:** Operasjonssykepleiere har et ansvar for å videreformidle etiske prinsipper og pasientsikkerhetsstandarder til nye generasjoner, og legge vekt på betydningen av kvalitetspleie og pasientbeskyttelse.

- **Organisere opplæringsprogrammer:** Erfarne sykepleiere kan samarbeide med opplæringsansvarlige om å utvikle og gjennomføre opplæringsprogrammer som er skreddersydd for nyansatte. Disse programmene kan omfatte teoretiske og praktiske økter, workshops og simuleringer.

- **Oppmuntre til forskning og innovasjon:** Erfarne sykepleiere kan oppmuntre nye generasjoner til å engasjere seg i forskning og innovasjon på operasjonsstuen. De kan inspirere unge sykepleiere til å utforske nye tilnærminger og bidra til kontinuerlig forbedring av praksis.

- **Fremme en kultur for kontinuerlig læring:** Operasjonssykepleiere kan oppmuntre nye generasjoner til å fortsette sin faglige utvikling ved å oppmuntre til deltakelse i etterutdanning, konferanser og workshops.

- **Skape et støttende læringsmiljø:** Erfarne sykepleiere kan bidra til å skape et positivt arbeidsmiljø som fremmer læring og faglig utvikling. De kan oppmuntre til spørsmål, diskusjoner og utveksling av ideer.

- **Vurdering og tilbakemelding:** Operasjonssykepleiere kan bidra til å vurdere ferdighetene til nyansatte og gi konstruktive tilbakemeldinger for å hjelpe dem med å forbedre seg.

Utdanning og opplæring av erfarne sykepleiere spiller en viktig rolle når det gjelder å forberede fremtidig helsepersonell på deres rolle på operasjonsstuen. Dette bidrar ikke bare til å ivareta pasientsikkerheten, men også til å opprettholde den høye kvalitetsstandarden som kjennetegner sykepleieryrket.

Det er viktig at erfarne sykepleiere deltar i utformingen av innovative opplæringsprogrammer og i undervisningen for å forberede nye generasjoner på å jobbe effektivt på operasjonsstuen. Deres praktiske ekspertise og inngående forståelse av utfordringene og kravene i dette miljøet gjør at de kan spille en nøkkelrolle i utviklingen av opplæringsprogrammer av høy kvalitet. Slik kan erfarne sykepleiere bidra til dette arbeidet:

- **Utforming av opplæringsprogrammer:** Erfarne sykepleiere kan samarbeide med fagpersoner innen utdanning og andre eksperter for å utforme opplæringsprogrammer som er tilpasset behovene til operasjonssykepleiere. De kan foreslå viktige temaer, kjernekompetanse og egnede undervisningsstrategier.

- **Identifisere opplæringsbehov:** Takket være sin erfaring på området kan erfarne sykepleiere identifisere kompetansegap og behovsområder hos nyansatte. De kan bidra til å utvikle programmer som tar hensyn til de praktiske utfordringene på operasjonsstuen.

- **Utvikling av opplæringsinnhold:** Erfarne sykepleiere kan bidra til å utvikle undervisningsmateriell, visuelle hjelpemidler, simuleringsscenarier og andre læringsressurser for å styrke forståelsen av konsepter og prosedyrer.

- **Praktisk undervisning:** Erfarne sykepleiere kan delta i opplæringen som instruktører og dele sin kunnskap og erfaring i klasseromsøkter, praktiske workshops eller simuleringer av kliniske scenarier.

- **Integrering av teknologi:** I tråd med den teknologiske utviklingen kan erfarne sykepleiere anbefale integrering av pedagogisk teknologi som virtuell virkelighet, utvidet virkelighet eller kirurgiske simulatorer for å gi mer engasjerende læringsopplevelser.

- **Prestasjonsvurdering:** Erfarne sykepleiere kan være med på å vurdere elevenes prestasjoner, observere ferdighetene deres i praksis under simuleringer eller utplasseringer og gi konstruktive tilbakemeldinger for å støtte deres utvikling.

- **Tilpasning til endringer:** Erfarne sykepleiere kan bidra til å holde opplæringsprogrammene oppdatert med hensyn til medisinsk utvikling, nye kirurgiske prosedyrer, sikkerhetsstandarder og beste praksis.

- **Mentoring:** I tillegg til formell undervisning kan erfarne sykepleiere spille en mentorrolle ved å gi personlige råd og veiledning til elevene og følge dem på deres faglige utviklingsreise.

- **Tverrfaglig samarbeid:** Ved å samarbeide med annet helsepersonell, for eksempel leger, anestesileger og kirurger, kan erfarne sykepleiere bidra med et tverrfaglig perspektiv i utformingen og gjennomføringen av opplæringsprogrammer.
- **Innovasjon:** Erfarne sykepleiere kan komme med innovative ideer for å forbedre undervisnings- og

opplæringsmetoder, utforske nye undervisningsmetoder, ny teknologi og kreative løsninger.

Det at erfarne sykepleiere deltar aktivt i utformingen og gjennomføringen av opplæringsprogrammene, sikrer at nye generasjoner er godt forberedt til å møte utfordringene med å yte kvalitetspleie på operasjonsstuen. Engasjementet deres bidrar til å opprettholde høye standarder for kompetanse, sikkerhet og profesjonalitet i sykepleieryrket.

Inspirere og veilede neste generasjon

Ansvaret for å fungere som mentor og rollemodell for sykepleiere i begynnelsen av karrieren er avgjørende for den faglige og personlige utviklingen til disse nykommerne på operasjonsstuen. Erfarne sykepleiere har mye kunnskap og erfaring å dele, noe som kan være til stor nytte for nyutdannede sykepleiere. Slik kan erfarne sykepleiere fungere som mentorer og rollemodeller:

- **Kunnskapsdeling:** Erfarne sykepleiere kan dele sin kunnskap om kirurgiske prosedyrer, sikkerhetsprotokoller, beste praksis og viktige ferdigheter på operasjonsstuen.

- **Karriereveiledning:** De kan gi råd om karrierevalg, faglige utviklingsmuligheter og mulige veier til avansement, basert på interessene og ambisjonene til sykepleiere i starten av karrieren.

- **Praktiske råd:** Erfarne sykepleiere kan gi praktiske råd om stressmestring, tidsstyring, tverrprofesjonell kommunikasjon og andre viktige ferdigheter for å lykkes på operasjonsstuen.

- **Eksempel på profesjonell atferd:** Ved å opptre som rollemodell viser erfarne sykepleiere eksemplarisk profesjonell atferd når det gjelder kommunikasjon, etikk, samarbeid og pasientbehandling.

- **En-til-en-mentorskap:** Erfarne sykepleiere kan tilby en-til-en-mentorskap ved å gi personlige råd, lytte til bekymringene og utfordringene til sykepleiere i begynnelsen av karrieren og veilede dem til å finne løsninger.

- **Emosjonell støtte:** De kan tilby emosjonell støtte ved å hjelpe nye sykepleiere med å takle de stressende og følelsesladde situasjonene som oppstår på operasjonsstuen.

- **Oppmuntring og inspirasjon:** Erfarne sykepleiere kan inspirere sykepleiere i begynnelsen av karrieren ved å dele sine egne erfaringer med faglig utvikling, overvinning av hindringer og prestasjoner.

- **Fremme selvtillit:** Ved å gi råd og oppmuntring hjelper erfarne sykepleiere nykommere med å bygge opp tillit til egne ferdigheter og beslutninger.

- **Kulturoverføring:** Erfarne sykepleiere kan bidra til å videreføre den profesjonelle kulturen, verdiene og standardene på operasjonsstuen, noe som bidrar til å opprettholde et positivt og trygt arbeidsmiljø.

- **Støttenettverk:** Ved å fungere som mentorer kan erfarne sykepleiere bidra til å skape et sterkt støttenettverk for sykepleiere i starten av karrieren, sette dem i kontakt med andre fagpersoner og oppmuntre til erfaringsutveksling.

Å fungere som mentor og rollemodell for sykepleiere i starten av karrieren fremmer ikke bare deres vekst og utvikling, men bidrar også til å forbedre kvaliteten på pleien som gis på operasjonsstuen. Det er en viktig måte å videreformidle kunnskap, ferdigheter og verdier som ligger til grunn for sykepleieryrket.

Å opprettholde et etisk og profesjonelt engasjement som operasjonssykepleier er avgjørende for å ivareta pasientsikkerheten, praksisstandarden og yrkets integritet. Her er noen oppfordringer til å opprettholde dette engasjementet gjennom hele karrieren:

- **Sett pasientsikkerheten først:** Husk alltid at pasientens sikkerhet og velvære har høyeste prioritet. Ta beslutninger som ivaretar pasientens interesser og sikkerhet i alle faser av operasjonen.

- **Respekter etiske prinsipper:** Bruk grunnleggende etiske prinsipper som autonomi, velgjørenhet, ikke-velgjørenhet og rettferdighet i all samhandling med pasienter, kolleger og andre medlemmer av det medisinske teamet.

- **Oppdater kunnskapen din:** Hold deg oppdatert på medisinske fremskritt, ny teknologi og beste praksis ved å delta på kurs og lese fagtidsskrifter. På den måten kan du tilby behandling av høy kvalitet og holde deg oppdatert på de nyeste trendene.

- **Fremme åpen kommunikasjon:** Oppretthold en tydelig, åpen og respektfull kommunikasjon med pasienter, leger, kolleger og medlemmer av det kirurgiske teamet. Dette fremmer gjensidig forståelse og reduserer risikoen for feil.

- **Øv deg på etisk refleksjon:** Vurder regelmessig etisk komplekse situasjoner og reflekter over hvordan du kan ta rettferdige og moralsk ansvarlige beslutninger til pasientens beste.

- **Vær en rollemodell: Vis** den profesjonelle og etiske atferden du ønsker å se hos dine kolleger og fremtidige sykepleiere. Ditt eksempel kan inspirere andre til å opprettholde en høy standard.

- **Tilpass deg endringer:** Medisin og teknologi utvikler seg raskt. Vær åpen for å lære nye ferdigheter og tilpasse deg endringer for å gi best mulig behandling.

- **Stressmestring:** Ta vare på ditt emosjonelle og fysiske velvære for å unngå utbrenthet. Øv deg på stressmestringsteknikker for å bevare motstandsdyktighet og klarhet i sinnet.

- **Del dine erfaringer:** Del dine erfaringer, både suksesser og utfordringer, med kollegene dine. Dette kan åpne opp for diskusjoner om etiske dilemmaer og fremme gjensidig læring.

- **Vær stolt av rollen din:** La oss alltid huske at operasjonssykepleiere spiller en avgjørende rolle for pasientenes helse og helbredelse. Ditt etiske engasjement bidrar til å redde liv og forbedre folks livskvalitet.

Ved å opprettholde et etisk og profesjonelt engasjement bidrar du til å skape en kultur preget av sikkerhet og respekt på operasjonsstuen. Din integritet og ditt engasjement gjør deg til en viktig del av operasjonsteamet og bidrar til å løfte sykepleieryrket som helhet.

Generell konklusjon

Å være operasjonssykepleier - Den komplette guiden gir et fascinerende dypdykk i operasjonssykepleiernes komplekse og viktige rolle. Boken tar for seg en rekke emner, fra tekniske ferdigheter og yrkesetikk til effektiv kommunikasjon og tilpasning til teknologiske fremskritt, og er en omfattende guide til hvordan man kan utmerke seg på dette viktige området innen helsevesenet.

Innledningsvis belyser jeg yrkets historiske utvikling og viser hvordan medisinske oppdagelser har formet sykepleierrollen over tid. Dette historiske perspektivet legger grunnlaget for en dypere forståelse av operasjonssykepleiernes nåværende og fremtidige ansvarsområder.

Deretter går boken i detalj gjennom praksis og prosedyrer som er spesifikke for operasjonsstuen, fra preoperative forberedelser til postoperativ overvåking. Tekniske aspekter, som instrumenthåndtering, sterilisering og koordinering med operasjonsteamet, er nøye beskrevet for å sikre trygg behandling av høy kvalitet.

Kommunikasjon står i sentrum i denne boken, som fremhever kommunikasjonens avgjørende rolle for pasientsikkerhet og teamkoordinering. Verbale og ikke-verbale kommunikasjonsteknikker samt konflikthåndtering utforskes for å hjelpe sykepleiere med å utvikle sterke mellommenneskelige ferdigheter.

Profesjonsetikk er et gjennomgående tema, med en grundig gjennomgang av grunnleggende prinsipper og komplekse etiske beslutninger som sykepleiere kan stå overfor. Konfidensialitet, informert samtykke og pasientrettigheter diskuteres i detalj for å sikre respektfull og etisk forsvarlig pleie.

Jeg har også sett på hvordan teknologiske fremskritt, fra virtuell virkelighet til kirurgisk robotteknologi, påvirker praksisen på operasjonsstuen. Det viser hvor viktig det er å holde seg oppdatert på nye teknikker for å kunne tilby tilpasningsdyktig behandling av høy kvalitet.

Personlige beretninger og historier fra erfarne sykepleiere tilfører en personlig dimensjon og gir unike perspektiver på yrkets utfordringer og givende øyeblikk. Disse historiene illustrerer også den positive innvirkningen sykepleiere kan ha på pasientenes liv og utviklingen av medisinsk praksis.

Til syvende og sist inspirerer denne boken sykepleiere til å strebe etter fremragende kvalitet samtidig som de opprettholder en sterk yrkesetikk. Den oppmuntrer til deltakelse i etterutdanningsprogrammer, lederroller og til å fremme høye standarder for sikkerhet og kvalitet på operasjonsstuen.

Denne boken er rett og slett en omfattende guide som går i dybden på alle aspekter av sykepleiepraksis på operasjonsstuen. Fra tekniske ferdigheter og etiske vurderinger til teknologiske fremskritt og inspirerende vitnesbyrd - denne boken er en uvurderlig ressurs for sykepleiere som ønsker å utmerke seg i denne viktige rollen i helsevesenet.

www.ingramcontent.com/pod-product-compliance
Lightning Source LLC
Chambersburg PA
CBHW050048230526
45470CB00004B/1440